侵入思考

——雑念はどのように病理へと発展するのか——

著
デイビッド・A・クラーク

監訳
丹野義彦

訳
丹野義彦　杉浦義典
小堀修　山崎修道　高瀬千尋

星和書店

Seiwa Shoten Publishers

2-5 Kamitakaido 1-Chome
Suginamiku Tokyo 168-0074, Japan

INTRUSIVE THOUGHTS

In clinical disorders

theory, research and treatment

edited by
David A. Clark, Ph.D.

translated from English
by
Yoshihiko Tanno, Ph.D.
Yoshinori Sugiura, Ph.D.
Osamu Kobori, Ph.D.
Shudo Yamazaki, Ph.D.
Chihiro Takase

Published by arrangement with Guilford Publications, Inc. New York

序　文

多くの心理的障害の原因、持続、治療において認知が果たす役割への行動心理学者たちの理解は、過去三十年の間に大いに深まった。主観的な思考が実証研究の中心課題として本格的に扱われるようになったことで、行動学者も臨床家も、正常な精神活動と異常な精神活動における意識的経験の重要性に改めて気づくこととなった。意識的思考は、情報処理パラダイムの理論と概念の一部として埋もれてしまいがちであるが、人間の経験の発生・展開・帰結におけるきわめて重要な要素として再認識されるようになった。意識の流れについてのウィリアム・ジェームズ(248)の考えは、さまざまな形で再認識され、認知および感情に関する科学的研究において再び正当な位置を占めるようになった。

私たち人間の思考の流れは、きわめて複雑で、内容に富み、絶え間なく変わり続けている。社会心理学者および臨床心理学者は、自然主義的研究および実験的研究を数多く実施し、主観的な意識的体験を構成する思考には無数の形と内容があることを報告している。また、我々が何を考え、周囲の世界をどのように捉えるかは、我々の行動と感情に深く影響する。本書の主題は、特定のタイプの意識的思考の発生である。人の思考の流れは、意図しない、意思とは無関係に生じる侵入的な思考、イメージ、および衝動によって頻繁に中断される。こうした思考、イメージ、衝動は、目的の追求を中断するうえ、本人が価値を置いている理想や関心事と矛盾していることが多い。本人の意思とは無関係に生じるこの精神活動は、注意を向ける方向を変えてしまい、それまで進行中であった活動を中断させてしまう。どういった状況で発生し、機能面でどの程度の影響を及ぼすかにもよるが、多くの侵入的な認知は、強い主観的苦痛を特徴とし、押さえ込もう、あるいは気をそらそうと必死に試みても一切弱まる気配をみせない。

意思とは無関係に生じる侵入的な思考（Unwanted Intrusive Thoughts）が、多くの心理的障害にみられる重要な認知的特徴であることを示す実証的エビデンスが得られつつある。しかし、こうした認知現象が強迫性障害（ＯＣＤ）、外傷後ストレス障害（ＰＴＳＤ）、うつ病、全般性不安障害、不眠症といった心理的障害の発生にどう関わっているかについては、行動学者による本格的な体系的研究が始まったばかりである。意思とは無関係な意識的思考が正常または異常な感情・行動状態において果たす役割に関心が注がれるようになったきっかけは、思考の意図的な抑制が有害な影響を及ぼすとの研究結果が次々と得られたことである。はじめは、ハーバード大学の心理学者ダニエル・ウェグナー[564]によって立証された。しかしながら、侵入思考について包括的なレビューを行なった初の書籍*Cognitive Interference: Theories, Methods, and Findings*[493]（認知的干渉：理論と方法と知見）が出版されたのは、数年前のことに過ぎない。意思とは無関係に生じる侵入思考に関する初の実証研究は、一九七〇年代初期に行なわれているが[238、271、442]、より長期的な検討が始まったのは比較的最近のことなのである。本書は、意思とは無関係に生じる侵入思考が心理的障害において果たす役割について専ら論じた初の書である。

本書では、心理的障害のうち、本人の意思とは無関係に生じる侵入的な思考、イメージ、または衝動が同障害の原因、持続性、治療に少なからず関与していることが明らかとなっているものをテーマに取り上げる。執筆に参加した学者らは皆、第一線で活躍する専門家であり、特定の臨床領域における侵入的な認知についてこれまで研究を行なってきた面々である。意思とは無関係な侵入的認知について検討が行なわれた心理的障害は数が少ないため、本書では限られた範囲しか網羅することができなかった。しかし、各章で論じた心理的障害については研究結果が得られ始めており、予備的な批判的レビューを行なうことは十分に可能と思われた。

本書では、さまざまな心理的障害を取り上げているが、執筆者は全員、いくつかの似通った問題について論じている。すなわち、以下のような検討が各章で行なわれている。

㈠意思とは無関係に生じる侵入的な認知現象が、その障害特有の顕著な感情反応および行動反応に及ぼす影響

㈡高次ないしメタ認知的な処理と評価が、本人の意思とは無関係な認知の持続において果たす役割

㈢選択的注意のプロセスと侵入的認知との相互的な影響

㈣意思とは無関係に起こる精神的な侵入事象と意図的な思考抑制との相互作用

このほか、意思とは無関係に生じる苦痛な侵入思考が各種心理的障害の持続性に及ぼす否定的な影響を改善するためのさまざまな治療アプローチについても、議論が展開されている。クラークとライノによる第一章では、前置きとして、本人の意思とは無関係に生じる侵入的な認知の定義上・概念上の境界が明確にされている。また、パードンによる最終章では、侵入思考の性質と精神病理におけるその役割について、今後検討すべき重要な問題が提起されている。

それぞれの著者が指摘しているように、意思とは無関係に生じる侵入的な思考、イメージ、および衝動の起源、機能、帰結、および治療については、多くの基本的な疑問が残されたままである。

なぜ特定のタイプの侵入思考は、一部の人たちにとってのみこれほど苦痛なのか?

なぜ侵入思考は、心理的障害を有する一部の人たちにおいては持続するのに、大半の健常者においてはすぐに消えるのか？

意思とは無関係に生じる侵入的な思考やイメージは、情緒障害の重要な寄与因子なのだろうか？

意思とは無関係なこの種の思考はどこから生じて意識の流れに入り込んでくるのだろうか？ また、その発生を助長する要因にはどういったものがあるのか？

なぜ、これらの思考をコントロールすることはこれほど難しいのか？

意思とは無関係に生じては持続する、苦痛な認知的侵入事象に悩むクライアントにとって、最も効果的な治療戦略とはどういったものなのか？


本書がこれらの問題について何らかの洞察をもたらし、これを機会に心理的障害における侵入的認知の役割についてより的を絞った研究が行なわれるようになることを願う。

本書の執筆者の一人であるリチャード・ウェンツラフが、二〇〇三年八月二十三日、テニスをしている最中に突然死去したことは、我々全員にとって深い悲しみであった。リチャードは、サンアントニオにあるテキサス大学の心理学教授であると同時に心理学部長を務めていた。遺族は、サンアントニオ・テキサス大学の発達心理学者である妻のアン・アイゼンバーグと、二人の子供たち、九歳のラクエルと五歳のアダムである。思考の抑制がうつ病の持続と再発において果たす役割を調べたリチャードの画期的な研究は、うつ病を認知臨床心理学的見地から研究した他の学者たちが発見できずにいた認知の側面について、新鮮な洞察を提供するものであった。リチャードが担当した本書の第三章は死の直前に書かれたもので、彼はこのなかで、うつ病に関する自らの理論および思考抑制の研究について、説得力のある議論を展開している。彼の仕事は、うつ病について新たな理解を提供するものと期待されていた。また、うつ病という深刻な心理的障害およびその後遺症に対する現在の治療法は、彼の仕事に直接影響を受け、改善されたものである。科学者としても、一人の人間としても、彼の貢献は多大であり、その死は大きな損失である。当然のこととして、仕事、大学、家族、そして科学界に偉大な財産を残した彼に本書を捧げたいと思う。

本書は、Journal of Cognitive Psychotherapy: An International Quarterly（季刊認知的心理療法誌）二〇〇二年七月号に掲載された、侵入思考に関する特集を発展させたものである。本書の執筆に快く参加し、侵入思考について洞察に満ちた、興味深い、時宜を得たレビューを提供してくれた著者の方々に深い感謝を表する。彼らが本書の主要な目的・目標を見失うことなく執筆を行ない、また、締め切りを厳守してくれたおかげで、編集作業をたいへん楽に進めることができた。また、このプロジェクトのための資金援助として、助成金（No. 410-2001-0084）を提供してくださった Social Sciences and Humanities Research Council of Canada に対して、感謝の意を表したい。アドバイスとサポートをいただいたジム・ナゲッテ氏ならびにギルフォード・プレスのスタッフの方々にも、この場を借りて感謝申し上げる。

デイビッド・A・クラーク

もくじ

第一章　健常者にみられる侵入思考：臨床的障害との関連性

デイビッド・A・クラーク
シェリー・ライノ

1

私たち人間の思考は、必ずしも目的をもった、課題志向的で合理的なものであるとは限らない。また意図されたものでもない。むしろ思考は、本人の意思とは無関係な認知活動によって頻繁に中断され、生産的に考えたり、能力を発揮することが妨げられる(492)。認知的妨害を引き起こす現象の例として、心配、注意散漫、注意バイアス、記憶の欠落、思考の逸脱、白昼夢、自己注目、反芻、強迫思考などが挙げられる(273)。こうした意思とは無関係な侵入思考は、課題の遂行や知的活動および社会的活動の妨

げとなることがあり、多くの精神病理に深く関与している。(492)

本書では、複数の心理的障害に明らかに認められる特定のタイプの妨害的認知に焦点を当てている。ここでの主題は、意思とは無関係に侵入してくる思考やイメージや衝動である。これらは、概ね自己に関連した内容で、強い感情を伴い、思考の流れを中断させる。人はそうした侵入思考にたびたび注意を奪われ、侵入する認知とそれに伴う苦痛を何とかコントロールしようと躍起になることがある。本章で扱う重要な問題は、侵入思考の出現、侵入思考が不適応な行動や感情に及ぼす機能的役割、侵入思考のコントロールに向けた努力といったことである。

本章では、健常者（非臨床群）が経験する、臨床的にも興味深い侵入的な思考、イメージ、および衝動について検討する。三〇年にわたる実証研究から得た豊富な知見により、健常者にも侵入思考がみられること、それらの現象が、臨床的に重大な侵入症状と見た目も中身も類似していることが明らかとなっている。(79、396、414、443、492、567参照)以下に紹介する例は、健常者に出現した臨床的にも興味深い侵入的認知である。これは、最近筆頭著者（クラーク）が体験した強迫的な侵入的衝動である。

私は、一日の始まりに朝早く仲間とジョギングをするのが日課である。私たちは、まだ日も昇らない早朝に走ることにしていて、コースの途中では、街を流れる川に架けられたいくつかの橋を通過する。その日は、晩秋のカナダでも特に暗く寒い朝であった。私は車の通りが多い二車線の道路橋を渡っていた。その橋は、歩道が狭いうえに鉄柵が低い。突然、私は橋の柵の上に飛び乗ろうという強い衝動に襲われ、はるか下を流れる、凍えるような水に真逆さまに落ちていく自分の姿を想像した。その衝動はあまりにも強烈で、膝の力が本当に抜けてしまいそうだった。カナダ軍軍曹のジョギング仲間にこの体験を話すと、彼は私の精神状態について、わけがわからないといった様子であった。

意思とは無関係に生じたこの侵入的な衝動についてよく考えたところ、この種の認知的妨害に典型的にみられるいくつかの特徴を特定することができた。第一に、その衝動は私が望んだものではなく、そのときの思考の流れや気分とはまったくそぐわないものであった。橋を渡る前まで、私は普段にも増して好調に走っており、会話を楽しんでさえいた。第二に、その衝動は、非常に低い鉄柵と狭い歩道という外部の要因がきっかけとなって生じたものであった。橋を渡り終えるや私の衝動はおさまり、その後、次の橋を通過したときには、同じ衝動が再び起こることはなかった。この二番目の橋には、はるかに高い鉄柵が設置されていた。最後に、侵入的な衝動に注意を向ければ向けるほど、それに伴う感覚は激しくなった。自分が「理性を失い」、衝動的に行動してしまうのではないかという考えに意識が集中してしまうことで、私の体験は一層激しさを増したのである。ただし、これは私が物理的に橋の上にいるときにだけ起こった現象である。

本章で検討する問題は、次のようなものである。侵入的な思考、イメージ、および衝動が万人に起こる体験であるとしたら、なぜ一部の人間だけが強い苦痛を味わうのか。健常者の場合、この種の侵入思考はどれほど頻繁に生じるのか。臨床例における侵入的認知と、健常者にみられる、同様の現象との間には、どのような類似点、相違点があるのか。突然生じる侵入思考は、他のタイプの妨害的認知、すなわち心配、反芻、および否定的な自動思考とどう異なるのか。健常者において、これら侵入的認知は何に起因し、どういった機能を果たしているのか。はじめに、本書の主題である意思とは無関係に生じる侵入的な思考、イメージ、および衝動の定義を示すこととする。

侵入思考：定義、発生頻度、影響

定　義

人の精神とは、絶え間なく変化する無数の思考、イメージ、感情、感覚、および衝動によって織り成される産物である。クリンガーは、(271、273) 大学生を対象に行なった思考サンプリング研究に基づき、ひとつの思考内容の持続時間の中央値が五秒であることを明らかにした。つまり、人は覚醒している一六時間の間に約四千もの異なる思考を体験している可能性がある。したがって、こうした思考の一部が、そのとき意図していた行為や注意を中断する侵入的認知であったとしても不思議ではない。さまざまなタイプの認知事象の数をとってみても、我々は人の精神の複雑さに気づかされる。心理学者らは、こうした認知事象を思考の流れの一部、すなわち、ウィリアム・ジェームズが[248]、連続的でありながらも変化し続ける個人的意識、ないしは「思考、意識、または主観的生活の流れ」と呼んだものの一部として位置づけている。人の認知はこのように変化に富んでいるため、本書の主題である侵入思考を明確に定義することは重要である。また、臨床的障害にみられる侵入思考のテーマや内容が多岐にわたるという点も、明確な定義が必要な理由のひとつである。これ以後の章を読めば明らかなように、臨床的に興味深い侵入思考は、自分自身やその置かれた状況に関係したあらゆるテーマや内容を含むものである。したがって、侵入思考を定義する際には、この認知現象の明確な同定、および臨床でみられる他のタイプの認知現象と区別できるように、そのプロセスの特徴を明らかにする必要がある[84、271、398]。

本章の目的を踏まえ、臨床的に興味深い意思とは無関係な侵入的な思考、イメージ、および衝動を以下のように定義する。

他と区別される、特定可能で、意思とは無関係な、意図しない、繰り返し生じるあらゆる認知事象。この事象は、思考の流れを中断し、課題遂行を妨げ、否定的感情を伴い、制御困難である。

上記の定義は、侵入思考に関心をもつ他の研究者らが発表した概念と一致する。たとえばラックマン[436]は、侵入思考を「反復的な思考、イメージ、または衝動のうち、受け入れがたく意思とは無関係に生じ、（中略）主観的な不快感を伴うもの」と定義している。ラックマンは、ある思考を侵入的と判断するに足りる必要条件として、進行中の活動を中断させるものであること、内的な起源をもつものであること、および制御困難であることを挙げている。

著者らが「臨床的に興味深い意思とは無関係な侵入思考」と命名した認知現象は、クリンガー[271,273]のいうレスポンデントな思考とも一致する。これは、ある手掛かりに対して自然に意図することなく生じる思考である。目的が不明瞭で、多くの場合は刺激と独立している。こうした思考も進行中の活動を中断する。内容は、本人にとってごく普通に思われることもあれば、かなり奇妙なこともある。シンガー[509]は、白昼夢、空想、および夜間の夢もレスポンデントなものと考えている。

ホロヴィッツ[238]は、外傷性ストレスに対する認知的および感情的な反応について検討した研究のなかで、侵入思考の定義を「意志によらずに意識に浮かび、抑制しようという努力が必要となったり、消

表１－１　臨床的に興味深い意思とは無関係な侵入的な思考，イメージ，または衝動の主な特徴・次元

- 意識に入ってくる，他とは区別される思考，イメージ，または衝動
- 内的な起源をもつ
- 受け入れがたい，または意思とは無関係なものとして認識される
- 進行中の認知活動，行動を妨げる
- 意図しない，非随意的なもので，意思とは独立している
- 反復的，すなわち繰り返し生じる傾向をもつ
- 注意資源を容易に奪い，他から注意をそらす強い性質をもつ
- 否定的な感情を伴う（例：不安，不快気分，罪悪感）
- 制御困難である（消えにくい）

すことが困難であったりする、繰り返し生じたり、避けるべきものとして体験されたりする、あらゆる思考」としている。これらの定義がかなり厳密であるのに対して、もっと広く定義した研究者もいる。広い定義では、侵入思考とは、内面から生じ、意図した活動から注意をそらせる（つまり干渉的な）、あらゆる意識的な思考のことを指す[619]。

この現象に関する上述の定義をもとに、意思とは無関係な侵入思考の重要な特性を表１－１に列挙した。本書の課題である侵入思考は、他と区別される、あるいは分離した、特定可能な思考、イメージ、または衝動で、意識に不意に入ってくる。したがって、自己報告が可能な意識的な思考なのである。また、侵入思考は、継続的な知的活動でよくみられる持続的な思考ではない。むしろ、ばらばらの「認知の断片」なのである。あらゆる思考、イメージ、衝動は侵入的認知として経験され得る。よって、ある臨床的障害の症状としての侵入思考を考えるとき

は、その思考の内容だけでなく、プロセスの特徴についても検討することが重要である[85]。

ベックの内容特異性仮説[27、29、85](content-specificity hypothesis)では、臨床的障害の種類に応じて、認知内容が異なると考えている。この考えは、さまざまな感情状態に伴う侵入思考の内容を分類するのに役立つだろう。抑うつ状態にみられる侵入思考は、主に個人的な喪失や失敗をめぐる思考に関係し、不安に伴う侵入思考は、脅威や自分の弱さに関わっている。また、怒りの場合は不正・不公平といったテーマに関わっている。後述するように、研究者らは、強迫性障害(OCD)における侵入思考の役割に特に関心を寄せてきた。OCDにおける侵入思考のテーマは、自我異和的なもの(すなわち、自己像やアイデンティティと一致しなかったり、反するような内容)である。したがって、侵入思考について調べる際には、その人がどういったタイプの認知(抑うつ的、不安的、あるいは強迫的)を経験しているのかを検討する必要がある。

侵入思考が浮かぶときは、それが自分自身の思考である、すなわち自分自身に由来するものであることはすぐにわかる。精神病性のものでなければ、あらゆる侵入思考はこのように内的に帰属される。一方、モリソン(本書の第七章)の説得力のある議論を読めばわかるように、精神病状態で生じる侵入思考の場合は、自分の外に由来するものとして体験される。ラックマン[436]は、侵入思考とそうでないもの(好ましい侵入的認知、すなわちインスピレーション、心地よい白昼夢、あるいは空想など)を区別するのは、思考の起源を内部に帰属させるか外部に帰属させるかよりも、それが望まないもの、受け入れがたいものと感じられるかどうかであるとしている。著者らもこの見解に賛成である。

　意思とは無関係な侵入思考の最大の特徴のひとつは、いま行なっている課題の遂行を妨げることである[492]。このため、課題とは無関係な侵入的認知に関する研究は、テスト不安や、より最近では運動パフォーマンスや社会的相互作用の場面で行なわれることが多い[410]。侵入思考は、パフォーマンスを妨げるだけでなく、思考の流れに割り込み、もともとしていた認知活動から注意をそらすと考えられる。侵入思考が問題な理由のひとつは、集中を中断し、認知や行動パフォーマンスを妨害する点である。表1-1に示したように、意思とは無関係な認知が意識に割り込んできたとき、これを無視するのは容易ではない。イーら[619]は、侵入的認知は注意機能の障害との関連で理解すべきであり、刺激が生じたときに、注意が課題遂行からどの程度そらされるかが、干渉の重要な点であると強調している。この意味では、侵入的な思考、イメージ、および衝動は、注意資源を奪って気を散らせる傾向の強い内的刺激であるということになる。侵入思考の制御を実験的に検討した結果によれば、侵入的認知に注意を向けないでいることは非常に困難である[126, 523]。

　侵入思考は、本人が意図しないものであり、否定的な感情を伴い、制御が困難である。意志に従わず目標が不明確、つまり、「自然発生的」な性質こそが侵入思考の鍵である（クリンガー[273]に言わせれば、レスポンデントな、ということになろう)。クリンガー[273]は、侵入思考が無目的に生じると指摘している。ラックマン[436]は、侵入思考の「勝手気ままさ」と呼んでいる。さらに、臨床的障害に関連した侵入思考は感情を喚起する。つまり、無害・中立な天然の心理作用ではなく、むしろ「感情に食い込む」認知である。内容特異性仮説に従うならば、侵入思考によってどんな感情が起きるかは、思考の内容によって決まると推測される。このように考えると、侵入思考を押さえたり無視することは非常に困難であって当然である。侵入思考はそれをなんとか制御しようという試みにもかかわらず、しばしば繰り返し生じることになる。

発生頻度

本書のいたるところで述べているように、侵入思考は精神病理に深く関与している[492参照]。不安、抑うつ、不眠などの状態に対して効果的な治療を行なおうとすれば、障害に伴う不快な侵入的認知と、それら思考に対する患者の反応を治療の標的にすることが必要なのは明らかである。一方、健常者も臨床的障害と同様の侵入的認知を経験するというエビデンスはどのようなものであろうか。臨床群の侵入思考とはどのように違うのだろうか。健常群の研究は、臨床群の侵入的認知の理解に寄与するのだろうか。侵入思考とOCDには明らかに関連がある。そこで、臨床的な強迫観念に似た内容の侵入的な思考、イメージ、または衝動が健常者にも生じるか、という研究がたくさんなされた。ラックマンら[442]は、強迫観念が健常者にも生じることを初めて報告した。その研究によれば、対象となった健常者の八四％が、臨床的な強迫観念と非常に類似した内容（汚物、汚染、事故、危害、攻撃、冒涜、性などに関する不快なテーマ）の侵入的な思考、イメージ、または衝動を体験していた。その後の研究により、健常者集団の八〇～九〇％が意思とは無関係な、強迫的な侵入的認知を経験することが確認された[例：176、377、398、424、442、484]。健常者の多くが強迫観念に似た侵入思考を経験するという知見は、ＯＣＤの認知行動理論が発展する契機となった[79、439・441、480、482、483]。

クリンガー[272、276]は、学生にタイマーを一日中持ち歩いてもらい、タイマーが鳴るたびにそのときの思考を記録してもらうという思考サンプリング研究をふたつ実施した。さらに、頭のなかに浮かんだそれぞれの思考を二三の異なる次元で参加者に評価させた。最初の研究[272]では、一二名の学生が二四日間のサンプリング期間中に二八五の思考サンプルを記録した。これに対し研究二[272]では、二九名の大学生が七日間の間に一四二五の思考サンプルを記録した。最初の研究において実験室外で記録された思考の二七％がレスポンデントであり、二件目の研究では思考の三一％が、ほとんど～完全に目標不明なものと評価された。クリンガーのレスポンデント思考の概念が、侵入思考の定義にきわめて近いことを考えると、興味深い結果である。さらに、クリンガー[272]は、思考の二二％が参加者自身によって、非常に～若干のレベルで奇妙あるいは歪んでいると評価されたことを見出した。また、クリンガーら[276]はその後の研究において、思考の一三％が参加者自身によって、「自分の性格と一致しない、他人の期待を完全に無視した、全くショッキングな」ものであると評価されたことを明らかにした。クリンガーの見出した侵入思考は、ラックマンらが健常者で見出した強迫的認知に非常に似ている。クリンガー[275]は、クロール‐メンシングが行なった思考サンプリング法に基づく学位論文を引用している。この研究では、思考サンプルの三三％が目標不明であったほか、一八％が受け入れがたい、あるいは不快なものとして体験されていた。

健常者の思考にも「正常な」強迫観念が浮かぶことは明らかであるが、一般の人におけるこの種の認知の発生頻度を過大評価してはいけない。強迫的な内容（例：意思に反する他者への暴力や傷害、受け入れがたい性的行為、汚物、あるいは汚染）のみに限定したところ、健常者の場合にはこのような侵入思考は多くても年に数回起こるに過ぎないことが示された[425、426]。自我異和的な侵入思考の発生頻度が低いという結果は、韓国人学生でも追試された[295]。さらに、著者らは最近、大学生百名を対象に心的コントロールに関する構造化面接を行なったが、そのなかで、その週に意思とは無関係に頭に浮かんだ制御困難な思考をふたつ報告するよう求めたところ、最も頻繁にみられたのは自我親和的な不安な内容（例：心配）であり、次いで多かったのは強迫的内容の思考、次がうつ病的な思考、次いで多かったのが怒りに関連した認知であった。[553] また、心配に関連した意思とは無関係な侵入思考は週に数回の頻度で起こるものの、さほど努力を要さずに制御することが可能であった。

　健常者における意思とは無関係な侵入思考では、強迫的で自我異和的な内容よりも、心配に関連した自我親和的な内容が多い。この見解を支持する研究がもうひとつある。たとえば、自信のなさや自己不信、失敗に関連した意思とは無関係な侵入思考は、不安が増大したときに頻繁にみられるものであり、自分が評価される状況で、多くの人間が経験するものである（テスト不安など）ことが示されている。[492] ホロヴィッツ[238]は、一般集団から抽出した人々について、事故や怪我などの悲惨な映像を見た後では、ストレスを伴う侵入思考が頻繁かつ繰り返し生じることを明らかにした[533も参照のこと]。クリンガー[272、276]は、被験者の思考の九六％が日常的な経験をめぐるものであり、時間的割合にして六七％が現在の生活の関心事に向けられていると報告した。同様に、防音処理のしてある暗い部屋に二四時間入った学生の報告では、思考の内容は主に現在の現実的な出来事に集中しており、また友人に関連したものが多かった。[522]

　ブリューウィンら[57]は、健常者が否定的な侵入思考および記憶を二週間の間にかなり高頻度に報告したと述べている。しかし、クラークら[82]がそれ以前に学生を対象に実施した研究では、否定的な抑うつ思考や不安思考が生じるのはごく稀であった（ほぼ二週間から一ヵ月に一度）。とはいえ、特殊な状況や人生上のいくつかの場面、あるいは状況において、侵入思考の頻度が増加することはある。パーキンソンらによれば[399]、子供が扁桃摘出術のために入院した母親は、対照群の母親に比べ、音楽を聴かせた二〇分間にストレスに関連した侵入思考を報告することが有意に多かった。新生児の親の多く（六五％）は、子供によくないことが起こったり、子供が傷つけられたり病気になったりするという意思とは無関係な侵入思考を経験することがあると報告しており[5]、臨床的なうつ病を有する母親の四一％は、我が子を傷つけるという侵入思考を経験している[252]。

健常者が経験する臨床的に興味深い意思とは無関係な侵入思考について、現時点でいくつかの結論を導き出すことができる。健常者の多くが、意思とは無関係な侵入思考、イメージ、または衝動を経験することがある。奇異で自我異和的な、強迫的な侵入的認知をはじめ、さまざまな内容の思考が意思とは関係なく意識に侵入するが、発生頻度が高いのは自我親和的な不安あるいは抑うつ的な思考である。また、ストレス刺激やライフイベントといった外部の誘発因子によって、意思とは無関係な認知が再燃する可能性がある[238,399]。健常者集団における種々の侵入思考の正確な発生頻度について、確実な情報は未だ得られておらず、侵入的認知を経験しやすい人々というのが存在するか否かについても答えは得られていない。

侵入思考と関連する要因

健常者が経験する強迫的、不安的、または抑うつ的な侵入思考について検討した研究からは、かなり一貫した知見が得られている。侵入思考が頻繁に起こるほど、その思考は感情を刺激し、苦痛を伴うようになる。頻繁に生じる感情的苦痛を伴う侵入は、制御が一層困難であり、否定的な気分状態をもたらすことが多い[82、177、377、398、425、462、484]。レイノルズら[463]は、気分と否定的な侵入思考の頻度との間に相互関係があることを明らかにした。最初の実験では、否定的な侵入思考が頻繁に起きることによって気分が落ち込んだのに対し、ふたつめの実験では、悲しい気分を誘導したことによって否定的な侵入が増加し、肯定的な思考が減少したのである。クリンガー[272]によると、被験者は、レスポンデント思考（すなわち、侵入的で目標が不明確で、自然に生じる、非随意的な思考）のほうがオペラント思考（より意図的で随意的な、目的志向の思考）よりも制御困難であると評価した。

《誤った認知的評価》

侵入思考にどのような意味があると考えるか、それを重要と考えるかどうかが、侵入思考の頻度と制御可能性に大きく影響するというエビデンスもある。たとえばフリーストンら[176]は、被験者が非常に受け入れがたいと評価した侵入思考は、最も制御しがたいと感じられることを明らかにしている。著者らの研究（対象は健常者）では、侵入思考にまかせて行動してしまうのではないかという懸念によって、侵入思考の制御困難性が増大した[86,425,426]。さらに最近の研究では、侵入思考を制御しなければ否定的な結果を招きやすくなるという信念によって、侵入思考の発生頻度が増加した[87]。リー[295]らの報告によれば、自生的な侵入思考（すなわち、外部にきっかけが見当たらない自我異和的な思考）はより制御困難で、以下のように認知される傾向があった。受け入れがたい、不道徳な、自分にとって重要な、制御が必要な。また、侵入思考や強迫思考について、質問紙によって頻度・制御困難感に加えて、その思考に対する自責感や予測される結果についても測定を行なったところ、両者に正の相関が認められたという研究[164,488,612]が複数ある（これと相反する結果については、他の文献[156]を参照のこと）。

《注意と制御》

侵入的認知に注意を集中し、そうした思考を制御しようと努力すればするほど、そうした認知は逆に一層扱いにくくなることを示したエビデンスが得られている。ジャネック[250]の研究によれば、特にOCD患者の場合、自らの思考に注意を集中する傾向（認知的自己意識）が、侵入思考を否定的に認知させる要因となっていると考えられる。パードン[428]らの実験では、強迫的侵入思考を意図的に抑制しようとすることによって、侵入思考に対する不快感とそれを受け入れがたいという気持ちが増すことが明らかになった。さらに、侵入の頻度も増加し、より否定的な気分になることもわかった。パードン[422]がその後に行なった思考抑制研究では、抑制中に発生する侵入思考の数が増加するほど、抑制に大きな努力が必要になることがわかった。さらに、面接調査の結果、自分は侵入思考を制御する力が弱いと評価した学生ほど、思考制御のための努力が足りないという自責感を抱いていることが多かった。[553]これらの研究から明らかなように、意思とは無関係な思考に注意を向けたり、制御しようと努力するほど、侵入思考は凶悪化する。

ここで、健常者における侵入思考の性質についてまとめたいと思う。意思とは無関係な思考に注意を向けたり、制御しようと努力するほど、また、否定的な結果を招いたり、自分自身や他人に危害を加えてしまったりするのではないかと想像して、こうした思考をきわめて重大なものと誤解してしまうほど、侵入思考はかえって扱いにくいものになると考えられる。このプロセスが続いた場合、侵入思考を症状とする臨床的障害を発症する可能性もある。

《臨床群と非臨床群の比較》

患者群と健常群の侵入思考の違いは、質的なものではなく、程度の問題であることが明らかになっている。つまり、臨床群と非臨床群の侵入思考の特徴、および侵入思考に対する反応や認知的評価を比較した研究では、概ね質的な差ではなく量的な差が見出されている。たとえば、健常者における強迫的侵入思考をOCD患者の強迫観念と比較した研究では、両群の主な違いとして、OCD患者の侵入思考のほうが頻度、苦痛度、制御困難性、受け入れがたさが高かった[67,249,442]。さらに、OCD患者は強迫観念に対して健常群よりも強く抵抗し、中和しようと試みることや不適応な対処方略の使用が多く、そうした努力が成果を生んでいないと感じていた[11,282]。

ラッシオ[477]は、最近、自我親和的な侵入思考（心配）に関する研究を実施した。健常群で心配性の人と全般性不安障害（Generalized Anxiety Disorder：GAD）の患者に、最も重要な心配事について五分間意識を集中させ、その後、注意を集中させる課題を五分間実行してもらった。その結果、両群とも短時間の否定的な侵入思考を「突発的」に経験していることが明らかとなった。心配に関連した侵入思考の頻度、苦痛度、および強度の自己評定に関して、GAD群と非臨床群の心配性の人に差はなかった。しかし、否定的な侵入思考を報告した被験者の割合はGAD群のほうが非臨床群よりも多かった。また、GAD群では実験中に侵入してくる心配をコントロールできていないと感じる度合いが高く、自らの思考を一層危険で制御不能なものと評価する傾向が強かった。これらの結果をまとめると、GAD患者では、意思とは無関係な侵入思考を経験する頻度が高いこと、それらが状況要因によって比較的容易に誘発されること、また、侵入思考を否定的かつ制御困難なものと評価すること、がわかった。ただしこの場合も、質的な相違ではなく程度の差である。

侵入思考と他のタイプの否定的認知

意識の流れとは、さまざまな思考、イメージ、記憶、感覚、および感情によって渋滞を起こしている高速道路のようなものである。認知臨床心理学者は過去二〇年の間に、臨床的障害の病因に深く関与していると思われる思考の多様な形式や内容を特定してきた。したがって、侵入思考と他のタイプの否定的認知との相違を明らかにする必要がある。果たして、侵入思考と他の否定的認知を区別できる独特の特徴があるのか。それとも、結局同じ現象を異なる理論や研究の文脈で見ているに過ぎないのであろうか。

強迫観念と侵入思考

健常者の侵入思考に関心が向けられるようになった大きなきっかけは、強迫観念の病因に関する研究である。臨床的な強迫観念はいろいろな意味で、侵入思考が極端になって臨床的問題となったものと言える。本章で紹介した侵入的認知の定義は、より重篤な臨床的強迫観念の特徴でもある。つまり、

表1-2　健常者にみられる意思とは無関係な侵入思考と臨床的な強迫観念とを区別する次元

意思とは無関係な侵入的認知	臨床的な強迫観念
頻度が低い	頻度が高い
比較的受け入れやすく苦痛が少ない	受け入れがたく苦痛が大きい
罪悪感をほとんど伴わない	著しい罪悪感を伴う
侵入に対してさほど激しい抵抗は生じない	侵入に対し激しい抵抗が生じる
ある程度制御できていると感じられる	強迫観念を制御するのが困難であると感じられる
特に意味をもたない，自分自身に無関係なものとして認識される	重要な意味をもつ，自分自身の中核的な価値を脅かすものとして認識される（自我異和的）
意識を支配するほどではない短時間の侵入	意識を支配し，長時間持続する侵入
思考を制御することにさほど関心が向けられない	思考を制御しようと強く思う
苦痛を中和することがさほど重要視されない	強迫観念に伴う苦痛を中和しようと強く思う
日常生活にさほどの支障はない	日常生活に重大な支障がある

備考：Clark[79]より許可を得て転載

侵入思考と強迫観念は重症度というひとつの連続体上にあり、種類が違うというよりも程度の違いである。侵入思考と強迫観念とを区別する次元を表1-2にまとめた。比較的稀にしか出現しない自我異和的な侵入思考が、どのようにしてその頻度と強度を増し、臨床的な強迫観念に至るのかを説明すべく、さまざまな認知的評価モデルが提唱されている[79,439,441,480,482,483]。自我異和的な侵入思考を強迫観念とみなすべきか、侵入的認知とみなすべきかは、表1-2に列挙した次元上で、思考の主観的体験が極端な値をとるかどうかで決まる。

心配と侵入思考との比較

人は皆、心配する。誰しも、人生のいずれかの時点で心配を経験したことがあるに違いない。心配はまた、不安状態、とくにＧＡＤの中核的な特徴である。心配は、我々の思考の流れを支配し、課題遂行を大きく妨げると考えられる。最も広く受け入れられている心配の定義は、ボーコヴェックら[51]によるものである。

> 否定的な情緒を伴った、制御の難しい思考やイメージの連鎖。不確実だが、否定的な結果が予期される問題を心的に解決する試みと考えられる。そのため、心配は恐怖のプロセスに深く関係している。

健常者も心配を経験するということは数多くのエビデンスから明らかであるが、その頻度、強度、および制御の困難さは、ＧＡＤ患者に比して軽度である[103、121]。心配を測定する質問紙の項目を用いて、taxometric analysis を実施した研究によると、心配は他の臨床的現象と同様に連続的な次元の上に分布する構成概念であり、カテゴリーとして異なるものではない[478]。デュプイら[121]は、二週間にわたる自己モニタリングを実施し、健常者が一日あたり五五分間心配していることを明らかにした。タリスら[527]は、健常者サンプルの五〇～七五％が心配領域質問票（Worry Domains Questionnaire）の項目にある心配の内容に当てはまると答えることを見出した。健常者にみられた心配事の内訳は、仕事・学校（一九～三〇％）、家族・家庭・対人関係（二六～四四％）、収入（一三～二六％）、病気・健康・けが（二～二五％）、およびその他（〇～一五％）であった[52]。

多くの研究者が心配と侵入思考との比較を行なっている（さらなる考察については、ウェルズによる本書の第五章を参照のこと）。侵入思考と心配には共通する特徴がいくつかあるため、両者の鑑別は困難なことがある。どちらも注意資源を容易に奪い、進行中の活動を妨げ、制御が困難であり、主観的に不愉快ないし苦痛に感じられる[52]。しかし、心配と侵入思考の主観的な体験を比較した研究からは、いくつかの重要な相違点も浮かび上がってきた[81, 285, 286, 296, 586]。心配は、言語的であり、苦痛や不快感の度合いが強い。また、より現実的な内容であるが適応に大きな妨げとなり、比較的随意的ではあるものの侵入的な面もあり、より持続的で長く続き、おそらくやめることがより難しい。ただし、この最後の点については研究結果が一致していない。さらに、心配に伴う誤った認知的評価の焦点は、心配して恐れている結果が生じるか否か、にある。一方、侵入思考は、思考としてもイメージとしても生じ、さほど随意的でなく、短時間しか持続せず、より自我異和的である。よくみられる誤った認知的評価は、個人の責任や、侵入が自分自身の人格の問題を表すのではないか、といったことである。制御困難性、侵入性、抵抗の度合い、コントロールするための方略の種類は、侵入思考と心配とではさほど変わらない。予想とは異なり、侵入思考よりも心配のほうが、強迫行為との結びつきが強いようである。

要約すると、侵入思考と心配とを区別する特徴は、侵入思考の場合、現在の思考の流れと無関連な、短時間の、非随意的な、目標の不明瞭な、刺激に依存しない「瞬間的な心的現象」として経験されることである。一方の心配は、より持続的な思考パターンであり、個人の現在の関心事と（悪い意味ではあるが）密接に関連していると考えられる。このため、健常者の場合には一貫して、侵入思考よりも心配のほうが問題の多い認知として捉えられることが多い。しかし、短時間の心配がそれに続く否定的な侵入思考を増大させる場合があるというエビデンスも得られており、これら二種類の認知事象には強い機能的関連性があることが示唆される(51、587、621)。また、ラングロワら(287)も、病気に関する侵入思考と他のタイプの自我親和的な心配との間には共通する重要な特徴が数多く存在すると報告している。こうした結果から、侵入思考と心配とは密接に関連した現象であり、いずれも重大な感情的影響を及ぼし得るものであることがわかる。

反芻と侵入思考

不快な感情状態、特にうつ病に関連しているとされるもうひとつのタイプの認知に、持続的で反復的な否定的思考、すなわち反芻がある。ベック[27]は、中等度から重度のうつ病患者に、自分自身や外的状況の否定的な面について考え込み、そうした思考を反芻する傾向があることを観察した。しかし、うつ病における反芻の役割および機能について本格的に研究が行なわれるようになったのは、ノレン‐ホエクセマ[378]が反芻を概念化してからのことである。ノレン‐ホエクセマは反芻を、「自身の抑うつ症状と、それらの症状について考えられる原因や帰結に関する反復的で受動的な思考」と定義している[380]。ボーコヴェックら[50]は、抑うつ的な反芻のプロセスと内容がGADにおける心配に類似していると述べている。反復的な思考は、反芻および心配の基本的特徴であるが、これが健常者サンプルにおける不安症状と抑うつ症状に共通した予測因子であることは明らかである[499]。

抑うつ的な反芻と心配が多くの点で類似しているのであれば、侵入思考と反芻とを区別することもまた重要である。抑うつ状態において侵入思考の頻度が増加することを考えると、このことは特に重要と言える[57、58、252]。しかし、患者サンプルもしくは健常者サンプルにおいて意思とは無関係な侵入と反芻とを直接比較した研究は発表されていない。パパジョルジュら[396]は最近、抑うつ的な反芻の性質に関して考察するなかで、反芻と侵入の重要な相違点について示唆している。これによると、反芻では、否定的な自己注目的な思考が連鎖的に反復され、外部の出来事が手掛かりとなる場合もあるものの、むしろ先行する思考が引き金となることが多い。反芻の焦点は、自己の何らかの側面や感情状態であることが多いが、生活上の重大な出来事について否定的な推論が行なわれる場合もある。パパジョルジュら[396]は、反芻と心配を比較した一連の研究において、過去志向性、自信と問題解決努力の低下、長期の持続性などが反芻の重要な特徴であるとしている。

むろん直接的な比較研究が必要ではあるが、侵入思考と反芻を区別するのは比較的容易である。反芻ははるかに長時間におよぶ連鎖的な思考であり、何度も繰り返し出現し、反復的、循環的で、きわめて自我親和的であり、過去志向的で方向性がある。一方、侵入思考は、短時間の、突発的な、どちらかというと予想外の思考やイメージであり、持続時間は比較的短く、自我異和的なことが多いほか、本人によって方向づけられる類のものではない。ただし、同じような種類の侵入的思考やイメージが繰り返し生じることで、抑うつ的な反芻のエピソードが誘発される場合もある。

否定的な自動思考と侵入思考

ベック[27, 28]は、うつ病の患者が一連の否定的な思考を経験しており、報告はされないものの、それらがより意識的な思考と並行して生じていることを初めて見出した。否定的な自動思考と命名されたこの思考は、ほとんど意図することなく急激に侵入すると考えられ、きわめて自己注目的で、自己や世界や将来に対して否定的な見方をするものである。ベックは臨床的な観察結果に基づき、否定的な自動思考が以下のような傾向を有すると推論した。㈠ごく一過性である、㈡きわめて個人的である、㈢自然に生じる、㈣本人にとって真実味がある、㈤その人の関心事にそった独自の内容である、㈥感情的喚起に先行する、㈦現実に対する偏った見方や歪んだ見方を反映する[85参照]。

特に抑うつ状態が背景に存在する場合、ベックによる否定的な自動思考と、侵入思考との間には共通する特徴がいくつかみられる。これまでに質問紙、面接、自己モニタリングなどの方法を用いた研究が多数実施されており、臨床群における自動思考よりも頻度や強度あるいは真実味（本人が信じ込んでいるということ）は低いものの、健常者にも、不安や抑うつ的な内容の否定的自動思考が生じることが示されている（レビューについては、クラークらの文献[85]を参照のこと）。したがって、研究者の理論的見地やこれまで行なってきた研究の流れによって、同一の認知現象が、ある研究では意思とは無関係な侵入と呼ばれ、別の研究では否定的な自動思考と呼ばれている可能性が考えられる。

一方、サルコフスキス[480]は、ベック[28]が定義した否定的な自動思考とラックマン[436]の言う侵入思考（または強迫観念）は、その内容とプロセスの特徴によって明確に区別可能であると考える。侵入思考の内容は不合理で自我異和的に感じられることが多いのに対し、否定的な自動思考は比較的合理的で自我親和的であると認知される。さらに、侵入的認知はより侵入的であり、進行中の活動を容易に中断し、気づくのも容易である。これに対し、否定的な自動思考は意識と並行して生じる傾向があり、気づくのはさほど容易ではなく、課題遂行が一時的に中断されることも少ない。

侵入的認知と否定的な自動思考とを区別する特徴は他にもいろいろある。否定的な自動思考は抑うつ状態ないし不安状態に固有の性質であり、本人にとってより真実味があり、何らかの目的があり、随意的である。侵入思考は気分状態に影響はされるものの、気分と一致するというわけではなく、真実味も少なく、より非随意的でひとりでに生じる。侵入的認知はイメージとして起こることがはるかに多いが、否定的な自動思考は主に言語的な形で生じる。このほか、否定的な自動思考は長時間持続する、入念で連鎖的な評価となる傾向があるが、侵入的認知は不意に生じ、前後とのつながりがなく、他の事柄から簡単に注意をそらし、一瞬にして本人の注意をとらえる性質をもつ、突発的な思考、イメージ、または衝動である。しかしながら、比較研究が発表されていない現状では、侵入思考と否定的な自動思考との区別は、臨床的な観察結果をもとに行なわざるを得ない。

侵入思考の起源

侵入的な思考、イメージ、および衝動はあらゆる人に生じ、多くの心理的障害において重要な役割を果たすが、こうした突発的な原因不明の侵入的認知は、なぜ起こるのであろうか。自身の利益にはならないように思われ、課題遂行に破壊的な影響を及ぼし、目的志向の探求とはほとんど関連性をもたない侵入はどこから生じるのだろうか。侵入思考とは、我々の問題解決能力が生み出した、取るに足りない副産物に過ぎないのであろうか。それとも、人間の想像力ないしは好奇心の追求に内在する何かなのであろうか（L・フォード、二〇〇三年十月二十二日、私信）。

残念ながら、侵入思考に関する実証研究では、正常な機能のなかで侵入思考がなぜ生じるのか、どのような役割を果たすのか、はあまり大きな関心が寄せられることがなかった。この現象の起源について、たとえばサルコフスキス[481]は、侵入思考は問題解決のためのアイデア産出が本質的にもつ特徴であると示唆している。サルコフスキスによれば、「ブレーン・ストーミング」は人間の問題解決におけるきわめて重要な要素のひとつである。現在の関心事や問題について、考え得るあらゆる解決策を検討するには、新たなアイデアをあらかじめ評価して意識から切り捨てることなく発想していくことが重要である。そう考えるならば、侵入的認知は人間の問題解決能力の産物であると言える。評価される前に、アイデアを生み出して意識に上らせることが必要なのである。サルコフスキスは、通常ならば受け入れがたい侵入思考でさえ、状況によっては有用になり得ると主張している。こうした思考（アイデア）は、侵入的で無視できないため、人は確実にこれらに気づいて、現在の関心事、目的、および問題と関連するかどうかを検討することになる。限られた注意資源のもとで、「アイデア発想器」によって生じた侵入思考のうち、目下の目的や関心事とほとんど無関係なものは長時間持続しない。しかし、目下の関心事に関係しているとみなされた侵入思考は持続し、それが受け入れられるものか否かにかかわらず、目立つようになるのである。サルコフスキスは、健常者が肯定的な（快い）侵入も否定的な（不快な）侵入も同じように体験することを示した研究[127,138]を、このような見解を指示するものとしている。

侵入思考の起源に関するサルコフスキスの見解は、これまで詳細に検討されてこなかったが、ラックマン[436,441]やクリンガー[271,273]の説と大体において一致している。以下では、侵入的認知の原因について、ラックマン[436,441]、クリンガー[271,273]、およびホロヴィッツ[239]がそれぞれ提唱した説を検証していくことにする。

ラックマンの説

侵入思考の起源に関するラックマンの理論は、主に強迫観念に関連したものである。ラックマン[436]によれば、侵入的衝動（走ってくる地下鉄電車の前に飛び込むという突然の衝動など）の誘発には外的手掛かりが重要であるが、侵入的な思考やイメージを誘発する環境条件はそれほど明確ではない。実際、ラックマンは、侵入思考は一人でいるときに頻繁に浮かび、強烈になると述べている。

ラックマンは、侵入的な思考やイメージの出現には、背景的な状況と内的な起源がより決定的な役割を果たしていると主張する[435,436,441,443]。侵入的な思考やイメージが生じるときに特に重要な条件は、ストレスと不快気分のふたつであると考えられる。ラックマンがレビューした研究では、ストレス状況では、侵入的認知の頻度と苦痛が増すこと、また、悲しい気分状態では侵入思考を無視したり抑制することが困難になることが示されている(ウェンツラフによる本書の第三章を参照のこと)。そのほか、ラックマン(441)は、不快な気分状態のときには、侵入思考の重大さや恐れている結果を過大に認知する可能性があると指摘している。

ラックマン(435)は、特定の人格特性が侵入的な思考・イメージに対する感受性や反応性を増大させる可能性を示唆している。具体的には、脅威や危険に対する過敏性、神経症傾向(否定的な情動傾向)、用心深さ、内気さ、などである。こういった性格傾向の人は、侵入思考を、自らの基本的価値や関心事を脅かす、きわめて重大で受け入れがたいものと解釈しやすい。また、外部の危険や脅威を示す手掛かりに対して過敏な人の場合、広範な刺激によって反応が誘発される。その結果、苦痛で侵入的な思考、イメージ、および衝動を頻繁に経験することになるのである。

要約すると、ラックマンは、外的手掛かり、ストレス、不快気分、および素因となる人格特性など、侵入的思考の要因をいくつか示唆している。しかし、ラックマンの概念は、侵入思考、特に強迫的な内容の侵入のメカニズムを理解するには有用であるが、健常者におけるこれら侵入的認知の起源と機能という、より基本的な問題に答えを示すものではない。

クリンガーの思考シフト説

思考、イメージ、または衝動が思考の流れに侵入することは、思考内容の突然のシフトとみなすことができる。この視点に立って、思考内容のシフトを引き起こしている種々の要因を明らかにできれば、侵入思考がいかにして出現するかを解明できる可能性がある。クリンガー(273)の説の要点は、「思考内容のシフトは、感情を刺激する手掛かりに遭遇したときに起こる。感情を刺激されるのは、その手掛かりが個人の現在の関心事と関連しているためである」というものである。現在の関心事（current concern）とは、頻繁に起こる思考内容の急速なシフトについて理解するうえで中心的な役割を果たす概念である。

現在の関心事とは、動機づけに関連した構成概念であり、「特定の目的追求を開始した時点から目的達成もしくは目的放棄の時点までの生体の潜在的状態」である(273)。現在の関心事は、どのような内容を考えるか、などの種々の認知過程の根底に横たわっていると推測される。さらに、現在の関心事により、人は自分が価値を置いていることや、それを達成する手段に関連した手掛かりに特に敏感になったり、感情的に反応しやすくなったりする(273)。関心事に関連したこれらの手掛かりとしては、外的刺激、非言語的出来事、さらには意識を流れる他の事象などが考えられる(275)。関心事に関連した思考が何らかの手掛かりによって生じても、何らかの目的志向的反応が始動されない場合、その思考は自動的に空回り続ける。クリンガー(273)によれば、思考内容をシフトさせる手掛かりは、情報処理のさまざまな段階で評価される。中心的な前意識レベルでは、手掛かりの大まかな特徴が評価され、原情動反応(protoemotional response)が生じる。これがさらに高次の処理レベルへと進み、その手掛かりと現在の関心事との関連性が認められたり否定されたりする。関連性が否定された場合には処理の終了となるが、認められた場合にはさらなる処理が施されたり、何らかの反応や行動が引き起こされたりする。(275)

現在の関心事に関連した感情的手掛かりの処理には、ふたつの重要な特徴がある。(273-275)第一に、関心事に関連した感情的手掛かりの処理は、注意などの処理資源を求めて現在進行中の活動と競合する。感情的手掛かりに対する注意を抑制し、注意資源を進行中の活動にそのまま向け続けることができれば、関心事に関連した感情的手掛かりは意識に入ることなく処理されると考えられる。しかし、進行中の思考の流れを中断する特定の閾値を超えると、関心事に関連した感情的手掛かりが意識に流入することとなる。言い換えると、関心事に関連した感情的手掛かりは、ある程度、前意識で処理されるのである。第二の特徴として、生得的なあるいは条件づけられた感情反応を誘発する手掛かりは、現在の関心事がなくとも意識的な思考内容を生み出すことがあるが、ほとんどの場合、感情反応は現在の関心事を反映している。

現在の関心事と感情的な手掛かりへの敏感さには密接な関係があるというクリンガーの見解を支持

する研究がある。両耳分離聴課題を用いたクリンガー[271]による初期の研究では、関心事に関連のある文章に被験者が一層の注意を払い、そこに含まれる言葉をより多く思い出すことができ、無関係の文章の時よりも多くの思考が生じることが明らかとなった。このほかにも、関心事に関連した内容の処理が促進されることを示した研究がある（レビューについては、クリンガーの文献[273]を参照のこと）。こうした知見からは、侵入思考が注意の優先順位を勝ち取れるかどうかは、現在の関心事に関連しているかどうかによることがわかる。

思考シフト理論からはどのような結論が導けるだろうか。第一に、動機（個人の主要な目的または現在の関心事）は、どんな思考、イメージ、または衝動が意識に侵入するかを大きく左右する。第二に、現在の関心事（目的追求）に関連したあらゆる内的・外的手掛かりは感情反応を誘発する可能性があり、感情反応は詳細な認知処理過程に先行して起こることがある。第三に、関心事に関連した感情的手掛かりに対して、ある程度の感情処理および認知処理が前意識で行なわれる。したがって、侵入的認知は、感情を刺激し、思考内容のシフトを引き起こす、関心事に関連した手掛かりによって生じると言える。侵入思考が生じる理由を解明するには、休止状態であったり潜在しているあらゆる関心事を含めて個人の現在の関心事を確認すると同時に、感情反応を誘発する可能性のある手掛かりを特定する必要がある。

ホロヴィッツの説

ホロヴィッツ[238]は、ストレスを伴う出来事や刺激に引き続いて、侵入的な思考や感情が繰り返しみられることの説明として、当時優勢であった精神分析的な説を再検討し、これを認知理論として再公式化した。この理論は、活性記憶（active memory）に関する三つの仮説に基づいている。すなわち、㈠活性記憶の貯蔵は、記憶内容が繰り返し生じることを本質的特徴とする。㈡これは、ある内容の活性記憶への貯蔵が終了するまで続く。㈢記憶内容の活性記憶での貯蔵は、認知処理が完了するまで終了とならない。ホロヴィッツによれば、活性記憶の内容は自動的な「完全主義傾向」に従う。ストレスイベントや外傷的な出来事の完全な認知処理は、情報の同化と調節によってなされる。そこでは、その出来事の意味、解釈、および影響が検討され、対処資源を評価し、すべきことが計画される。

ホロヴィッツ[238]によると、外的なストレスイベントは体験の内的表象を活性記憶のなかに活性化する。体験の表象はそれ自体、個人の動機づけの状態、防衛機制や対処方略、その出来事の個人的な意味などの内的要因に影響される。活性記憶にある内面化した出来事の表象は、制御能力が低下し、外部の要求に対して集中力が維持できないときに意識のなかで繰り返し再現される傾向がある。このほか、内的ないし外的な手掛かりが引き金となって記憶が回想されることもある。ストレスイベントに関する侵入的かつ反復的な思考は、新たな情報と古い情報とが統合されるまで続く。ストレスイベントの表象（記憶）は、自らを取り巻く世界に関する個人の内的モデルとの間で葛藤を起こし、これらの内的モデルが新たなストレス体験と一致する形で修正されるまで、活性記憶に保持されるのである。[239] つまり、外傷的な出来事やストレスイベントについての新たな記憶が作られ、定着するためには、自己、世界、および他者に関するスキーマが修正される必要がある。スキーマが修正されると、活性記憶におけるストレスに関連した表象は消去され、その結果、ストレスに関連した侵入思考は想起されなくなる。ストレスイベントはこのとき、不活性記憶の連想ネットワークのなかに保存される。

ホロヴィッツの説は、重大なストレスイベントや外傷的出来事によって誘発される侵入的認知を理解するのに特に有用である。しかし、正常な思考の流れをしばしば中断する一見して無関連なよくある侵入思考に関しては、さほどの洞察は得られない。ただし、ホロヴィッツの見解は、記憶の貯蔵には意思とは無関係な思考内容の意識への反復的な侵入を引き起こすような特徴があることを気づかせてくれる。さらに、ホロヴィッツの強調点は、意思とは無関係な侵入思考とは、外部の出来事に関する新たな情報を、自己や世界に関する既存の内的ワーキングモデルに統合できなかったために生じたものであるということである。

結　論

本章では、健常者における侵入的な思考、イメージ、および衝動について論じた。健常者に生じる侵入的認知に関する実証研究が初めて実施されて以来三〇年という年月が経過したにもかかわらず、正常に機能しているなかでの侵入現象の性質、役割、および機能については、今も意見の収束をみるに至っていない。侵入思考に関する理論と研究は、それぞれに異なる流れのなかでまったく個別に発展を遂げてきた。意識と思考の流れに関心を寄せる社会心理学者は、臨床研究とは別個に、思考内容に関する問題を検討してきた。同じ臨床分野内においてさえ、ＯＣＤに関連した侵入思考の研究と、パフォーマンス不安やテスト不安といった他の状態における侵入的認知の研究との間で、交流はほとんど行なわれてこなかった。本章では、定義に関する問題、侵入思考と他のタイプの否定的認知との区別、健常者が経験する侵入思考の起源について述べてきたが、これらの内容が研究を進める一助となれば幸いである。続く章では、健常者にみられる侵入思考がどのようなプロセスを経て、種々の臨床的障害に顕著にみられる、高頻度で苦痛の大きい、制御不能な侵入的認知へと進展するのかについて、より的を絞った考察を展開していく。

第二章　外傷後ストレス障害における侵入思考

シェリー・A・ファルセッティ
ジアンヌ・モニエー
ハイジ・S・レズニック

精神疾患の分類と診断の手引・第四版の改訂版[10]（DSM-Ⅳ-TR）の定義によれば、外傷後ストレス障害（PTSD）では、外傷的な出来事に遭遇した後に、再体験症状、回避行動、および生理的覚醒の亢進が認められる。外傷に関連した反復的な思考、イメージ、記憶、衝動などといった、通常は制御不可能で本人の意思とは無関係な侵入症状は、再体験症状のカテゴリーに入るものとして扱われている。

本章では、イメージ、記憶、衝動、語彙認知などの認知現象を幅広く指す用語として、外傷性侵入という用語を使用する。外傷性のイメージや記憶とは、加害者の顔が視覚的によみがえったり（対人暴力の場合）、外傷体験が視覚的に再演されたり、外傷的出来事の直前または直後の場面がよみがえったりすることなどである。負傷した被害者の場合には、病院で治療を受けている場面が侵入的によみがえってくることもある。侵入的な認知としては、外傷的出来事が起きたときに頭に浮かんだこと、たとえばけがや死の恐怖、嫌悪感、逃避などについて、そのとき考えたことが浮かんでくる場合がある。衝動の場合には、戦う、あるいは逃亡することによって何とかその状況を生き延びたいという切迫感が中心となる。本章では、こうした現象の総称として外傷性侵入という用語を用いる。

外傷性侵入は、さまざまな主観的障害および精神生理学的障害と関連づけられており[237、436]、ＰＴＳＤの発症および持続に関する予測因子となるものである。[110、206] 本章では、ＰＴＳＤに関する現在の理論、ＰＴＳＤにおける侵入思考の精神病理を扱った研究、侵入の評価方法、外傷性侵入の制御、およびＰＴＳＤ治療の実際とそれが外傷性侵入に及ぼす影響について検討する。最後に、ＰＴＳＤに伴う外傷性侵入に関する研究の将来の方向性について論じることとする。

ＰＴＳＤの理論

外傷反応を説明するものとして、いくつかの認知行動理論および認知理論がある。これには、学習理論、情報処理理論、さらに最近では認知的構成主義理論がある。ＰＴＳＤの発症と持続に外傷性侵入が果たす役割に関して、これらの理論的説明は多くの点で類似している。

たとえば学習理論[236,267,268]では、ストレスイベント時には、それまで中立的であった刺激がその出来事と関連づけられると考える。このため、ストレスイベントの発生後にその刺激に曝されると恐怖や不安が喚起されるのである。さらに、負の強化（嫌悪刺激からの退避）によって、条件づけられた恐怖や不安の手掛りに対する回避行動が促進される。回避反応による不安の低下には強化作用があるためである。また、恐怖反応および不安反応は、条件性刺激に類似した刺激によっても生起する場合がある。はっきりと論じられているわけではないが、回避行動は外傷性侵入を持続させると考えられる。回避行動をとるかぎり、外傷と条件づけられた手掛かりとの関連性を断つ新たな学習が起こらないためである。学習理論の欠点は、手掛かりの存在しない侵入思考や、なぜ外傷的出来事の場面に居合わせなかった（たとえば愛する人を殺害された）人にも外傷性侵入がみられるのかについて、説明できないことである。

学習理論と同様、情報処理理論[74、163]も、外傷に曝されることによってＰＴＳＤ患者のなかに恐怖の認知構造ないし恐怖ネットワークが構築されることを示唆している。これらの構造には、脅威的な出来事のイメージや記憶のほかに、感情や行動の計画に関する情報が保持されている。ＰＴＳＤ患者の場合、こうした恐怖構造は脅威に関するスキーマを構成する。これらのスキーマは、弱いながらも常に活性化されている。そのためＰＴＳＤ患者では、脅威に関する活性化したスキーマやネットワークによって、多くの出来事が潜在的に危険であると解釈され、感情の再体験（例：外傷性侵入）や外傷的出来事に関連した生理学的反応が生じる。外傷性侵入は、恐怖ネットワークの一部をなし、ネットワークの他の部分によって誘発されることがある。たとえば、加害者と外見が類似した他人を見ることによって、外傷的な出来事の侵入的なイメージや思考が想起される場合がある。また、生理的な感覚が侵入思考を引き起こす手掛かりとなることもある。このモデルは、ＰＴＳＤの発症と持続につながる認知過程をも考慮している点で、学習理論よりも範囲が広い。

最近、外傷体験によって生じる反応の理解に、構成主義理論が適用されている。一般に構成主義理論では、個人は世界に関する固有の心的表象を能動的に構成すると考えられている[343]。ときにスキーマとも呼ばれるこうした表象は、個人的な意味合いをもっており、人生における各人固有の経験がその土台となっている。ＰＴＳＤの研究者ら[336,455]は、こうしたスキーマが外傷によって崩壊すると論じている。たとえば、マッカンら[336]によれば、人は、自己や他人について、安全、信頼、独立、権力、尊敬、および親密さに関する特定のスキーマをもっている。そして外傷に曝されると、過去の人生経験に応じてこれらのスキーマが破壊ないし確認されるというのである。レシックら[455]は、外傷反応を説明するのに学習理論、情報処理理論、および構成主義理論の考え方を組み合わせ、より統合的な見解を示した。これは、特に強姦被害者の反応を説明するためにレシックらが発展させたものである。レシックらはＰＴＳＤを概念化するにあたり、被害者にとって強姦とは、多くの場合、それまでの信念や経験にうまく統合できない外傷経験であると論じた。統合されるかわりに、外傷的な出来事はそれまでの信念に適合するよう改変されるか（同化）、もしくはそれまでの信念のほうに修正が加えられる（調節）。レシックらはさらに、侵入症状と回避症状が生じるのは、外傷的な出来事の同化・調節が適切に行なわれていないためであるとの仮説を立てている。

エーラーズら[128]は、ＰＴＳＤに関するより認知的な統合モデルを提唱した。このモデルは、ＰＴＳＤに関する先行理論と独自の認知臨床的視点をもとに考案されたものである。これによると、持続性のＰＴＳＤは、外傷的な出来事を処理した結果、その出来事が重大な、現在も存在する脅威として認識されるようになった場合にのみ生じる。すなわち、外傷性侵入やそれ以外のＰＴＳＤ症状の原因は、脅威が現在も存在しているという認知にある、というのである。

脅威が今もあるという感覚は、ふたつの過程によって生じると考えられている。それは、外傷やその後遺症をどのように認知的に評価するかという個人差と、その出来事に関する記憶の性質や他の自伝的記憶との関連づけにおける個人差である。外傷やその後遺症に対する過度に否定的な評価は、現在も脅威が存在するという感覚を増大させる。また、自伝的記憶の障害、これは不十分な精緻化やデータ駆動型処理（出来事の意味ではなく感覚印象や知覚的特徴を処理する仕組み）などを特徴とするものだが、こうした自伝的記憶の障害によっても、現在も脅威が存在するという感覚は増大する。このモデルでは、こうした否定的な評価および自伝的記憶の障害を解消すれば、ＰＴＳＤの症状を軽減できるとしている。

エーラーズら[130]は、侵入的な記憶の想起を説明するために、警告シグナル仮説（warning signal hypothesis）を提唱した。エーラーズらはまず、複数の研究で扱われている侵入的な記憶の性質を比較し、視覚的な外傷性侵入が侵入思考よりもはるかに多いことを発見した。興味深いことに、一般に感情的な影響が最も大きかったイメージは、外傷が起こる前の刺激に関するものであった。エーラーズら[130]は、こうした侵入的な記憶が警告シグナルとしての機能を果たしており、深刻な脅威が現在も存在しているという感覚が伴うのもこのためであると示唆している。

ハリガンらは[205,206]、侵入が起こるのは情報処理の様式に原因があるとの仮説を立てている。具体的には、情報をデータ駆動式に処理した場合、つまり、概念的な処理を行なわずに感覚印象や知覚的特徴を処理した場合、侵入は起こりやすくなるという。これに対し、概念駆動型処理は出来事の文脈や意味を処理するものである。

ＰＴＳＤと外傷性侵入に関する認知行動理論は、ＰＴＳＤの発症と持続に関する理解が深まるにつれ、当初は比較的単純な条件づけパラダイムであったものが、より複雑な認知理論へと発展したものである。上述の認知モデルについては、ある種の情報処理様式とＰＴＳＤとの間に実際に関連性が存在するらしいということが、いくつかの実証研究によって裏づけられている。しかしながら、これらのモデルは、なぜ一部の個人にデータ駆動型の情報処理が起こりやすいのかという疑問に答えを提供するものではない。ＰＴＳＤに対する脆弱性に個人差がみられる理由を十分に理解するには、出来事の特徴や個人の特徴を視野に入れたモデルを今後検討していく必要がある。たとえば、ある種の出来事は生命や個人の統合性をきわめて重大な危険に曝す恐れがあり（例：戦闘や性的暴行）、その場合、脳の働きが生き延びることにすべて向けられてしまうと、出来事の意味を同時に処理することができなくなる。また、不安を誘発しそうな状況を回避する傾向が強い人がいるのだろう。その場合、そうした状況に自然と直面したり、外傷についてより適応的な思考を身につけることによって、そこから有意味なものを得るという機会は少なくなるだろう。また、一度ならず被害にあった個人はPTSDを発症しやすくなるが、こうした個人では、現在も脅威が存在するという感覚を持続させるような認知処理が行なわれたり、二度と被害に遭いたくないという気持ちから回避行動が生じたりする可能性が高いと思われる。

PTSDにおける外傷性侵入の精神病理

最近、外傷性侵入の精神病理に特に焦点を当てた一連の研究が実施されている。エビデンスが示唆するところによると、一般的にPTSDでは、思考や純粋な言語的認知よりもイメージが想起されることが多い(129、130)。レイノルズら(461)によれば、PTSDにおける侵入思考の典型的な内容は、自分の病気やけが、または自分への暴行に関するものである。デシルヴァら(114)は、外傷的な出来事の記憶だけではなく、その出来事をめぐる疑問も侵入思考として経験されると主張した。こうした思考は三つのカテゴリーに大別される。すなわち、㈠脅威と危険（例：私は安全だろうか？）、㈡自己に関する否定的思考（例：私は悪い人間なのだろうか？）、および、㈢出来事の意味に関する思考（例：なぜ私の身に起きたのか？）である。こうした記憶そのものではない思考の侵入頻度と不快な性質は、記憶に基づく侵入の場合と類似している[114]。

侵入思考が必ずしも外傷的な出来事を正確に反映するわけではないというエビデンスもある。たとえば、マーケルバックら[334]の研究では、臨床的障害をもたない被験者の二二％が、自身の侵入思考は実際に起こったことを誇張したものであると報告している。マーケルバックらは、こうした侵入が、もしかしたら起こっていたかもしれない「最悪のケースのシナリオ」である可能性を示唆した。誇張された侵入は誇張のない侵入に比べて、フラッシュバックにより近いものであり、現実的な侵入よりも高頻度に起こるようである。

侵入的認知が外傷体験に対する一般的な反応であることは確かである。ダーハムら[122]は、侵入的認知が災害関連の職業に従事する人々（レスキュー隊、消防隊、医療従事者、および警察官）に最も高頻度に報告される症状であり、被験者の七四％が侵入思考を報告したことを明らかにした。ＰＴＳＤにおける侵入思考は、さまざまな手掛かりによって誘発される[114]。たとえば、ストレス刺激が引き金となって侵入思考が生じる場合がある（暴力的な映画を見て強姦に関する侵入思考が誘発されるなど）。さらに、関連する記憶など、内的事象も侵入的認知を誘発することがある。また、生理的喚起が侵入的な思考やイメージを引き起こす場合もある。ＰＴＳＤの退役軍人では、乳酸ナトリウムの注射によりフラッシュバックが誘発されるという観察結果が得られている[253、444]。ヨヒンビンによるパニック発作の誘発に関する研究では、PTSDを有する参加者の四〇%がヨヒンビン投与後にフラッシュバックを経験した。[515] ただし、侵入思考は明らかな手掛かりや刺激がない場合でも自発的に生じることがある。シュリューダーら[495]の報告によると、戦争外傷を経験してから四〇年以上が経過した後も、研究対象となった退役軍人の五六%が外傷に関連した悪夢ないし不安夢を報告した。これは、誘発手掛かりのない侵入的な記憶の一例であると考えられる。

外傷性侵入は、外傷的な出来事が起こった後の苦痛の経験に深く関係していると考えられる。デヴィッドソンら[110]は、ストレスを伴う戦場での出来事に関するイメージの侵入度が、長期的なストレス症状の重要な予測因子であったと報告している。どの程度脅威に曝されたかは関係がなかった。さらに、戦闘体験と外傷性侵入との交互作用も、慢性ストレス症状と有意に関連していた。ロスバウムら[474]も、強姦被害者に関して同様の所見を報告している。ロスバウムらは、被害にあった後の初期の外傷性侵入に関する自己報告によって、強姦から三ヵ月後のPTSD状態を予測可能であるとした。こうしたデータは、外傷性侵入が、個人差に関する何らかの重要な変数を反映しており、この変数がストレスに対する長期的な反応を予測するうえで有用となり得ることを示唆している。

侵入思考と苦痛の関連性について研究するなかで、苦痛と関連する侵入の重要な性質のいくつかが明らかになった。たとえばドゥーガルら[118]は侵入的な記憶について、それがどの程度意思とは無関係で、制御困難なものであったかが、苦痛の重要な決定因子になるとしている。また、頻度は苦痛とあまり関係ないようである(118)。スクーラーら(494)が明らかにしたところによると、誘発手掛かりのない外傷後早期の思考、および外傷後一ヵ月の間に生じた外傷性侵入による重度の苦痛は、六、九、および一二ヵ月後の経過観察時における高頻度の外傷性侵入と回避行動に関連していた。スクーラーら(494)は、誘発手掛かりのない外傷性侵入が生じた者では、後に苦痛を経験する可能性が高くなるという他の研究者の知見を確認している。

スタイルら(518)は、交通事故被害者を対象とした研究において、外傷性侵入を苦痛に感じるか否かは、侵入に対する個人的意味づけによって決まることを明らかにした。個人的意味づけは、侵入の発生に対しても(「こんなことを考えるなんて頭がおかしくなったに違いない」)、侵入の内容に対しても行なわれていた(侵入の内容は通常、外傷的出来事とその後遺症に関連している)。否定的な個人的意味づけは外傷性侵入による苦痛と関連しており、不適応的な意味づけがなされた侵入思考には、高度の苦痛が伴った。「気が狂うのではないか」「自分は他人と比べて劣っている」「人生が台無しになる」「自分のせいだ」「また同じ目に遭う」といった意味づけをした被害者は、こうした意味づけをしなかった外傷被害者に比べて、苦痛を感じることが多かった。侵入の頻度、外傷の程度、および一般的な不安思考の影響を取り除いた後も、この関連は有意であった。

ハリガンら[205,206]は、外傷に関する混乱した記憶とＰＴＳＤの発症との関係、外傷前後の認知処理と侵入的記憶およびＰＴＳＤの発現との関係、ならびに解離の進行および記憶に対する否定的評価と症状の持続との関係について検討した。アナログ研究の結果、データ駆動型処理（出来事の意味ではなく知覚情報を処理すること）と侵入的な症状との間には関連性が認められた[205]。

その後の横断研究[206]では、ＰＴＳＤ罹患群、既往群、および非罹患群の比較が行なわれた。その結果、解離、データ駆動型処理、自己関連処理の欠如といった外傷前後の認知処理が、混乱した記憶やＰＴＳＤの発現に関連していることが示唆された。記憶の解離に対する否定的な評価は、ＰＴＳＤ症状を持続させていた。これらの結果は、別に実施された縦断研究でも追試された。この研究では、外傷後一二週間以内に測定された認知と記憶から六ヵ月後の症状が予測できることが示された。つまり、混乱した記憶と侵入思考に対する否定的な解釈は、慢性ＰＴＳＤ症状の予測因子であったということである。これらの所見は、スタイルら[518]が報告した結果と一致する。

別の研究では、ＰＴＳＤにおける外傷性侵入と関連する要因が特定された。レズニック[458]は、強姦後に緊急治療室で診察を受けた女性を対象に調査を行ない、初期のパニック症状が追跡調査三ヵ月目の時点におけるＰＴＳＤの侵入症状の予測因子であることを見出した。レイノルズら[461]は、ＰＴＳＤおよび大うつ病の患者サンプルについてマッチングを行ない、外傷性侵入について比較を行なった結果、外傷性侵入の特徴として恐怖は両群にみられるものの、重度の無力感はＰＴＳＤ群にのみ認められることを明らかにした。外傷時の年齢も外傷性侵入の重症度と関連している可能性があり、年齢が高くなるほど外傷性侵入の報告頻度は高くなる。[206, 620] ハグストロム[202]は、外傷の際に生命の危険を感じると、侵入思考が増加すると報告している。

ＰＴＳＤにおける外傷性侵入には、記憶障害も関連していると言われている。[606] ヴェセルら[606]は、第二次世界大戦を生き延びたオランダ系インドネシア人を対象に、自伝的記憶の具体性、侵入的な記憶、および全般的な記憶能力の役割について検討した。出来事インパクト尺度[240]（Impact of Event Scale：ＩＥＳ）による侵入症状と回避症状が高いほど、自伝的記憶の検査で否定的な言語的手掛かりによって具体性に欠ける記憶が生成される傾向がみられた。一方、肯定的な言語的手掛かりでは、このような結果は得られなかった。こうした作用を引き起こすメカニズムは不明である。ヴェセルらは、自己注目的な反芻もしくは侵入的な記憶の反復的な検索が他の記憶の想起を妨げるのではないかという仮説を立てているが、これでは否定的な感情を帯びたものにのみ上記のような傾向がみられる理由が説明できない。

外傷体験が及ぼす生物学的な影響（外傷性侵入への影響を含む）も検討されている。侵入思考は、安静時血圧や視床下部‐下垂体‐副腎系（ＨＰＡ）機能などに種々の生物学的なストレス性変化をもたらすと考えられる[25、188]。マクファーレン[313]は、外傷性侵入が持続的な苦痛をもたらし、時間とともにHPA機能の変化を引き起こすと論じた。また、侵入思考が免疫機能に関係しているとの報告もある。イロンソン[245]は、侵入思考によってナチュラルキラー細胞の細胞毒性（NKCC）が低下することを明らかにした。NKCC低下が何を意味するのかは十分に解明されていないが、NKCC低下と癌などの重大な疾患との間には関連性が認められている[607]。

外傷体験およびPTSDと脳の構造との関係についても、研究が行なわれている。免疫機能と同様、この関係性についても十分な理解は得られていないが、外傷性侵入は脳の構造と関係していることがわかっている。たとえば、デベリスら[111]は、PTSDの子供を対象とした研究において、外傷性侵入と脳室拡大との関連を認めた。一方、脳容積、脳梁の総容積、および各脳領域容積の測定結果と侵入との間には負の相関が認められている。

最後に、外傷性侵入の持続性に注目した研究者もいる。エーラーズら[129]は、侵入思考の持続性を説明するために、二通りの経路、すなわち回避の経路と苦痛の経路に基づくモデルを提案した。このモデルによると、苦痛の経路は喚起症状と再体験症状によって短期的な侵入の持続をもたらし、回避の経路は短期的および長期的な侵入の持続をもたらす。

スタイルら[518]は、侵入が持続するかどうかは個人的な意味づけによっても変わると報告している。

「気が狂うのではないか」「自分は他人と比べて劣っている」「人生が台無しになる」「自分のせいだ」「また同じ目に遭う」といった否定的な意味づけは、回避的対処行動の予測因子であった。回避的対処行動を行なうと、思考抑制、反芻、気を紛らわすなど、さまざまな手段によって侵入の誘発因子への直面化が制限され、それがかえって侵入思考を持続させる結果となっていた。

　エンゲルハード[137]らはスタイル[518]らの研究をもとに、列車の大事故に遭遇した少人数の被験者における、侵入に基づく推論とＰＴＳＤについて検討し、その結果を対照群と比較した。その結果、ＰＴＳＤ群では、列車の大事故に関する侵入によって、他の状況も危険であると推論してしまう傾向がきわめて強くみられた。エンゲルハードらは、侵入そのものに対する破局的な解釈だけでなく、侵入によって他の状況も危険であると解釈してしまうことによっても、ＰＴＳＤが持続する可能性があると結論づけている。

　以上を要約すると、侵入の内容が外傷的出来事の実際の状況、出来事の意味、自己の意味、などに及ぶことがわかった。また、事実が必ずしも正確に反映されるわけではなく、最悪のシナリオが浮かぶ場合もあることがわかっている。このほか、外傷性侵入が一般的にみられる症状であり、生理的覚醒によって誘発される場合もあることが示された。外傷後の苦痛は、外傷性侵入の重要な予測因子であると思われ、侵入の発生に対する個人的意味づけは、個人が侵入をどの程度苦痛に感じるかということの予測因子となる場合がある。今後検討すべき課題として、なぜ一部の人では否定的な意味づけやデータ駆動型の情報処理が行なわれる傾向が強いのか、という問題がある。

PTSDにおける意思とは無関係な侵入的記憶の測定

侵入的な記憶の測定は、PTSDや他の外傷反応におけるその役割を理解するうえでも、またPTSDを治療するうえでも重要である。PTSDに関する大半の評価尺度では、侵入的な思考やイメージは、再体験症状の構成要素として評価されている。PTSDを評価するための有用な構造化面接としては、PTSD臨床診断面接尺度[40]（Clinician Administered PTSD Scale：CAPS）とDSM-Ⅳ構造化面接[152]（Structured Clinical Interview for DSM-IV：SCID）がある。CAPSの場合、PTSDの生涯診断用と現在診断用が個別に作成されており、それぞれにPTSD症状の頻度と強度に関する評価項目が設けられている。さらにCAPSでは、症状が社会的・職業的機能に及ぼす影響を評価することができる。CAPSではカットオフ点が設定されており、この指標とSCIDによるPTSDの診断結果との間には高い一致（〇・八九）が認められている[40]。SCIDは、犯罪被害者など、外傷的な出来事を体験した個人を対象とする多くの研究で用いられている。

このほかに、自記式の評価尺度が数種類存在し、ＰＴＳＤの評価に使用されている。出来事インパクト尺度[240]（ＩＥＳ）は、外傷的な出来事に起因する侵入症状と回避症状の測定に広く使用されている。この尺度は、再テスト信頼性が高いことが示されており、いずれのサブスケールに関しても、交通事故被害者、強姦被害者、自然災害被害者などのサンプル間で十分な内的信頼性が得られている[62、63、519]。ＩＥＳの改訂版がヴァイスら[574]によって発表されており、この改訂版では、症状の頻度に関する尺度が苦痛の程度を表す尺度に変わっているほか、過剰な喚起を評価するサブスケールが追加されている。このため、改訂版では、ＰＴＳＤのあらゆる要素を評価し、症状がどの程度の苦痛をもたらしているかを明らかにすることが可能である。

侵入思考質問票[118]（Intrusive Thoughts Questionnaire：ＩＴＣ）は、ＰＴＳＤにおける侵入症状を測る新しい尺度として有望である。ＩＴＣは、ＰＴＳＤに関連した侵入思考の評価に関して、高い信頼性・妥当性を有することが示されている。さらにＩＴＣでは、侵入思考に関して現在使用されているその他の尺度よりも多くの情報が得られる。ＩＴＣの評価項目は、㈠侵入思考の頻度、㈡手掛かりがある場合、またはない場合における侵入思考の予測性または発生率、㈢侵入は否定的で動揺させるものか、㈣侵入思考はどの程度意思とは無関係なものか、㈤侵入が起きた場合、それはどの程度制御可能か、㈥睡眠時、どの程度頻繁に外傷に関連した夢をみるか、である。このように侵入思考を詳細に調べるＩＴＣは、外傷体験によって生じる侵入思考がどのような役割を果たしているかについて、さらなる理解をもたらすものと期待される。

外傷とその後遺症に対する認知的評価は、ＰＴＳＤの発症に関与していると考えられており、フォアらは、こうした評価内容を調べる尺度として、外傷後認知尺度（Posttraumatic Cognitions Inventory：ＰＴＣＩ）を考案した。[158] 初期の研究の結果、ＰＴＣＩは、ＰＴＳＤの根底にあると仮定されている三つの要因の評価尺度として妥当であり、高い信頼性を有する。三要因とは、㈠自己に関する否定的認知、㈡世界に関する否定的認知、㈢自己非難、である。ＰＴＣＩのスコアは、ＰＴＳＤの重症度、うつ病、および一般的な不安の予測因子であることが示されている。また、外傷に曝された者のなかでＰＴＳＤの罹患者と非罹患者とを区別することも可能であった。フォアら[158]は、ＰＴＣＩが臨床評価法として有用であり、ＰＴＣＩを用いて誤った認知を特定し、これをＰＴＳＤに対する認知行動療法の治療ターゲットにすることができると示唆している。

どのＰＴＳＤ尺度を選択するかは、主に評価の目的による。ＰＴＳＤや外傷性侵入に関する臨床研究では、ＩＴＣおよびＰＴＣＩを用いることによって外傷性侵入に関する詳細な情報が得られるが、ＰＴＳＤの治療にあたる治療者ならば、ＣＡＰＳまたはＩＥＳで十分であると思われる。

ＰＴＳＤにおける侵入思考のコントロールと持続性

準実験的研究により、侵入思考と意図的な制御との関係が示されている。たとえば、侵入思考を抑制すると、その頻度が増す。こうした結果から、侵入思考の抑制がＰＴＳＤの発症と持続に深く関与している可能性が示唆される。たとえばトラインダーら(541)は、臨床的障害をもたない人々を対象とした研究において、思考を抑制するよう指示された被験者のほうが、思考について考えるか、それらを記録するよう指示した被験者よりも多くの思考を経験し、それらをより不快に感じたことを明らかにした。シェパードら(504)は、ＰＴＳＤ患者が侵入思考を意図的に抑制すると、その後にかえって侵入頻度が増加したと報告している。このほか、ローレンスら(291)も同様の結果を報告している。外傷後間もない時点にみられた回避行動と侵入思考は、外傷から四ヵ月後の侵入思考の体験と有意に関連していた。初回評価時の侵入思考の影響を統計的に補正しても、回避行動はやはり外傷四ヵ月後における侵入思考の予測因子であることが示された。

ＰＴＳＤにおける侵入思考の治療

現在のところ、ＰＴＳＤに対するいずれの治療法でも、外傷性侵入に対する特別な介入手段というものはなく、また、治療の成果に関する研究においても、どの治療要素が疾患特異的な症状に最も有効かを明らかにするところまでには至っていない。ＰＴＳＤの治療効果に関する文献からは、有効な認知行動療法が現時点でいくつか存在すること、またこうした介入によって侵入的な記憶は低減されるようだ、とは言える。ソロモンら[513]は、ＰＴＳＤの治療効果に関する文献をレビューし、イメージエクスポージャー療法と催眠療法がＰＴＳＤの侵入症状に最も影響を及ぼすと結論している。認知行動療法の各種選択肢に関する詳細な記述については、他の資料を参照されたい。ここでは、侵入に対する各治療法の効果について、現在得られている情報を紹介する。さらに、著者らが開発した治療アプローチ、多チャンネルエクスポージャー療法（multiple channel exposure therapy：Ｍ‐ＣＥＴ）について、特に外傷性侵入思考に対する作用に焦点を当てて詳述する。

ストレス免疫療法（stress inoculation therapy：ＳＩＴ）、長期エクスポージャー療法（prolonged exposure：ＰＥ）、認知処理療法（cognitive processing therapy：ＣＰＴ）、およびＭ‐ＣＥＴに関する詳細な説明は、以下の資料に記載されている。㈠ＳＩＴ[161、268、452、459、550]、㈡ＰＥ[163]、㈢ＣＰＴ[451、453・455、68]、㈣Ｍ‐ＣＥＴ[143・146、148]。

ＳＩＴ、ＰＥ、ＣＰＴ、およびＭ‐ＣＥＴについて検討した種々の研究では、ＰＴＳＤに対するこれら治療法の有効性が概ね支持されている。フォアら[163]は、ＳＩＴとＰＥによる治療後に、侵入がいずれも有意に減少したと報告している。また、侵入に関する結果は特に報告されなかったものの、フォアとダンチュら[158]は、ＳＩＴとＰＥによる治療後にＰＴＳＤ症状が有意に軽減したと報告している。これらの研究結果から、侵入思考はＳＩＴ、ＰＥ、またはその併用により減少する可能性が高いと推測される。

フォアら[159]は、認知変化についてより直接的な検討を行なっている。性的暴行の被害者一四例を対象に、二回の情報セッションと七回の反復的なイメージエクスポージャー療法セッションを行なった結果、暴行による外傷についての患者のナラティブに変化が生じた。フォアらの報告によれば、治療期間中、エクスポージャー療法によって生じたナラティブの内容の変化は、外傷記憶の適切な処理を示すものであった。特に、ナラティブに費やされる時間は時が経つにつれて長くなり、思考や感情の割合が増加したのに対し、行為や会話についての内容の割合は減少した。このほか、断片的な記憶の減少に伴って、外傷に起因するＰＴＳＤ症状が減少することが示された。これらの結果は、エクスポージャー療法中に認知処理が行なわれたことを示している点で興味深い。以上のことから、治療によって外傷性侵入思考も減少した可能性が示唆される。

フォアら[157, 159, 162]による研究以外にも、エクスポージャー療法の有効性を裏づける研究が発表されている。マークスら[318]の報告によると、エクスポージャー療法、認知再構成法、およびエクスポージャー療法と認知再構成法の併用は、いずれも著明な改善をもたらし、リラクセーション訓練よりも概ね優れていた。ただし、侵入症状に関するデータは特に発表されていない。

認知処理療法（ＣＰＴ）は、より認知的なアプローチとして登場したもうひとつの技法であり、ＰＴＳＤに対する治療法として有望視されている。レシック[454]は、ＣＰＴを実施し、治療前の時点から治療六ヵ月後にかけてうつ病とＰＴＳＤの評価指標に有意な改善が認められたと報告している。治療前は、対象となった女性の九〇％がＰＴＳＤの診断基準を満たしたのに対し、治療後、診断基準を満たした例は皆無であった。大うつ病に関しても同様で、診断基準を満たした女性の割合は、治療前では六二％であったのに対し、治療後では四二％に過ぎなかった。この研究では、ＩＥＳの侵入症状サブスケール[240]とＰＴＳＤ症状尺度[161]（PTSD Symptom Scale）の再体験症状サブスケールによって測定した侵入症状スコアの結果も報告されている。いずれのサブスケールにおいても、治療前と治療後のスコアに有意差が認められた。レシックら[457]による最近の研究では、ＣＰＴ群とＰＥ群、および「待機リスト」対照群の間で比較が行なわれている。両治療法はともに有効で、「待機リスト条件」よりも優れていることが示されたが、侵入的な記憶に関する結果は特に報告されていない。

Ｍ‐ＣＥＴ[144、145]はＣＰＴ[455]、ＳＩＴ[268]、およびパニック制御療法[23]の介入手段を取り入れた折衷的なアプローチである。Ｍ‐ＣＥＴの根拠となっているのは、ＰＴＳＤにパニック発作が頻発するという点、および学習内容と誤った情報処理がＰＴＳＤの症状形成にきわめて重要な役割を果たすと考えられる点である。学習理論と情報処理理論に基づいたＰＴＳＤに対する認知行動療法では、外傷的な出来事に関する患者の恐怖記憶を再活性化したり、その出来事に関連した手掛かりに患者をエクスポージャーさせたりすることで治療効果が得られると仮定されている。こうした手掛かり（場所、状況、臭い、音など）は、本来危険なものではないにもかかわらず、外傷時に恐怖と関連づけられてしまったものである。治療が適切に行なわれた場合、患者は当初高度の生理的喚起状態に陥るが、エクスポージャーセッションを重ねるうちにこの症状は軽減し、恐怖反応はやがて消失する。しかし、パニック発作を有し、発作を恐れている患者の場合、恐怖対象へのエクスポージャーは刺激が強すぎて許容できない場合がある。Ｍ‐ＣＥＴは、認知的・行動的なエクスポージャーに先立って、生理的喚起へのエクスポージャーを行なう点が独特である。

Ｍ‐ＣＥＴは一二週間を一クールとし、個人療法としても集団療法としても行なうことが可能である。外傷的出来事を体験した結果としてＰＴＳＤおよびパニック発作を生じた者が広く対象となる。Ｍ‐ＣＥＴは恐怖反応を形成するとされている三つのチャンネルに直接アクセスすることで、エクスポージャーを行なう。三つのチャンネルとは、生理的チャンネル、認知的チャンネル、および行動的チャンネルである。(284) 生理的チャンネルへのエクスポージャーでは、内受容感覚を通じて生理的反応へのエクスポージャーをする。この内受容感覚へのエクスポージャーは、パニック障害の治療法としてバーロウら[23]によって開発されたものである。

認知的チャンネルへのエクスポージャーは、外傷的出来事について筆記する課題によって行なう。レシックら[454]が、強姦被害者に対してCPTの一環として筆記エクスポージャー療法を行なった結果、奏効した。最後に、行動的チャンネルへのエクスポージャーは、外傷的な出来事に関連する条件づけられた手掛かりへの現実エクスポージャー（in vivo exposure）によって行なう。このタイプのエクスポージャー法は、強姦被害者に対するSITで用いられている[268、452]。

M‐CETではエクスポージャー法のほかに、PTSDとパニック症状に関する教育を行ない、外傷に関する誤った認知に働きかける種々の認知的技法を用いる。認知的介入は、患者が誤った思考を検証し、外傷記憶を十分に処理するのを助けるために行なわれる。M‐CETでは、心理教育、呼吸法の再訓練、および認知再構成法も取り入れている。これらは、パニック障害（Mastery of your Anxiety and Panic：MAP[23]）およびPTSD（CPT[455]）に対する治療法として現在すでに行なわれているものである。

ファルセッティら[146、143]は、パニック発作を併発したPTSDに対してM‐CETを施行した、四年間の比較対照試験を完了した。ここでは、侵入思考の頻度と重症度の軽減に関するM‐CETの評価データを紹介する。この試験では治療条件（早期治療、遅延治療）と対照条件（無治療および無治療後に治療）を組み合わせ、治療を完了した全被験者群（二四例）と対照群（二三例）との比較を行なった。治療群は全員、週に一回のセッションを一二週にわたって受けた。

侵入思考は、四つの個別の指標を用いて評価した。二種類の構造化面接を行なって侵入的な記憶などのPTSD症状について評価した。CAPS[40]の質問項目には、意思とは無関係な記憶の想起頻度（「今週、特にきっかけがあったわけでもないのに、意思に反してその〔それらの〕出来事を思い出してしまったことがありましたか？」「どれくらい頻繁に思い出しましたか？」など）、および、その経験の辛さ（「そうした記憶によって、一番ひどいときにはどれほどの苦痛または不快感を感じましたか？」など）に関するものが含まれている。SCID[152]には、生涯および現在の侵入思考に関する質問が設けられている（「その〔またはそれらいずれかの〕出来事について考えるつもりはないのについ考えてしまう、あるいは、その〔またはそれらの〕出来事が望んでもいないのに突然鮮明に思い浮かぶということはありましたか？　それは、思い出すきっかけが何もないときにも起こりましたか？」など）。二種類の自記式評価尺度、すなわち改訂版PTSD症状尺度[456]（Modified PTSD Symptom Scale：MPSS）とIES[240]も使用した。MPSSには、侵入思考の頻度と重症度に関する項目がある（「その〔それらの〕出来事について、苦痛を伴う思考や記憶が反復的または侵入的に思い浮かびましたか？」

など）。ＩＥＳにも侵入思考の頻度に関する評価項目がある（「別のことをしていても、そのことが頭から離れない」「考えるつもりはないのに、そのことを考えてしまうことがある」など）。

侵入思考の治療開始前の発現率は比較的高く、ＳＣＩＤによる初回評価時には参加者の八五％がこれまでの生涯で侵入思考を経験しており、九六％が現在の外傷性侵入思考を経験していた。意思とは無関係な記憶想起に関するＣＡＰＳの質問の平均頻度スコアは二・六八点（スコア範囲〇～五点）であり、平均強度スコアは二・八一点（スコア範囲〇～五点）であった。自記式評価尺度でも同様の結果が得られた。ＭＰＳＳでの参加者の平均スコアは、侵入思考の頻度に関しては一・九六点（スコア範囲〇～三点）、侵入思考に伴う苦痛の重症度に関しては二・二八点（スコア範囲〇～四点）であった。侵入思考に関するＩＥＳのふたつの項目の平均スコアは三・二九点と三・三五点（スコア範囲〇～五点）であった。これらのスコアから、参加者が介入前に重度の侵入思考を頻繁に経験していたことが示唆された。

待機リスト対照群と治療群との間で上記評価項目を治療前と治療後に比較した。治療前、一項目に関して群間差が認められ、ＣＡＰＳを用いて評価した侵入思考に伴う苦痛は、対照群よりも治療群のほうが軽度であった［F(1, 47)=3.99, p=0.052］。治療直後、ＳＣＩＤを用いて評価した侵入思考について両群間に有意差が認められた。具体的には、侵入思考を報告した参加者の割合が、対照群（九一・

三％）よりも治療群（三七・五％）のほうが少なかった［$\chi^2(1, 47)=14.73, p<0.001$］。侵入思考の頻度および重症度に関するCAPSの質問でも群間差が認められ、治療後、対照群に比べて治療群の意思とは無関係な侵入思考の頻度は有意に低く［$F(1, 47)=13.64, p<0.001$］、外傷記憶に伴う苦痛も有意に軽度であった［$F(1, 47)=12.75, p<0.001$］。IESでも同様の結果が得られ、治療後、対照群と比べて治療群では侵入的な思考とイメージの発生頻度が低かった［それぞれ$F(1, 47)=10.85, p<0.002$および$F(1, 47)=8.25, p<0.006$］。最後に、MPSSによる評価の結果、治療群では侵入思考の頻度が低下する傾向がみられ［$F(1, 47)=3.27, p<0.077$］、強度に関しては有意な軽減が認められた［$F(1, 47)=12.00, p<0.001$］。

エーラーズら(128)の仮説によれば、PTSDに対して有効な治療を行ない、侵入的な外傷の再体験を軽減するには、外傷を過ぎ去ったこととして認識させる必要があり、このためには、外傷記憶を精緻化してそれまでの経験の文脈に統合させる必要がある。エーラーズらが示唆するところによると、精緻化は、外傷時に起こった刺激と目下の状況における刺激とのより明確な弁別を促進することによって生じる。

認知行動療法は、認知の再構成によって刺激の弁別を促すと考えられる。行動療法におけるエクスポージャー法も同様で、危険のない刺激に対する恐怖反応を低減させる。認知再構成法は、侵入思考に対する否定的な解釈ならびに自己非難を直接検証するのに用いることができる。また、認知行動療法の施行後には、外傷的な出来事に関するナラティブがまとまりを増すように思われることから、そこではより深い概念処理が生じていることが示唆される。著者ら[144、145、148]、フォアら[157]、およびレシックら[454]の臨床研究でも、治療効果のあった症例では自己非難が減り、ナラティブに表れる否定的な個人的意味づけが減少している。これらの要因は、認知行動療法が侵入の軽減に有効である理由を説明するだろう。

今後の方向性

侵入的な記憶がPTSDの診断基準であることはかなり以前から認められているが、侵入思考について詳細な研究が行なわれるようになったのは、ごく最近になってからである。研究課題は、侵入思考の起源、性質、頻度、重症度、長期的な転帰と関連する要素、治療などである。研究の歴史が比較的浅いため、多くの問題についてさらなる検討が必要である。文献のレビューを行なっても、重要な問題に関する知識の欠如が目立つ。第一に、侵入思考の性質と特徴について一層の解明が必要である。デシルヴァら[115]が指摘したように、PTSDの現在の診断基準では、侵入的で苦痛な想起の例としてイメージ、思考、ならびに知覚が挙げられている。さらに、DSM-Ⅳ-TR[10]では、「外傷的な出来事が再び起こっているかのように行動したり感じたりする」再体験症状の一例として、フラッシュバックが記載されている。しかし、デシルヴァら[115]が示唆するように、さらなるデータを収集し、主に言語的である認知と、主にイメージまたはイメージと言葉の組み合わせとして起こる回想とをより慎重に区別する必要がある。同様に、「再体験」の主観的感覚を検討し、フラッシュバックとイメージとの違いをより明確にすべきである。また、デシルヴァら[115]が指摘したように、聴覚、嗅覚、触覚など、感覚的な記憶に焦点を当てた研究が今後も必要である。

同じく関心を向けるべき問題として、殺人などの外傷的出来事の被害者家族が経験する侵入的なイメージおよび思考についての研究が不足している。被害者家族は、その場に居合わせなかったにもかかわらず、侵入症状を発症する。著者らの臨床経験によると、その場に居合わせなかった二次被害者(間接被害者)も、愛する者の死に関する侵入的なイメージを訴える。外傷的な出来事の様子を想像し、それがイメージとして作り出され、侵入的なイメージおよび思考が体験されることは珍しくないと思われる。この現象の頻度を系統的に調査し、こうしたイメージの潜在的な目的を説明する理論を構築すれば、侵入に関する我々の理解は大いに前進し、二次被害者の治療法を開発するうえでも大いに参考となるであろう。

認知的回避と思考抑制がPTSDにおける侵入思考の持続にどう関わっているかについても、さらなる研究が必要である。現在、体験初期の激しい苦痛が侵入思考およびPTSD全般に関係していることがわかっている。そこで、思考回避と思考抑制を早期の段階で予防できれば、PTSDと侵入思考の発現を抑制できる可能性がある。レズニックら(462)は、強姦被害者に対して予備介入を行ない、回避行動を自制するよう奨励することで、後のPTSD発症を抑制できると示唆している。

PTSDの治療効果に関する研究が進むにつれ、どの治療要素が、PTSDの主要な症状群や個々の症状（外傷性侵入など）に対して最も有効なのかを明らかにすることも重視されるようになっている。治療効果に関する現在の文献が示すところによると、PE、SIT、CPT、M-CETなどの認知行動療法はいずれも、侵入の大幅な軽減に有効であると考えられる。しかし、治療のどの要素が外傷性侵入の軽減に最も有効なのかはほとんどわかっていない。個々の要素に関する研究を実施し、エーラーズら(128)の説をはじめとする種々の理論を検証して、侵入思考の減少が本当に外傷記憶の精緻化によって生じるのか、またどういった手段（筆記、PE）がその精緻化を促すのに最も有効なのか、といった疑問を明らかにすることが今後有用であると考えられる。

データ駆動型処理が侵入に関連しているとのハリガンら(205、206)の知見からは、いくつかの説を導き出すことができると考えられる。しかし、なぜ外傷的な出来事がデータ駆動式に処理されやすいのかについて、ハリガンらはいかなる仮説も立てていない。外傷的な出来事に関しては十分に精緻なスキーマがないために、概念駆動型処理ができないのであろうか。つまり、外傷的な出来事が通常の体験とは異なるために、その出来事の最中に何が起きているのかを理解し、その意味を見出すことは困難だということなのだろうか。これと関連する可能性として、外傷がもつ生命を脅かすという性質によって、肉体の安全と生存に関与する原始的な脳が活性化され、より高次の概念処理過程が省略されることが考えられる。このことは、反復的な外傷の体験者、たとえば小児期の性的暴行の経験者や頻回にわたる家庭内暴力の被害者が、恐怖に関する十分に精緻なスキーマを獲得していると思われるにもかかわらず、当の出来事の最中にその体験を概念的に処理することがなかなかできない理由を説明していると考えられる。これらの推測を合わせると、治療にあたっては外傷の意味に焦点を当て、スキーマをより整理された整合的なものに修正することで、侵入的な記憶を低減していく必要があると考えられる。

ＰＴＳＤにおける外傷性侵入思考の性質について解明すべき点は数多いが、いくつかの予備的な結論を導き出すことは可能である。外傷に関する侵入的な思考と記憶およびその結果は、ＰＴＳＤの基本的な特徴となる症状である。外傷性侵入の軽減はＰＴＳＤの治療に重要な役割を果たすと考えられ、外傷性侵入を軽減できないということは、治療が無効に終わる可能性を示している。一方、さらなる研究を要する重要な問題がふたつ残されている。それは、「外傷性侵入の持続を引き起こす重要な認知メカニズムとは何か」および「侵入的な再体験症状を改善する最も有効な介入手段とはどういうものか」という問題である。

第三章　慰安を求め絶望に出会う：うつ病における侵入思考の持続

リチャード・M・ウェンツラフ

心的生活の自然な流れのなかでも、意思とは無関係な、否定的な思考がときとして生じ、批判的な自己内省や気分の落ち込みをもたらす。しかし、こうした侵入思考は、不快ではあるものの通常は稀にしか生じず、対処することが可能であり、ときには行動方針を変える必要のある潜在的な問題に気づかせてくれるなど、有用な場合すらある。(371) だが、ときには意思とは無関係な、否定的な思考が持続し、頻度と強度を増して、いつ慢性のうつ病を発症してもおかしくない精神状態を作り出してしまうことがある。もし誤って不愉快な思考を抑制しようと試みるならば、皮肉にも苦痛な認知にさらに注意を向ける結果となり、情緒不安定な状態は一層悪化しかねない。

過去二〇年にわたり実施されてきた研究の結果、非機能的な思考パターンと抑うつ気分との間に密接な関連性があることが明らかにされた。うつ病における認知の役割について理解が深まるとともに、認知療法の技法や目標についても知見が得られた。しかし、こうした研究の焦点は主にふたつの問題に向けられてきた。すなわち、㈠注意と記憶にみられる認知バイアス、および、㈡非現実的な期待や絶望感などといった非機能的な態度、である。最近になるまで、侵入的な抑うつ思考の起源や影響については、詳細な検討は行なわれてこなかった。その理由はおそらく、こうした侵入が認知バイアスと非機能的な態度によって二次的に生じるものだと考えられてきたためであろう。しかしながら、最近の研究が示唆するところによると、侵入的な抑うつ思考は、独立した事象として検討するに値するものである。侵入的な抑うつ思考は、うつ病における認知の役割や、うつ病の持続を助長する心理的なコントロールのプロセスに関する重要な鍵を握っていると考えられる。

本章では、侵入的な抑うつ思考の一般的な特徴と起源、およびうつ病の発症と持続におけるその役割について検討する。また、測定、理論、研究などの問題を取り上げ、誤った方法による心理的コントロールが、侵入的な抑うつ思考の発生と持続にどう関与しているかを解説することとする。最後に、本章の考察に基づいて、どういった治療が最も有効と考えられるかについても考える。

うつ病における侵入思考の性質

意思とは無関係な侵入思考とは、制御困難な、気分を蝕む可能性のある、好ましくない認知のことである。こうした侵入思考は比較的多くみられるものであり、これまでの研究で一般集団の約八〇～九〇％がときに経験することがわかっている[82,427,442,484]。通常、こうした正常な侵入は稀にしか生じず、軽度から中程度で、ある程度は制御可能である。一方、臨床的に問題となるような侵入は、はるかに頻繁に生じ、程度も激しく、制御することは不可能である[552]。侵入思考は強迫性障害を定義する特徴のひとつであり、主要な治療標的でもあるため、これまで侵入思考に関する研究の大半は、強迫性障害を中心に行なわれてきた。うつ病における侵入思考の研究は比較的最近始まったばかりであるが、現在得られているエビデンスは、抑うつ的な侵入が臨床的に重要であり、うつ病の経過に大きな役割を果たすことを示唆している。

うつ病における侵入思考と、ベック[27]の言ううつ病における否定的な自動思考は区別する必要がある。両者の重要な相違点のひとつは、うつ病者が経験する侵入思考が、否定的な場合もあれば（大半は否定的であると考えられる)、感情的に中立的な場合や肯定的な場合すらあるということである。健常者における侵入思考と種々の心理的障害にみられる侵入思考の共通点は、それまで続いていた思考と一致しないという特有の性質である。そのため、侵入思考は意識のなかに突然現れたという印象を与える。たとえば、うつ病の人では、抑うつ的な要素などまったくない問題について考えていたにもかかわらず、一見して現在の文脈と無関係な、招かれざる抑うつ的な思考が突然頭に浮かんでしまう。うつ病者の場合、このほかにも不安を含む侵入思考や、単純に不快な、または現在の目的とは無関係な侵入思考を経験することがある。うつ病に生じる侵入思考は大半が否定的なものだが、より意図的な思考や予期された思考との相違は、侵入性というその独特な性質にある。

ベックが記載した否定的な自動思考と侵入思考とのもうひとつの相違は、一層微妙なもので、その思考が思考の流れを変えてしまう度合いである。侵入思考は、それまで別の対象に向けられていた思考を抑うつ的なテーマへと向け直す特性をもつことが多い(480、605参照)。一方、否定的な自動思考は、単純に一連の否定的思考の流れに沿って生じることがあり、制御不可能に感じられるとはいえ、主題としてかなりまとまっており、予測可能であると考えられる。侵入思考は、注意の方向を突然変えるという性質ゆえに、反芻や長引く心配という形で生じる否定的思考よりも認識されやすく、妨害的に感じられることが多い(189)。

侵入度

うつ病における侵入思考はどれほどの重要性をもつのか。それを知るためにはまず、それらが一般集団における正常レベルの侵入思考を超えているか否かを明らかにすることが重要である。本章を作成するにあたって、うつ病における侵入思考の相対的な強度、頻度、および制御困難度を把握するために、数件の研究結果を統合し、解析を行なった。これらの研究は、抑うつ者とそうでない人を対象に、意思とは無関係な侵入思考について同じ評価尺度を用いて実施されたものである[596, 599, 602, 603]。いずれの研究でも、白熊思考抑制調査票[570]（White Bear Suppression Inventory：ＷＢＳＩ）が使用された。表３‐１に示したように、ＷＢＳＩには三つのサブスケールがある。すなわち、思考抑制、意思とは無関係な侵入思考、および注意を紛らわせることである[43, 599]。ＷＢＳＩは高い信頼性を有し、妥当性についても有力なエビデンスが得られている[368, 517, 545, 570]。

一三項目からなるベックのうつ評価尺度短縮版[31]（Beck Depression Inventory — Short Form：ＢＤＩ‐ＳＦ）で得た回答をもとに、ベックら[30]が示したガイドラインに従って、スコア三点以下の参加者を非抑うつ群、スコア一三点以上の参加者を抑うつ群と定義した[注]。一元配置分散分析の結果、抑うつ群では非抑うつ群に比べて、侵入思考のスコアが有意に高かった［それぞれ $M = 32.60$ および $M = 25.00$, $F(1, 419) = 186.04$, $p<0.001$, $\eta^2 = 0.31$］。侵入思考サブスケール（表３‐１を参照）の項目を検討

表３‐１　白熊思考抑制調査票

項目
第１因子：思考抑制
1. なるべく考えたくないことがある
8. いつも悩みごとを頭から追いだそうとしている
11. 考えないようにしていることがある
14. 避けようとしている考えが浮かぶことがよくある
第２因子：意思とは無関係な侵入思考
2. なぜこんなことを考えるのだろうと思うことがある
3. 止められない考えが浮かぶ
4. 心に浮かんで消せないイメージがある
5. しばしば考えが同じところへ行き着く
6. あることを考えるのを止めれたらよいのにと思うことがある
7. 頭が暴走して止めようがないことがある
9. いつも頭に飛び込んでくる考えがある
15. 誰にも言っていない考えを体験している
第３因子：注意を紛らわせること
10. 嫌な考えが頭に浮かばないようにというだけの目的で忙しくしていることがある
12. 考えるのを止められたらなあと本当に思うことがある
13. 自分の考えから気を逸らすために何かすることが多い

したところ、スコアが高い場合には、意思とは無関係な思考の強度、頻度、および制御困難度が高いことが示された。

うつ病における否定的思考の侵入度については、教示によって思考抑制をさせた研究でもエビデンスが得られている（例：605）。これらの研究では、大半の非抑うつ者は否定的思考を頭の外に追い出すことができるのに対し、抑うつ者は考えをコントロールしようと試みている間、否定的な侵入を頻繁に経験する。たとえばウェンツラフ（594）らはある研究のなかで、順序をばらばらにした一連の文章（例：「未来は、悲惨、明るい、非常に、だろう」）を被験者に呈示した。これらの文章は六語中五つの単語を並べ換えると、正しい文章ができるというもので、いずれも肯定的な文（例：「未来は非常に明るいだろう」）か、否定的な文（「未来は非常に悲惨だろう」）を作成できるようになっていた。肯定的な文章だけを作成するよう参加者に指示したにもかかわらず、誤って否定的な文章を作成したのは、非抑うつ群では二％に過ぎなかったのに対し、抑うつ群では一四％にものぼった。

抑うつ的侵入の自己関連性

以上見てきたように、うつ病では異常なレベルの侵入思考が出現することが確認された。次にここで、抑うつ的な侵入が不安障害における侵入思考と異なるか否かが重要になる。うつ病と不安障害は併発率が高いため、この点について検討することは重要である[56,80]。もし抑うつ的な侵入と不安の性質をもつ侵入とを区別する特徴がないのであれば、侵入思考がうつ病に果たす固有の役割については限ら

注：この研究および本章では、質問紙[30,31]（ＢＤＩ）で高スコアを示した場合を抑うつ者と定義した。質問紙に批評的な人が言うように、この定義による抑うつ者と診断基準に基づいたうつ病とをそのまま比較することはできない。それぞれの方法で同定した集団間の抑うつ症状に明らかな質的差異はないことを示すエビデンスも得られており[301]、本章におけるアプローチはこのエビデンスに従ったものである。

れた結論しか導き出せないことになる。だが、この問題に関する研究のレビューからは、抑うつ的侵入を他と区別する特徴のひとつが、思考の自己関連性であることが示唆されている。

認知理論によると、否定的な自己像と非現実的な自己基準はうつ病の主たる素因のひとつである[例：27、244、535]。このことは研究でも裏づけられており、自尊心の低さとうつ病が強く関連していること、また、うつ病者が他の集団と比べて、否定的な内容を自分に当てはまると考える傾向が強いことが示されている[例：431]。しかし、侵入思考に関連した最も重要な所見は、うつ病者が他の人々に比べて、自身に関する軽蔑的思考を自発的に報告する傾向が強いという点であろう[234、235]。こうした所見は、うつ病者では自己注目が強いため[405]、自分に関連した好ましくない情報が入ってきやすくなることを示した研究[431]とも一致する。

うつ病者の自己批判的な思考は、自分の価値を低く見ていることに由来すると推測される（つまり、否定的な自己像と整合的）。一方、強迫性障害を特徴づける思考は、自己認知と一致しないという意味で、「自我異和的」になる傾向がある[83、84、422、427、552]。たとえば、愛する人に危害を加えるという侵入思考は、それが当人の実際の感情や道徳観と矛盾するのであれば、自我異和的である[552、588]。全般性不安障害の場合、侵入思考は実際の生活の出来事や状況に関する過剰な心配という形で生じる[552]。結論として、内容が自我親和的で、なおかつ自己批判的であることは、抑うつ的な侵入思考と不安障害における侵入思考とを区別する重要な特徴のひとつであると考えられる。こうした見解は、大うつ病患者と不安障害患者とを区別する特徴が否定的な自己像であることを示した研究によっても支持されている[116、560]。さらに、クラーク[77]による研究でも、上述した抑うつ思考の侵入と不安思考の侵入の相違を支持する結果が得られている。クラークはこの研究のなかで、苦痛思考質問票（Distressing Thought Questionnaire）の改訂版を使用し、うつ病に伴う思考のテーマが個人的な喪失や失敗に関連するのに対し、不安に伴う思考が危害や危険の可能性に関連していることを明らかにした。

抑うつ的侵入の起源

認知バイアス、気分に関連した連想記憶、不適切な思考制御など、さまざまな要因がうつ病における侵入思考の発現・持続に関与している。これら要因は相互に作用し合い、否定的な自己に関連した要素へと自動的に注意を向け、否定的な侵入思考を助長するような心の状態を作り出す。

認知バイアス

うつ病者は、自身の経験の否定的側面を拡大し、人生における肯定的な側面を縮小して見せる心のプリズムを通して、世界を眺めているように思われる。学習された思考パターンすなわち「スキーマ」

は、認知や判断を導き、新たな情報や体験を整理するためのものであるが、認知理論によれば、うつ病者にみられるような否定的なバイアスは、このスキーマに由来する[27,85]。抑うつ的なものの見方が人生の早い時期に芽生え、種々の要因によって助長される可能性があることを示したエビデンスも増えている。こうした要因には、不適切な育児[42]、社会的スキルの不足[92]、虐待[106,187]、強いストレスを伴う人生上の出来事[95,96]などがある。こうした不幸な経験はいずれも、抑うつ的な考え方と脆弱な自尊心をもたらし、それが一因となって、世界（特に自己）について自動的に否定的な解釈をしてしまう傾向ができあがる。

うつ病では、否定的な情報に対して選択的に注意を向ける傾向があることが研究によって示されている。これは、抑うつスキーマという考えを裏づけるものである。例を挙げると、ウェンツラフら[603]は、抑うつ的な人とそうでない人に、肯定的な言葉、否定的な言葉、および中立的な言葉を同じ数だけ含む文字パズルを行なわせるという研究を行なった。このパズルは、前後・上下で隣接する文字を選び出して言葉を見つけ出すというものである。その結果、抑うつ気分を有する参加者は、肯定的な言葉よりも否定的な言葉を多く見つけ出したのに対し、抑うつ気分をもたない参加者は、否定的な言葉よりも肯定的な言葉を多く見つけ出した。

ストループ色命名課題の変法を用いた研究でも、うつ病者の注意バイアスを実証するエビデンスが得られている（レビューについては、イングラムらの文献[244]を参照のこと）。この変法（感情ストループ課題）は、抑うつ的、中立的、または躁的な意味を含む言葉を呈示し、呈示された言葉が何色のインクで書かれているかを参加者に答えてもらうというものである。うつ病者が抑うつ的な要素に対して認知バイアスを示すのであれば、言葉の抑うつ的な内容に注意が向けられ、色名を述べることが妨げられるはずである。事実、非抑うつ者と異なり、抑うつ者では、中立的または躁的な言葉に比べて抑うつ的な言葉の色名を答えるのに時間がかかった（191、610）。

クラークら（85）は、うつ病に伴う注意バイアスについての研究をレビューして、抑うつバイアスを理解するための詳細な理論をいくつか提示している。たとえば、うつ病者における否定的な注意バイアスは、知覚的な情報を扱った研究よりも、概念的な認知課題（例：期待や自己評価など）に関する研究において一貫して観察されている。さらに、非うつ病者は自己高揚的なバイアスを示すことが多いが、このようなバイアスは、うつ病者には欠けていると思われる。ポジティブ・バイアスというものがあるとすれば、うつ病者の判断は非うつ病者よりも（必ずしも正確ではないが）公平であると言うこともできる。抑うつバイアスが情報処理における符号化過程で生じやすいのか、それとも出力過程で生じやすいのかは依然不明である。

うつ病者における認知バイアスは、ものごとの判断や帰属に関しても生じることが示されている。たとえば、非うつ病者に比べて抑うつ気分の人やうつ病者は、失敗の重大性を誇張し（597）、成功を無視する傾向が強い[525]。記憶バイアスに関する研究では、課題が潜在記憶に関するものか、それとも顕在記憶に関するものかで異なる結果が得られた。顕在記憶は学習をしたという経験が明確に意識されており、情報を思い出すという記憶である。これに対し、潜在記憶は、学習の経験は明示せず、事前に呈示された情報によってパフォーマンスがどの程度向上するかを見ることで、記憶の存在が推測される。たとえば、潜在記憶課題の一例として、最初に一連の言葉のリストを被験者に見せた後、言葉の語幹のみ（例：fea―）を呈示するという方法がある。被験者が事前に呈示されたリストのなかの言葉を完成させた場合、潜在記憶が利用されたということになる。

うつ病者は一般的に、顕在記憶課題では比較的強固なネガティビティ・バイアスを示すが[41]、潜在記憶課題での成績はさまざまである[95]。潜在記憶に関して結果にばらつきがみられる理由は、大半の潜在記憶テストでは、データ駆動型処理が働くという事実にあると考えられる。このため、潜在記憶テストでは知覚処理が重要となるが、先述したように、知覚処理は概念的な認知課題よりも認知バイアスの影響を受けにくいのである[85, 468]。

諸々のエビデンスを考え合わせると、注意プロセス、判断、記憶などさまざまな領域において、うつ病者の認知は否定的要素に影響されていると言える。抑うつバイアスの基本的メカニズムが正確にどのようなもので、どのような機能を果たすのかについては、十分な知見が確立されていない[333]。しかし、抑うつバイアスのかかった精神状態が侵入的な否定的思考の出現を助長することは明らかである。さらに、抑うつ的な気分状態自体が否定的な要素の連想を助長するため、こうした状態にあると抑うつ的な侵入が起こりやすくなると考えられる。

気分と一致した思考

認知心理学の基本をなす仮説のひとつは、「思考は記憶のなかで、有意味な形で互いに連合し合っている」というものである。この概念は、連想ネットワークという認知モデルにも採り入れられている(例：13、93)。ネットワークというアナロジーには、思考は互いにつながっており、一部の思考は他の思考に比べてより密接に結びついているという考え方が含まれている。この比喩は、知覚や記憶検索によって特定の思考が活性化されたとき、なぜ活性化が拡散し意味的に関連する他の思考までもが想起されやすくなるのか、を説明できる。

連想ネットワークモデル理論によれば、思考は意味によっても感情によっても関連づけられる(53、246)。たとえば、「鳥」という概念が「ペンギン」よりも先に「スズメ」を連想させるのは、「スズメ」のほうが「鳥」という概念の意味的特性に密接に関連しているからである。また、気分状態も連想的な結びつきを通じて、関連する思考を想起させることがある。たとえば、悲しみがきっかけとなって「人生は不公平だ」という考えが生じ、この考えが今度は「未来は悲惨だ」という考えにつながる、といった具合である。実際、（自然発生したか、もしくは実験的に誘導した）抑うつ気分は、それと関連した否定的な思考や記憶を引き出すことが、種々の研究によって示されている。[20,41,53]

うつ病では否定的思考が活性化しやすくなるため、侵入思考を経験する可能性は高くなる。残念ながら、この状態は悪循環を生む可能性がある。すなわち、抑うつ気分がきっかけとなって意思とは無関係な思考が生じ、その思考が今度は他の否定的思考を連想させ、これによって気分がさらに悪化し、否定的な連想がさらに助長される、といった具合である。最近の研究が示唆するところによると、この状態に陥ったとき、うつ病者は自らの幸福を損なう侵入思考を制御しようと、思考の抑制を試みることが多い。だが、思考を抑制しようという試みは危険である。皮肉なことに、この努力によって意思とは無関係な思考に一層の注意が向けられ、結局は逆効果となり、ますます侵入思考が起こりやすくなるのである。

思考抑制

多くの研究[517,570,601-603]において、うつ病と慢性的な思考抑制（ＷＢＳＩ[570]［表３－１を参照］により測定）との間に強い正の相関があることが示されている。うつ病と慢性的な思考抑制との間に高い相関性があるという事実は、多くのうつ病者が苦痛な侵入思考を抑制しようと常時奮闘していることを示唆している。残念ながら、うつ病者が思考抑制に注ぐ努力は、結局のところ、意思とは無関係な思考のさらなる強化という意図に反した結果を招く可能性がある。思考抑制がもたらすこのジレンマを理解するには、この種の心理的コントロールに伴う種々のプロセスについて考える必要がある。

特定の考えを頭に思い浮かべないよう指示を与えると、皮肉なことに、その考えはより活性化されやすく、侵入的なものになる。この観察結果は、白熊について考えるという研究でウェグナーら[573]が最初に示したものであり、これまでに数多くの研究で追試されている[562、567、600参照]。この所見に基づき、皮肉過程理論[564]（ironic process theory）が考案された。皮肉過程理論によれば、思考の抑制にはふたつのメカニズムが関与している。すなわち、意思とは無関係な思考から注意をそらす意図的なプロセスと、侵入に対して警戒を続け、注意をそらすプロセスを呼び出す監視システムである。注意をそらすプロセスは努力を要し、意識的に誘導されるものであるが、監視システムは通常無意識的で心的努力をさほど必要としない。通常の状況であれば、これらふたつの過程は協調的に働き、注意をそらすプロセスが意思とは無関係な思考から意識をそらす一方で、これが失敗しそうになると監視システムがただちにそのことを感知し、さらなる働きかけをするよう敏感に警告を送る。

したがって、ある意味、注意をそらすプロセスと監視プロセスは相補的な関係にあり、意思とは無関係な思考を確実に意識から追い出すよう働いていると言うことができる。しかしながら視点を変えると、監視システムは消去の対象である思考そのものに注意を払い続けることによって、抑制という目的を妨害する可能性がある。実際、競合的な認知要求によって注意をそらす過程が妨げられると、意思とは無関係な思考は抑制しないときよりも一層強く意識を占めるようになることが種々の研究によって示されている（レビューについては、ウェンツラフらの文献[600]を参照されたい）。たとえば、思考の抑制中に認知的な負荷を課すと（例：時間制限をかけたり、同時に記憶課題をさせたりすると）、制御能力が低下するばかりでなく、抑制を試みなかった場合よりも抑制対象の要素は気づかれやすく、影響力の強いものになる。具体例を挙げると、ウェグナーら[566]（実験一）は、一部の被験者には、ある標的単語（例：「家」）について考えるよう指示する一方で、他の被験者には考えないよう教示した。そして、関連性のある手掛かり（例：「家庭」）または無関係の手掛かり（例：「大人」）に対して標的単語で反応する傾向を測定した。時間制限のもとで抑制をした人は、抑制しなかった人や抑制しても時間制限のなかった人に比べて、関連性のある手掛かりに対して標的単語で答える頻度が高かった。

ウェグナーら[566]の第二実験では、ストループ色命名課題によって標的単語のアクセス可能性を測定した。このストループ課題では、言葉が印刷されたインクの色を答えるまでの時間を標的単語のアクセス可能性の指標とした。測定の結果、標的単語について思考の抑制を試みた被験者では、これについて考えるようにしていた被験者よりも言葉のアクセス可能性が増した。ただし、このような傾向がみられたのは、ストループ課題中に九桁の数字をリハーサルするという認知的負荷を与えた場合に限られていた(572も参照)。

うつ病と思考抑制

思考の抑制は皮肉な結果を招くことになるが、うつ病者にこうした傾向が特に強くみられるのには少なくとも三つの理由がある。第一に、うつ病者は抑制しようとしている要素と感情的に似た刺激を用いて注意をそらそうとする傾向があること。第二に、抑うつ気分は、認知資源を奪ってしまうため、努力を要する注意をそらすプロセスを妨げる可能性があること。第三に、うつ病者は強い主観的ストレスを経験することが多く、こうしたストレスが、注意をそらすプロセスを効果的に実行するうえで負担になると考えられること、である。

抑制対象に関連した刺激で注意をそらそうとする

うつ病者が意思とは無関係な思考を抑制しようとするときには、他の、できればより好ましい思考に注意を向ける必要がある。しかしながら、多くの場合、うつ病者にとって最も利用しやすい思考は、抑制したい思考と同じ否定的な意味を帯びたものである。うつ病の人が抑制対象から注意をそらすときに否定的な思考を用いる背景には、複数の要因がある。認知バイアスや人生上の否定的な経験などもそうだが、抑うつ気分そのものも要因のひとつである。記憶に関するネットワークモデルでは、思考と気分が有意味な形で相互に連合していることが示されている[53]。つまり、否定的思考は否定的気分を誘発しやすく、否定的気分は否定的思考を活性化しやすくすると考えられる[41,53]。このことから、うつ病の人は考えをコントロールしようと努力しても、抑制対象と感情的に関連した思考によって注意をそらそうとするため、うまくいかないことが示唆される。この点について、ウェンツラフら[605]は大学生を対象に研究を実施した。その結果、否定的な情報について思考抑制を試みているとき、抑うつ的な人はそうでない人に比べて、否定的な思考を選ぶ傾向が強いことが明らかとなった。そして、否定的な刺激は抑制対象となる情報を逆に思い出させる要因となり、最終的には抑制対象である思考の増加を招いた[450も参照]。コンウェイら[97]も、同様の結果を得ている。コンウェイらが明らかにしたところによれば、抑うつ気分にある被験者はまず、肯定的な認知よりも否定的な思考を抑制することに一層の困難を示した。この結果は、ハウウェルら[241]によって追試されている。ハウウェルらはさらに、抑うつ気分でない人の場合、逆に肯定的な思考のほうが抑制困難だという効果も見出している。

関連する研究として、ウェンツラフら[604]は、気分と関連した刺激によって注意をそらそうとすることで、気分状態と抑制対象との間に連合が形成されるという仮説を検証した。その結果、抑制中に経験していた気分状態に再び置かれると（これは気分操作によった）、抑制された思考が再発しやすくなることが明らかになった。逆に、それまで抑制していた思考について考えさせられた被験者は、抑制中に経験していた気分状態が再現された。このように、抑制対象となる思考は抑制中の気分状態と連合することがある。抑制対象と気分状態とに連合ができると、一方を再現することにより、他方も再発するようになるのである。

気分による認知資源の枯渇

思考抑制の際に働く注意をそらすプロセスは努力を要するものであり、認知資源が枯渇すると中断されてしまい、その結果、意思とは無関係な思考は一層重大な影響を及ぼすようになる。思考を抑制するよう指示し、抑制時に認知的負荷（例：数字列のリハーサル）を課すと、意思とは無関係な思考が急激に生起することが多くの研究で示されている（レビューについては、ウェグナーやウェンツラフら[562、564、569、600]の文献を参照のこと）。最近でも、うつ病にみられる自発的な思考抑制において、この作用を検討した研究が実施された。

ウェンツラフら[594]による研究では、一連の言葉を並べ替え、肯定的な文章もしくは否定的な文章を作るという課題を被験者に与えた。その結果、通常の状況でも、うつ病者は非うつ病者よりも否定的な文章を多く生成したが、認知的負荷を課した場合には、このネガティビティ・バイアスはさらに顕著になった。認知的負荷によって否定的思考が急激に生じる傾向は、慢性的な思考抑制の指標と正の相関を示した。

外部から課された認知要求は、思考を抑制するうつ病者の努力を妨げる。しかし、外部の状況が思考抑制を助けるような場合にも、うつ病の人が否定的思考に苛まれていることは明らかである[594]。こうした観察結果は、うつ病者の思考抑制を妨げる内的な要因の存在を示唆している。努力を伴う注意をそらすプロセスには認知資源が必要であるが、実のところ、抑うつ気分そのものが認知資源を奪うものである。うつ病によって認知容量の多くが消費されてしまう結果、努力を伴う認知処理の能力が妨げられることが、多くの研究によって示されている[214]。

ストレスによる認知資源の枯渇

ストレスと認知的遂行能力との関係は複雑であると考えられるが[270]、高度のストレスが認知能力を妨害し、記憶容量の低下[15、208]や知覚的焦点の狭小化[94、124]、注意欠陥[490]を引き起こすことが、さまざまな研究で示されている。生活ストレスによって認知資源が枯渇すると、思考抑制のための努力を伴う注意をそらすプロセスが阻害されることになる。その結果、意思とは無関係な思考が監視システムに見つかって意識のなかへと侵入してしまう。うつ病者の場合、思考を抑制しようとする傾向が強いだけでなく、生活ストレスを経験することも非常に多いように思われる。その悪影響を受けやすいのだろう。

　研究知見によれば、うつ病は生活ストレスの急激な増加に伴って発現する。[350] ストレスとうつ病との間にどのような関係があるのか、[266] ストレッサーは外部から加わるものなのか、それとも内部で発生するものなのか[209]といった大きな問題もあるが、少なくともストレスとうつ病との間に有意な時間的関連性がみられるという点で、研究者らの意見は一致している。上述の見解からすると、うつ病者が侵入思考を抑制する能力は、ストレスの主観的な経験によって妨害されると考えられる。この可能性は、思考抑制、生活ストレス、および抑うつ思考の関係を検討した最近の縦断的研究によって裏づけられている。

　ウェンツラフら[599]は、思考抑制の強い人と弱い人、計一〇三名からなる大学生のサンプルを集めた。十週間の間隔を置いて調査を行ない、うつ病、抑うつ的反芻、および事前調査から事後調査までの間に生じたストレスイベントについて検討した。事前調査時点の抑うつと反芻の程度を統計的に統制した結果、事前調査時に思考抑制傾向が強いと判断され、その後高度のストレスを経験した参加者では、十週間後、他の参加者と比べて抑うつ思考と抑うつ症状が大幅に増加していた。この結果は、ストレスが思考抑制を妨げ、これによって否定的思考が生じ、気分の悪化が起こるという説と一致している。また、皮肉過程理論とも一致している。ただし、あくまで相関研究であるため、この点について確定的な結論を導き出すことはできない。

思考抑制を無駄に続けること

これまで述べてきたように、うつ病者の場合には思考抑制がまったく機能していないことはエビデンスからも明らかである。うつ病者は、努力を要する注意をそらすプロセスを維持するための認知資源が不足しているうえ、抑制の対象と感情的に関連した注意をそらす刺激を選ぶことが多いため、結果的に意識が意思とは無関係な内容のほうに向かってしまう。にもかかわらず、うつ病者は否定的思考の抑制努力を続ける。(594) こうした努力の維持は無益なばかりでなく、むしろ逆効果を生むことが多い。注意をそらすプロセスが効果的に働かなければ、自動的な監視システムによって注意が向けられることで、意思とは無関係な思考は、抑制を試みなかった場合以上に強く意識に侵入してくるのである。

この仮説は、最近実施された一連の縦断的研究によっても支持されている。(476) これらの研究では、思考の抑制に伴って侵入思考(594)および抑うつ症状の悪化がみられ、これに続いてうつ病(診断面接により判定）が発症することが示された[475]。

思考抑制がもつ非生産的な性質を考えると、うつ病者がこの種の心理的コントロールを続ける理由は一見理解しがたい。しかし、否定的思考からなんとかして逃れたいと願ううつ病者には、思考抑制のもつ問題点がよくわかっていないと思われる。情緒的な健康を保つためには肯定的な気分でいることが大事であるというのが一般通念であり[592]、うつ病者が精神的コントロールを通して感情的苦痛を脱しようとするのは、こうした通念があるためである。この方法に失敗したとき、うつ病者は否定的思考の悪化の原因を自身の力不足やライフイベントに誤って帰属させる。こうした誤った帰属は、コントロールしようという努力をさらに促す。このようにして、意思とは無関係な思考を確実に持続させるプロセスが続くことになるのである。しかし時間の経過とともに、思考抑制に伴う諸問題は、自身の心的生活をどうしてもコントロールできないうつ病者を絶望に至らしめることがある。このためうつ病が進行すると、患者は制御することを諦めてしまい、否定的思考や反芻に身をまかせてしまう場合がある。

うつ病における否定的な侵入思考の役割

侵入思考はうつ病者を苦しませるものであるが、これまで検討してきた研究は、この侵入思考がさまざまな要因によって生じていることを如実に示している。しかし、こうした意思とは無関係な思考が情緒的障害にどのような役割を果たすのかは依然不明である。認知理論によると、否定的思考はうつ病の症状であるばかりでなく、気分障害に先行して発生し、その発症に関与している。しかし、侵入的な抑うつ思考がうつ病の単なる副産物であり、その病因に直接関与していないという可能性もある。この問題は、認知理論および認知理論に基づいて考案された治療法にとってきわめて重要な点であり、多くの議論や実証研究の焦点となってきた。本項では、この問題に関連するエビデンスについて考察する。

治療効果

心理療法に関する研究結果は、否定的思考がうつ病の発症と持続に関与している可能性を示している。認知療法は通常、約五〇～六〇％の症例に大幅な改善をもたらす。この成績は、薬物療法の成績に匹敵するものである。[131,232,479] また一般に、認知療法による回復は、非機能的な思考の著明な減少に伴って生じる。[207,506] だが、こうした相対的な成功は、否定的思考がうつ病の原因であることを必ずしも証明するものではない。単純な解釈を阻んでいる要因のひとつは、認知療法が奏効するうつ病患者とほぼ同じくらいの割合の患者が、薬物療法のみで改善することである。[392] さらに、障害の原因とは無関係な介入も、治療効果を発揮することがある。たとえば、勃起不全の患者の性機能は、心理的原因を扱わなくとも薬物療法によって回復することがある。

認知的脆弱性

非機能的な思考がうつ病を促進するのであれば、そうした思考は気分障害に先行して生じるはずである。うつ病に先行して起こる認知事象を特定すべく、研究者らは認知に関する研究を行なっている。こうした研究の大半は、うつ病の既往があり、八〇%という高い再発率を有する個人を対象に実施されている。[260] 全体として通常の状況では、うつ病既往者には、そうでない人よりも否定的思考が多いわけではないということが示された。イングラムらは、[244] これら研究に関する総合的なレビューのなかで、「これら研究の大半からは、抑うつ的な認知が主に〝気分〟状態に依存するものであるという結論を導き出さざるを得ない」と述べている。

《気分状態仮説》

うつ病に対する認知的脆弱性を検出するために、一部の研究者は、比較的軽度の落ち込みによって他の関連する連想が誘発され、それが抑うつ的バイアスを再活性化するという仮説を検証している[347]。この仮説は、自然な状況のなかで気分の否定的なシフトが生じた場合に、うつ病既往者が非機能的な態度を示すことを明らかにしたいくつかの相関性研究によって部分的に裏づけられている[347, 348, 467]。この気分状態仮説をより詳細に検証すべく、いくつかの研究において、うつ病の既往者と非既往者を対象に気分誘導が行なわれた。一部で大きく異なる結果が得られたものの[例:123]、ほとんどの研究では、気分の否定的なシフトに対し、うつ病既往者は非既往者に比べて非機能的な態度を示しやすいという結果が得られた（レビューについては、イングラムらの文献[244]を参照のこと）。

うつ病の既往者が潜在的に非機能的な認知をすることは、上記の気分誘導試験からも示唆されているが、最近のエビデンスが示すところによると、こうした否定的な思考パターンは、これまで考えられていたよりも有害な可能性がある。うつ病エピソードを一度も経験したことがない個人に比べて、うつ病既往者は慢性的な思考抑制を報告することが多いほか[594, 596, 602]、肯定的な気持ちを維持するのに多大な努力を費やしている[102]。これらの知見からは、うつ病既往者が抑うつ気分でないときにも侵入思考と戦っていることが示唆され、したがって、精神的なコントロールが中断された場合、それまで抑制されていた侵入思考が、認知や判断に対して一層顕著な影響を及ぼすことが推測される。

《抑制されたバイアス》

ウェンツラフら[594]は、抑制によって抑うつバイアスが隠蔽される可能性を初めて検証した。その研究のなかで、実験的課題に認知的負荷を追加することで、うつ病既往者の遂行が抑うつ的な方向に変化することを見出した。この課題は、文章を並べ替えて抑うつ的または肯定的な内容の文章を作成するというものであった。負荷のない状態では、うつ病既往群も非既往群も肯定的な文章を好んで作成した。しかし認知的負荷を課したところ、うつ病既往群では否定的な文章が増加し、うつ病罹患群と同様の傾向が観察されたのである。認知的負荷によって生じた否定的思考へのシフトは、慢性的な思考抑制の高さと有意に関連していた。

ウェンツラフら[603]はその後の研究において、感情に関係した言葉を文字パズルのなかからどれだけ見つけ出すかによって思考のアクセスしやすさを測る新たな指標を考案し、うつ病既往者の遂行を測定した。その結果、通常の状況では、うつ病既往群も非既往群も肯定的な言葉を見つけ出すことのほうが多かったが、認知的負荷を加えると、うつ病既往群は否定的な言葉を見つけ出すことが多くなり、その成績はうつ病罹患群とほとんど変わらなかった。このほか、被験者にさまざまな時間制限のもとで同音異義語を解釈させた研究でも同様の結果が得られている。[596] 時間制限条件下では、うつ病既往群は非既往群と異なり、録音された同音異義語（例：dye〔染める〕／die〔死ぬ〕）を否定的な意味に解釈することが多かった。これら試験のいずれにおいても、認知的負荷に起因する否定的思考の急激な高まりと慢性的な思考抑制（WBSI[570]により評価）との間には有意な相関が認められた。認知的負荷は、自動的な過程よりも制御された過程を強く妨げる傾向があることから、[416、503] 認知的負荷によって生じたシフトは、肯定的な気分を維持したいという願望にもかかわらず、うつ病既往者は情報を否定的に解釈しがちな傾向をもっていることを示唆している。

さらに、エビデンスが示唆するところによれば、思考抑制（および抑制を引き起こす否定的思考）は、うつ病エピソードに続いて持続的に生じることが多い。認知的負荷が加わらなければ、コントロールしようとする努力によって、うつ病既往者は否定的思考を覆い隠すことができ、かろうじて健全さの感覚を維持することもできる。しかし、思考抑制は生活ストレスの増加によって妨害されることがあり、その結果、否定的思考が急激に出現し、うつ病の再発が促進されると考えられる。こうした状況は、ストレスがしばしばうつ病のエピソードを引き起こす理由を説明しているように思われる。[60] 抑うつ気分が定着すると、否定的思考は一層喚起されやすくなり、コントロールしようとする努力をさらに妨害するようになる。その結果、抑制の皮肉効果が生じる恐れはさらに大きくなる。ひとたびこの状態に陥ると、抑うつ気分は生活状況が改善されるか、当人がより効果的な対処方略を身につけるまで続く可能性が高い。

治療への示唆

これまで検討してきた各種研究は、うつ病における侵入思考の有害な性質を強く示している。抑うつ的な侵入を促進・持続させる一連の要因には、認知バイアス、気分に一致した連想、思考抑制、気分による認知資源の枯渇、生活ストレスなどがある。セラピストにとっての課題は、うつ病者が心の平静を得るのを助ける認知的・行動的な手段を提供する一方で、こうした要因を軽減する方法を見つけ出すことである。本項では、治療に関して検討すべき事柄および治療技術について考察する。こうした治療は、うつ病患者の精神的・感情的混乱を軽減するうえで有効となり得るものである。

目標設定

認知療法では、現実検討、再帰属法、記録法といったさまざまな技法によって、うつ病患者が侵入思考の非合理性に気づき、より適応的な認知パターンを身につけていくのを援助する。[32]　また、しばしば抑うつ的な侵入の根本にある非機能的な態度や信念を患者が認識し、吟味し、対抗できるようにするための有用な方法も、認知療法家によって考案されている[135、233]。患者が侵入思考や非機能的な信念の不合理で不適応的な性質に気づいたならば、それは、より肯定的な考え方を身につける準備ができたということである。これは治療過程のなかでもきわめて重要な段階であり、このとき、慣れ親しんだ非生産的な対処方略（例：思考抑制など）にクライエントが逆戻りしてしまわないことが肝要となる。よって、目標設定は重要である。

最近の研究が示唆するところでは、コントロールの目標を少し変化させるだけで、思考抑制の皮肉な作用を軽減ないし消失させることができる。皮肉過程理論[564]によれば、肯定的な思考を考えようとすること（接近志向目標）と、否定的な思考を考えまいとすること（回避志向目標）との間には大きな違いがある。コントロールの目標が肯定的な思考を考えることであれば、監視システムは中立的ないしは否定的な思考を失敗の徴候とみなし、これらに対して警戒を行なう。一方、否定的思考を抑制するという回避的な目標の場合、監視システムは専ら否定的思考に対して警戒を行なうようになる。このため、いずれの目標の場合も肯定的な要素へと注意を向け直す努力ではあるものの、監視システムが抑制のために起動されるほうが、皮肉な作用として否定的思考を出現させやすくする。

最近のパーソナリティ研究では、個人的目標を概念化する際の個人差の影響を検討している。その知見も、接近志向の方略のほうが優れていることを支持する。この研究は二タイプの人、すなわち、望んだ結果に向かって進むことを重視する人と、望まない結果を避けることに焦点を当てる人を比較したものである。研究の結果、接近志向の姿勢と比べ、回避重視の姿勢では、達成に関連したものやそれ以外の広い領域の適応に有害な影響が生じることが示された[133、134]。こうした結果は、接近志向または回避志向の目標を参加者に実験的に意識させた研究の結果とも一致している[132、471]。最近の研究でも、接近志向または回避志向の心理的コントロールがもたらす影響について検討が行なわれている。ウェンツラフら[595]は一連の研究のなかで、ある被験者には肯定的な思考を考えるよう教示し、別の被験者には否定的な思考を考えないよう教示したうえで、心理的コントロールが（認知負荷などによって）障害された場合の双方の有効性を検討した。その結果、回避志向の心理的コントロールでは皮肉な作用、すなわち否定的思考の再帰がみられたのに対し、接近志向の心理的コントロールではこのような作用は生じないことが示された。ただし、この研究の対象は健常者であったため、接近志向の心理的コントロールがうつ病者にも有用であるかどうかは定かではない。

前述したように、うつ病者は肯定的な要素に注意を向け直すことに困難を示す。接近志向の心理的コントロールの場合、その目標に関連した、注意の焦点となる思考要素が十分に存在すること、また、そうした思考要素が十分にアクセスしやすい状態にあることが必要条件となる。残念ながら、うつ病者ではこうした条件が整っていないかもしれない。たとえば、うつ病者の場合、肯定的な経験は数少ない貴重なもので、利用可能な望ましい思考や記憶のレパートリーが十分に揃っていないことがある。[34]さらに、何らかの望ましい思考があったとしても、否定的思考と抑うつ気分との連想的な結びつきの強固さに比べ、望ましい思考と抑うつ気分との結びつきは希薄なため、それらを意識するのはなかなか困難であると思われる。[53]したがって、こうした状況にあるうつ病者が、接近志向の心理的コントロールを諦め、思考抑制を選択し、皮肉な作用がもたらされる原因をつくってしまう可能性は高い。しかし、うつ病者に楽しい活動や心地よい経験をさせるという治療法は、[32、300]肯定的思考を活性化しやすくすることで、接近志向の心理的コントロールに必要な手段を患者に提供することになると考えられる。

開　示

ほぼすべての心理療法においてクライエントは、問題があることを認め、その問題についてセラピストとオープンに話し合うことを奨励される。最近の研究では、自己開示という行為そのものが、心理的および身体的に著しく有益であることが示唆されている。[402・404]たとえば、動揺を覚えた経験を筆記するという単純な行為は、その最中は苦痛を伴うものの、無関係なテーマについて筆記した場合に比べて、気分や幸福感の指標に長期的な改善をもたらした。[402、515]レポーレ[297]の研究では、卒業前の学生に、大学院入学試験について考えていることや感じていることを記述させた。その結果、試験開始一ヵ月前から三日前にかけての抑うつ症状が有意に軽減した。一方この期間、ありふれたトピックについて筆記した対照群の学生では、比較的強い抑うつ症状が持続した。

書くまたは話すなどの表出行為が有益な効果をもたらすのは、表出するという行為によって思考を抑制し続ける傾向が弱まるためかもしれない。秘密の保持は、しばしば秘密に関する思考の抑制によって行なわれるというエビデンスがある。言語的コミュニケーションまたは非言語的コミュニケーション（身振り）によって秘密を開示してしまわないようにするには、そのことについて考えないことが何よりだと人は考える[283]。開示がもたらす健全な影響の一部は、それまで隠されてきた思考を暴露することで、思考を意識のなかで絶えず否定し続けるという負担から解放されるために生じると考えられる。抑うつ思考の開示が有効なのも、活動中の思考抑制に対する注意がゆるみ、思考抑制による皮肉な作用が生じにくくなるためであると考えられる。

適応的な開示が、うつ病に伴う非生産的な反芻と異なるという点に留意することは重要である[379]。反芻の場合、うつ病者は、自身の感情や精神状態について洞察を得ようとして失敗し、否定的思考について いつまでも考えてしまう。しかしそうした問題は解決されないため、否定的思考に注目し続けることになり、さらなる不幸感、失望、絶望を味わうことになる。一方、適応的な開示は、新たな洞察や解決を期待することなく思考や感情を表現するというプロセスから始まる。

適応的な表出が感情的および生理的に有益であるのには、さまざまな理由がある。第一に、適応的な表出は非生産的な反芻を妨害し、思考抑制の皮肉な作用を予防する。さらに、反芻と思考抑制が否定的な思考の重要性を誇張して認識させるのに対し、適応的な表出は否定的思考に対する脱感作を引き起こし、そうした思考を拡散させると考えられる。最後に、意図的な反芻は解決策を見つけなければならないという不必要なプレッシャーを課すものであるが、表出はこれとは異なり、新たな洞察の認識と、より統合された自己像が徐々に確立することを可能にする。[402]

マインドフルネス

健康を実現するために古くから行なわれているアプローチに対して、科学的な関心が高まっている。このアプローチは、現在起こっていることに注意を向け、これに気づいているという状態に関係したものであり、こうした状態は、マインドフルネス（mindfulness）と呼ばれている。この状態は、「知覚の連続的な瞬間のなかで、自己また自己の内部で実際に起こっていることにはっきりと、一心に気づいている状態」であり、[537]「現在の現実に対して意識を働かせ続けるものである」と記述されている。[210]研究が示すところによれば、マインドフルネスは心理的・身体的にさまざまな有益な効果もたらす。[262、345]

たとえば、ブラウンら(61)は、マインドフルネスが特性としても、状態としても、よく自己調節された行動や肯定的な感情状態を予測することを発見した。さらに、マインドフルネスが時を経て高まるにつれて、癌患者の気分障害とストレスが軽減することも明らかとなった。

マインドフルネス療法に対するひとつの理解として、意思とは無関係な思考を抑制しようとするうつ病者本来の傾向を中和するものであると考えることができる。マインドフルネスは、新しい、より効果的な心理的コントロールや気晴らしの方法を実行するのではなく、心をコントロールしようとする意図を放棄し、効果のない思考抑制を諦めることを促進するものである(564、565)。この種の療法が有益な作用をもたらすのは、コントロールしようと駆り立てる力を単純に緩めることによって、自滅的な心理的コントロールが行なわれなくなるためであると考えられる。

マインドフルネスの抑うつ的な侵入思考との関連性も検討されている。たとえば、ある研究では、標準的な治療法もしくはマインドフルネスを促す技法を取り入れた認知療法を患者に実施し、再発率を検討した(536)。その結果、マインドフルネスの訓練により、うつ病エピソードを三回以上経験していた患者（サンプル全体の七七％）の再発率が有意に低下した。この訓練により、抑うつ思考からの解放が促され、再発率が低下したと考えられる。

ここで注意しなければならないのは、マインドフルネス療法においても他の治療法においても、クライエントが変化の過程を自身のこととして認識することが重要であるという点である。熟練したセラピストは、より適応的な思考パターンを見出す過程において、うつ病患者の自己決断の感覚を慎重に促すことが臨床的に有意義であると認識している[534]。種々の実証研究でも、治療過程における自己決断の重要性が繰り返し確認されている。たとえば、サイモンズら[507]の報告によれば、認知療法は、最初から自らの思考に対して責任を取ろうとする傾向の強かったうつ病患者に最も奏効した。別の研究では、変化をプラセボ薬ではなく自身の努力に帰属させるよう奨励した場合、内的統制傾向の強い人のほうが感情面でより大きな改善を示すことが明らかとなった[303]。また、選択権を与えられることで内発的動機づけが高まり、それが課題に対する持続性と内的帰属の増大となって現れた[112、113、524]。このほか、選択権を与えられると、戦略的な自己提示が実際の自己評価に及ぼす影響も増大する[258、466]。最後に、大幅な選択権を与えられると、意に反する行動にも同様の態度変化が生じやすくなることが、多くのエビデンスにより示されている[609]。

選択権があるという認識が、思考の自己関連性や感情的影響を変化させるという仮説が、一連の実験によって検証されている[598]。この実験では、否定的な気分の被験者に、肯定的な考えを想起するという課題を与えた。この際、決定的な操作として、一部の参加者には思考課題が義務であると信じさせ（低選択群）、他の参加者にはこれが自由意志によるものであると説明した（高選択群）。その結果、高選択群の参加者には気分の有意な改善がみられ、きわめて自己関連的で記憶に残るような考えが生じた。低選択群では、気分の変化は一切報告されず、高選択群のような自己関連的で記憶に残るような考えは生じなかった。

以上、自己決断の感覚を促す心理療法の有用性がさまざまな研究によって裏づけられており、クライエントを受動的な立場に置く高圧的な説得的手法は好ましくないことが示されている。より適応的な考えを抱くようにと言われれば、患者はその指示に従うかもしれないが、そうした新しい考えが自身のものであるという認識が当人になければ、それらが感情のレベルで共鳴する可能性は低い。新たな信念や態度を促すうえで、説教的で指示的な方法よりも、新たな考え方や知識の価値および個人的意味合いを患者自身が発見するのを促すソクラテス的な方法(32)のほうが、よい結果を生むことがわかるだろう。

注意点

認知療法で用いられる技法のなかには、抑うつ思考の出現に対する患者の警戒を強めることで、抑うつ的な思考を不本意にも促進してしまうものがある。たとえば、非適応的な思考の頻度を低下させるひとつの方法として、思考中断法(615、616)を推奨するセラピストがいる。この方法は、具体的には、自己否定的な反芻が始まるたびに「ストップ」と心のなかで言うようクライエントに指導するものである。この方法は、思考抑制を奨励するという点で、究極的には益よりも害を多くもたらす可能性がある。皮肉にも、当人がまさに消し去ろうとしている思考に注意が持続的に注がれてしまうからである。事実、思考中断法が頻繁にこのような逆効果を生むとのエビデンスもあり、(571) 思考中断法は有用ではないという示唆もなされている。

現在のところエビデンスは得られていないが、他の認知行動療法においても、思考を抑制しようとするクライエントの潜在的な傾向が問題になる場合がある。たとえば、非機能的な思考の出現に対し、クライエントの感受性を高める自己モニタリング法を用いた場合、問題が生じる可能性がある。こうした認知療法のなかには、否定的思考に注意し、非機能的な思考が生じたら記録するようクライエントに指導するものもある。(64) クライエントが自らの非適応的な思考に気づけば、そうした思考に反論し、より適応的な考えを抱くことができるようになるというのである。しかし、セラピストの力を借りるとはいえ、この治療法で効果が得られるか否かは、非機能的な思考を拒絶し、かわりに適応的な認知を学べるかどうかというクライエント自身の能力にかかっている。非機能的な思考にかわる確固たる思考を思い描くことができなければ、自己モニタリングは非生産的な反芻を促進し、逆効果になる可能性がある。こうした自己モニタリングや思考の置き換えによる効果は未だ明らかになっていないが、思考抑制を奨励する治療法（抑制の程度がごくわずかなものも含む）が予想に反して何らかの逆効果を生む可能性を検討することは有用であろう。

まとめ

うつ病者の心的生活は、侵入的な否定的思考を促す認知バイアスに侵されている。うつ病期には、侵入的な否定的思考がはっきりと認められるが、発症前は思考抑制によって隠されてしまうことがある。抑制することでうつ病に対する認知的脆弱性は隠蔽され得るが、皮肉なことに、意思とは無関係な思考に対して注意が注がれ続けることで、逆にこの脆弱性が増大してしまうことがある。うつ病期には否定的思考がアクセスしやすくなり、認知資源が不十分なために思考抑制は無効となる。侵入思考および誤った心理的コントロールの試みがもたらす種々の問題をうつ病者が克服するには、さまざまな治療技術が有用であると考えられる。非機能的な思考パターンを変容させるときの自己決定感は特に重要であり、肯定的な形で心理的コントロールの目標設定を行ない、意思とは無関係な思考の適応的な開示と解放を促すことにより、うつ病に対する各種治療介入は一層効果を発揮すると考えられる。

謝辞

リチャード・ウェンツラフは本書の出版前に死去した。このため、同氏が執筆した本章の原稿はダニエル・M・ウェグナーが校正した。意見をいただいたステファン・ルードに感謝の意を表する。

第四章　不眠症にみられる侵入思考

アリソン・G・ハーヴェイ

慢性の不眠症は、社会面、対人面、仕事面の問題を含めた重大な帰結を患者にもたらす、一般に広くみられる心理的障害のひとつである。本章の目的は、頭のなかに侵入してくる侵入思考や心配が不眠症の持続にどの程度重要な役割を果たしているかを検討することにある。まず、心配や反芻といった関連する概念とともに侵入思考の定義を示した後、夜間および日中の侵入思考や心配が不眠に果たす役割を明らかにしたエビデンスについて、批判的な検討を加える。また、不眠症にみられる侵入思考や心配の持続について四つの理論的説明を紹介し、その評価を行なう。そのとき、以下の要因を考慮する。㈠睡眠に関する思い込み、㈡メタ認知、㈢意思とは無関係な思考を意識的にコントロールし抑制しようとして用いる方略、㈣時間の歪曲と睡眠の知覚。最後に、いくつかの臨床的意義と今後の研究の方向性を示す。

不眠症とは？

不眠症は広く一般にみられるメンタルヘルスの問題のひとつであり、四〜二二％の人々が慢性の不眠症を訴えている[12,75]。有病率は女性のほうが高く[140,351]、また高齢者のほうが高い[305]。不眠症の人は、一般の人に比べて機能的な問題を抱えていることが多く、仕事を常習的に休んだり、集中力や記憶に問題がみられたり、また医療サービスの利用率も高い[472]。さらに、不眠症があると事故を起こす危険性が有意に高くなり[393]、別の心理的障害、とりわけ不安障害やうつ病、物質関連障害を続発する危険性も有意に高くなる[216の概論を参照]、というエビデンスがある。したがって当然のことながら、不眠症は公衆衛生上の重大な問題のひとつと考えられており、米国では、不眠症に伴う直接・間接の損失が三百億〜三百五十億ドルにものぼると推定されている[76]。

「不眠症」という言葉が臨床的に用いられる場合、それは、ほとんどの人々が時折経験する、夜よく眠れないという状態、特に人生のなかで強いストレスを伴う出来事を経験したときに生じる状態を指すのではない。「不眠症」という用語は、なかなか入眠できない、続けて眠ることができない、あるいは朝起きたときに疲れが残るなどの問題が一ヵ月以上持続する状態を指す。精神疾患の分類と診断の手引・第四版の改訂版(10)（DSM‐Ⅳ‐TR）に従って「原発性」不眠症と診断するには、こうした問題が重大な苦痛や障害を招くほど重度であること、なおかつ他の睡眠障害（睡眠時無呼吸、周期性四肢運動障害など）や精神障害（双極性障害、全般性不安障害など）、物質の使用（カフェイン、一部の抗うつ薬、特に選択的セロトニン再取り込み阻害薬など）、疾患（喘息、疼痛など）では十分に説明できないことが必要条件である。

不眠症には、他の心理的障害、とりわけ抑うつや不安、物質乱用が併存していることが多い(216、337の概論を参照)。このような症例のなかには、いわゆる原発性の障害に「続発する」形で不眠症が生じており、原発性の障害を治療ターゲットにすべきであることが明白なものもある。しかし、多くの場合、不眠症と他の障害との関係はもっと複雑であり、原発性・続発性の区別によっては十分把握できないことが多い(216)。むしろどちらかといえば、不眠症と他の障害が互いを維持するような形で作用し合っているのが一般的である。一例を挙げるならば、外傷後ストレス障害（PTSD）と診断された人々の場合、不眠と悪夢に対する治療を行なうと、睡眠障害が緩和されるだけでなく、PTSDの種々の症状も軽減される。(278) こうした所見は、不眠症と悪夢とPTSDが互いを維持するような形で作用し合っているという見解に合致する。なぜならここでの不眠症は、眠ると悪夢をみるのではないかという恐怖感と過覚醒状態に起因しているからである。ところが、不眠症によって睡眠が奪われると、今度はそれが日中の機能を損なう原因となる。こうした状態は、外傷の記憶を処理し解消する助けにはならず、むしろ不安を大きく増大させる恐れがある。(226、473の概論を参照) 今のところ実証的に検証されたわけではないが、本章で論じる思考過程は、原発性不眠症だけでなく、他の医学的ないしは心理的健康問題に併発する不眠症にも関連があると考えている。

侵入思考の定義

侵入的認知とは、自分が望んでもいないのに自ずと生じる、勝手に浮かんで制御できない、単発的な思考やイメージ、衝動であり、本人の内面に由来するものである。(436、586) この定義からすると、侵入思考は言語的な思考（単語や文）として生じる場合もあれば、イメージ（映像）あるいは衝動（何かをしたい、何か特定の行為をしたいという欲求）として生じる場合もあるということになる。侵入しても簡単に退けられるものもあるが、状況によっては、心配や反芻が誘発される場合もある。[例：173、480、579。227も参照] 特に、それが危険を意味するもの、あるいは個人的に関係あるものとみなされている場合には、心配や反芻が生じることが多い。

心配という用語は、「否定的な感情を伴い、比較的制御することが困難な、連鎖的な思考およびイメージ」を指す。[51] 複数の実証的研究から、心配はイメージではなく、主に言語的思考として生じることが示されている。[例：46] 反芻という用語は、個人の感情や症状の「原因、意味、結果」に繰り返し焦点が当てられる状態を指すのに用いられてきた。[378] そしてこれまで、反芻はうつ病の分野において、心配は全般性不安障害（ＧＡＤ）の分野において、それぞれ繰り返し起こる考えを記述するのに用いられてきた。そのため、それぞれの分野で別個に実証的研究が積み重ねられ、心配または反芻の原因と結果の理解に努力が払われてきたのである。だが、最近の議論では、心配と反芻が明確に区別されるふたつの思考現象であるという見方に異議が唱えられるようになっており、両者は重複した、あるいはまったく同じプロセスであることが複数の研究者によって示唆されている。[例：180、449] 今のところこの議論に結論は出ていないが、不眠症はＧＡＤにもうつ病にもしばしばみられることから、[216、337] 今後、心配と反芻はともに、不眠症に関わる思考現象の研究に関係してくる可能性が高い。以上の点をまとめると、侵入的認知、心配、反芻は互いに密接に関係した言葉であり、侵入的認知とは、ある種の状況において、心配や反芻という形をとった思考過程を発動させる、引き金となる思考を指している。

一九八〇年代初期に行なわれたボーコヴェックらの研究以来、不眠症は「多くの場合、就寝時に生じる、感情に支配された侵入的な思考を振り払うことができないために起こる」と言われてきた。[51] 臨床観察では、不眠症に悩む人々の大多数が、意思とは無関係な侵入思考や心配のために入眠できない、持続的に眠ることができないと訴えていることが示されている。[44] こうした観察が二〇年以上も前に行なわれたことを考えると、不眠症の分野において、侵入思考や心配に関する詳細な実証的分析が最近ようやく行なわれるようになったというのは、驚くべきことではないだろうか。たとえばこの分野では、上述のさまざまな思考現象（侵入的思考、心配、反芻）の区別もまだできていない状況である。したがって、本章ではこうした現在の状況を反映して、「意思とは無関係な侵入思考や心配」に関連した文献について論じることにする。

夜間に生じる侵入思考や心配

文献を改めて調査してみると、不眠症患者が経験する侵入思考や心配に関する研究が最初に登場したのは一九八〇年代初期であり、次に一九九〇年代初期になって再び現れ、その後はこの臨床的現象の重要性を示す実証データが着実に発表されるようになった。こうした関心の高まりは、不眠症の持続に関する複数の理論モデルに侵入思考や心配が含まれたことで倍加した。[44、141、218、310、311、351] 本項では、夜間に生じる思考過程に関する実証研究のエビデンスを、その研究方法から「探索的方法」「相関データ」「実験データ」という三つのカテゴリーに分けて検討する。

探索的方法

いまや古典となったリクスタインら[306]の研究では、不眠症患者二九六例を対象として、不眠症の主要な決定因子となるのが認知的喚起なのか、それとも身体的喚起なのかが調べられた。結果は、身体的喚起に比べて認知的喚起を挙げる患者のほうが十倍多かった。不眠症患者に睡眠障害質問票[142]（Sleep Disturbance Questionnaire：ＳＤＱ）を実施した他の研究結果も、リクスタインらの所見と一致した。ＳＤＱには、「自分の典型的な睡眠パターン」の程度を評定する一二項目の記述が含まれている。結果のなかで注目されるのは、一二項目中、侵入思考や心配について述べた項目、たとえば「頭のなかでずっとあれこれ考えている」「頭を空っぽにすることができない」などが、不眠症患者の回答に最も高頻度にみられるということである。[142、215] 言い換えれば、不眠症患者の大多数が、侵入思考や心配を自らの睡眠障害の主要な原因であると感じていることを、これらの研究は示している。

複数の研究グループが、睡眠導入時（眠ろうと試みているとき）に生じる侵入思考や心配の内容分析を実施している。表４‐１は、これらの研究をまとめたものである。表から明らかなように、睡眠をめぐる心配と侵入思考、および問題を解決しようとする試みが、睡眠前に不眠症患者が考える主要なテーマとして現れている。

今回行なった調査からは、数多くの方法論的問題が浮かび上がってきた。第一に、表４‐１に示した最初の三件の研究[150,215,561]で面接または質問紙を実施しているが、これは、あらかじめ決められた質問項目について、眠ろうとしているときにどの程度考えたかを回顧的に想起させようとするものである。残念ながら、これら三件の研究ではそれぞれ扱っている項目が異なるため、研究間で結果を直接比較することは困難である。後半に示した三件の研究では、睡眠導入時の思考の内容を直接サンプリングすることで、回顧的な想起に伴う問題が克服されている。クイスクら[281]は、睡眠前に四分間隔で短い面接を実施し、ウィックロウら[608]およびネルソンら[373]は、音声に反応して録音を開始するレコーダーを被験者に持ち帰らせ、なかなか眠れないときには必ず、考えていることを声に出して言うようにと指示した。こうした直接サンプリングによる研究は、その所見の妥当性を高めるという意味で、大いに歓迎されるべきものである。

第二の問題は、研究に用いる標本サイズに関するものである。ハーヴェイ[215]の研究では、標本サイズが小さすぎて因子分析ができなかった。さらにワッツら(561)の研究でも、十分に大きい標本サイズが得られなかったため、不眠症患者について別個に因子分析をすることができなかった。信頼性の高い因子分析が実施できるほど十分に大きい標本を得ることができたのはフィクテンら(150)の研究のみであったが、この研究でサンプリングの対象となったのは、不眠症患者ではなく「よく眠れない人々(poor sleepers)」であった。したがって、これらの研究所見が不眠症患者標本に般化できるかどうかは、今のところ不明である。

相関研究

睡眠前の認知活動と入眠潜時との間には有意な正の相関があることが、多くの研究で報告されている(例：150、264、376、546)。つまり、意思とは無関係な侵入思考や心配の報告が多くなるほど、入眠までの時間が長くなるということである。これらの研究は、侵入思考や心配と睡眠との統計的な相関関係を示すことによって、前項で述べた探索的な研究知見をさらに前進させたものである。このような研究を発展させた興味深い研究では、ストレスに関係した侵入思考傾向を報告する不眠症患者は、睡眠の質の不良も訴えていた(203)。この研究では、ストレスに関係した侵入思考傾向を、出来事インパクト尺度(Impact of Event Scale)によって測定した。

内容を報告した研究

クイスクら[281]	ウィックロウと エスピー[608]	ネルソンと ハーヴェイ[373]
1. 睡眠が正常な人々（n=8） 2. 客観的な不眠症（n=8） 3. 主観的な不眠症（n=8）	不眠症患者（n=21）	1. 不眠症患者（n=20） 2. 睡眠に問題のない人々（n=20）
直接サンプリング	直接サンプリング	イメージの直接サンプリング
内容分析の後，分散分析により3つの仮説を検証	音声記録材料の内容分析	音声記録材料の内容分析
24名	21名，3夜	30名
客観的な不眠症群は主観的な不眠症群に比べて，認知活動量が多かった。 両不眠症群とも睡眠正常者群に比べて，否定的な考えが生じることが多かった。	1. リハーサル，プランニング，問題解決 2. 睡眠とその結果 3. 思考の質に関する内省 4. 喚起レベル 5. 外部の騒音 6. 自律神経系の体験 7. 方法的要因 8. 起床	睡眠に問題がない人々に比べ，不眠症群では： 1. まとまりのない考えや無関係な考えを報告することが少ない 2. 親密な関係に関する考えを報告することが多い 3. 睡眠に関する考えを報告することが多い

表４-１　入眠時の侵入思考や心配の

著者	ワッツら[561)]	ハーヴェイ[215)]	フィクテンら[150)]
被験者	1. 心配のある不眠症患者（n=28） 2. 心配のない不眠症患者（n=10） 3. 心配のある非不眠症患者（n=11） 4. 心配のない非不眠症患者（n=30）	1. 不眠症患者（n=30） 2. 睡眠に問題のない人々（n=30）	年齢 55 歳以上： 1. よく眠れない人々（n=122） 2. 睡眠に問題のない人々（n=189）
研究手段	質問紙	面接	質問紙
統計的手法	主成分分析	χ^2検定による群間比較（多重比較を調整した p 値）	主成分分析
総被験者数	79 名	60 名	445 名
結果	6 因子： 1. 心的活動およびリハーサル 2. 睡眠をめぐる考え 3. 家族および長期的な関心事 4. 積極的なプランおよび関心事 5. 身体へのとらわれ（病気の心配） 6. 仕事および最近の関心事	不眠症群で報告が多かったもの： 1. 眠れないことに関する心配 2. 一般的な心配 3. 問題の解決 4. 時間が気になること 5. 家の中の雑音が気になること 不眠症群で報告が少なかったもの： 6. 特に何も気にならないということ	3 因子： 1. 全般的な肯定的思考 2. 全般的な否定的思考 3. 睡眠をめぐる考え

ただ、ここで注意しなければならないのは、認知活動と睡眠との相関がすべての研究で見出されたわけではないという点である。サナヴィオ[489]の研究では、睡眠前の侵入的な認知活動調査票（Presleep Intrusive Cognitions Inventory）による睡眠前の思考の測定値と、自己報告による睡眠潜時との間に低い相関（〇・〇九）しかみられなかった。同様にヴァンエガレンら[546]は、睡眠前の思考の内容と、入眠までの時間の主観的な推定値との間には有意な相関がみられるものの、客観的な推定値（睡眠ポリグラフィ）との間に相関は存在しないことを見出した。こうした所見の不一致の理由としてひとつ考えられるのは、サナヴィオ[489]とヴァンエガレンら[546]の研究がいずれも、睡眠前の思考の頻度ではなく内容に関する測定値と睡眠潜時との相関を検討しているという点である。ヴァンエガレンら[546]が行なった区別、すなわち睡眠に関する主観的な評価（朝起床時の自己報告による）との相関と、客観的な（アクチグラフィまたは睡眠ポリグラフィによる）評価との相関の区別は、今後相関研究をさらに進めていくうえで重要である。

実験研究

これまでみてきた研究は、意思とは無関係な侵入思考や心配が不眠症を持続させる働きをしているという仮説に沿うものだったが、自分で判断させた原因や自己報告による思考の内容、および睡眠との相関を示した研究は、それだけでは侵入思考や心配と不眠症との因果関係を示す有力なエビデンスとはならない。しかし、意思とは無関係な侵入思考や心配を実験的に操作することができれば、実証的な裏づけが大いに強化される。実験研究はふたつに大別することができる。すなわち、㈠侵入思考や心配を「活性化」し、増大させることを目的とした研究、㈡侵入思考や心配を「不活性化」し、低減させることを目的とした研究である。この分野の実証研究には印象深いものがある。というのも、非常に多様な状況や標本から得られた、不眠症の持続における侵入思考や心配の重要性を示すエビデンスが集められているからである。研究で用いられる種々の状況には、睡眠実験室での昼寝、睡眠実験室での夜間の睡眠、自宅での夜間の睡眠などがある。研究対象となる種々の標本には、不眠症の診断基準をすべて満たし実際に治療機関を受診した人々、不眠症の診断基準をすべて満たしている大学生被験者、よく眠れない人々、実験的操作により不眠症「状態」を作り出した、本来は睡眠に問題のない人々などが含まれる。以下の項では、被験者が眠ろうとしているときに生じる侵入思考や心配を操作した研究を紹介し、それらを批判的に検討することにする。

《睡眠前の侵入思考や心配を実験的に増大させる》

グロスら[197]は、睡眠に問題のない人々の一群に、昼寝の直前、後でスピーチをしてもらうと告げて、侵入思考や心配が起こりやすくなるように操作した。スピーチをしなければならないと告げられた被験者群は、そうした脅威を受けなかった対照群に比べて、入眠までの時間が有意に長くなった。グロスらはこの所見について、スピーチの脅威が心配を増大させ、それがよく眠れない状態をもたらしたと解釈した。しかし、この研究の限界は、スピーチの脅威が侵入思考や心配を増大させたことを直接検証していない点にある。

リクスタインら[304]は、不眠症の学生と睡眠に問題のない学生のサンプルで、両群の夜間の睡眠を比較した。ポリグラフ測定装置がうまく作動しないと見せかけ、アクシデントによるショックの危険性があるとして、被験者の警戒感を煽った。こうした演出の結果、不眠症群では正常睡眠群に比べて、入眠努力時の皮膚コンダクタンス反応が有意に上昇した。皮膚コンダクタンスは認知的喚起と相関するという前提に基づき、リクスタインらは、この上昇は不眠症群における不安な心配・反芻を反映したものであると推測している。グロスらによる研究と同様、この研究の限界は、心配・反芻の存在について独立した検証を行なっていない点にある。また、睡眠の測定も行なわれていないため、認知的喚起が入眠に及ぼす影響を検証することは不可能である。

タンら[529]は、睡眠に問題のない被験者に実験的操作を施し、昼寝前に不安または中立的な認知的に喚起した状態を作り出した。被験者は、大学の職員および学生から募集した。グロスら[197]の方法に従い、スピーチの脅威によって不安な認知的覚醒状態を喚起し、一方で、中立的な状態は、後ほど目覚めに関する短い文章を書いてもらうと告げることで誘導した。実験的操作の結果を検証したところ、スピーチの脅威も作文課題も認知活動を等しく喚起したが、不安の増大を経験したのはスピーチの脅威を与えた被験者群のみであった。しかし、報告された入眠までの時間（入眠潜時［sleep onset latency：SOL］）は、操作を行なわなかった対照群に比べて両群とも長くなっており、自己報告によるSOLに関して両群に差はみられなかった。

ホール[204]らは、学部学生を対象に侵入思考を経験する傾向を測定し、被験者を上位スコア群と下位スコア群に分けた。研究は夜間に睡眠実験室で行なわれた。被験者が就寝する直前に実験的操作を施し、半数の被験者には翌朝雑誌を読んでもらうと告げ、残りの半数には翌朝スピーチをしてもらうと告げた。スピーチをしてもらうと告げられた群では、眠ろうとしている間や夜中に目が覚めている間、課題に関係した侵入思考を体験する者が多かった。さらに、ストレスに関係した侵入思考に伴って、入眠までの時間が長くなり、夜中に目が覚めている時間（眠れない状態の連続時間）も長くなった。意外に思われるかもしれないが、侵入思考を経験する傾向の個人差からは、実験時の思考侵入の出現頻度や睡眠に関する変数の予測はできなかった。残念なことに、この研究では、夜間に生じた侵入思考をどのような方法で評価したかが報告されていない。しかし、特性的な侵入思考の体験度が、入眠努力時に生じる状況的な思考侵入に影響を及ぼすか否かという問題は、さらなる研究に値するテーマである。

《睡眠前の侵入思考や心配を実験的に低減させる》

不眠症患者を対象とした二件の研究では、睡眠前に生じる侵入的思考や心配から気をそらせるような操作をすることにより、入眠潜時が有意に短縮されたことが報告されている[229,299]。気をそらせるためにヘインズら[229]が用いた課題は、ほどほどに難しい算数の問題を被験者に解かせるというものであった。一方、レーヴィーら[299]は、被験者に認知活動と競合するようなペースで〝the〟という単語を頭のなかで言わせることにより、通常の思考の流れをさえぎるという方法を用いた。レーヴィーら[299]の研究の限界は、単一症例報告を複数集めた報告であり、対照群を設定していないため、報告された入眠潜時の短縮が単なる予期や要求特性によるものでないことが実証されていないという点にある。

ハーヴェイら[224]による三番目の研究では、不眠症の診断基準を満たす学部学生を被験者にした。被験者は、以下の三つの実験条件のいずれかに無作為に割りつけられた。すなわち、㈠イメージを利用して侵入思考や心配から気をそらせるように指示するもの（イメージ利用群）、㈡気をそらせるための具体的な方法は指示せず、気をそらせるようにという一般的な指示を与えるもの（一般的指示群）、㈢指示を与えないもの、である。イメージを利用して気をそらせるよう指示された被験者群に、「指示なし」群に比べて入眠までの時間が短く、報告された睡眠前の認知活動の数や頻度、苦痛の程度が少なかった。ハーヴェイらはこの所見を説明して、「イメージ利用」課題に注意が強く引きつけられたため、睡眠前に生じる思考や心配、悩みごとにとらわれずにすんだのではないかと述べている。

要約

現在、入眠時に不眠症患者が意思とは無関係な侵入思考や心配を経験すること、また患者の大多数が自身の睡眠障害を、「頭のなかでいろいろな考えが駆け巡ること」に原因があると考えていることに関してはかなりのエビデンスが存在する。さらに、睡眠前の認知活動を増大させる実験的操作を加えることにより、SOLの主観的な評価が長くなること、また睡眠前の認知活動を減少させる実験的操作を加えることにより、SOLが短くなることがわかっている。こうしたエビデンスは、侵入思考や心配が不眠症の持続に重要な役割を果たしている可能性が高いことを明確に示しているが、ひとつ注意しなければならないのは、これらの研究の多くが、不眠症のアナログ標本や実験的な状況で行なわれている点である。こうした研究は、収束的なエビデンスを提供し、より厳密な方法論を確立し、さらに新たな概念を研究するうえで重要である。[521] しかし、関心の対象となっている集団、すなわち一般開業医の言う「不眠症」に、これらの所見をどの程度直接的に般化できるかについては、以下に示す二種類の方法のいずれかによって確認する必要がある。第一に、医療機関を受診する患者集団で、これらの知見の追試を行なうことが必要である。第二に、実証研究をさらに重ねることにより、アナログ研究（睡眠に問題のない人々に不眠症「状態」を作り出したものなど）でみられた侵入思考や心配の性質が、医療機関を受診する人々の睡眠障害と量的あるいは質的に異なるかどうかを明らかにすることが必要である。文献では、患者ではない被験者集団に、侵入的認知[例：424、442]や心配[例：586]がきわめて高頻度にみられることが示されている。したがって、アナログ集団と患者集団の侵入的認知はひとつの連続体上に存在する可能性が高い。

本項で検討した研究のうち、二件では、中立的な認知活動を喚起する実験的操作が行なわれた。これらの研究は、中立的な認知活動が、心配と同程度に睡眠を邪魔するかどうかを明らかにするのに有用である。タンら[529]の研究では、昼寝のセッションの前に、睡眠に問題のない人々に対して目覚めに関する作文課題を与えることを告げる、という実験条件が含まれていた。実験的操作の結果を検証したところ、この課題により認知活動レベルは上昇したものの、不安は増大しなかったことが明らかになった。実験的操作の結果、被験者は、入眠までに長い時間を要したと報告した。この被験者群の入眠までの時間は、比較のためにスピーチの脅威を与えた被験者群の数値に等しかった。ヘインズら[229]の研究では、睡眠に問題のない人々と不眠症患者が睡眠実験室で夜間眠ろうとしているときに、算数の課題が与えられた。その結果、睡眠に問題のない人々では入眠までの時間が長くなったのに対し、不眠症患者群では、ベースラインの値と比べて入眠までの時間が短くなったことが二晩にわたって確認された。以上の所見を考え合わせると、睡眠に問題のない人々と不眠症患者とでは、認知活動のネガティブさ（中立的／心配）の影響が異なる可能性がある。睡眠に問題のない人々の場合、中立的な認知活動が亢進するとよく眠れなくなるが、不眠症患者の場合はよく眠れるようになるのである。睡眠に問題のない人々は、眠ろうとしているときに認知活動が喚起されることに慣れていないため、（中立的であろうと心配であろうと）喚起されること自体が障害となるのではないかと思われる。これに対し、不眠症患者の場合は、中立的な認知活動が厄介な認知活動から気をそらせるのに役立っているのではないかと考えられる。言うまでもなく、この解釈は、算数の課題によって中立的な認知活動が生じるという前提に基づいている。ヘインズら(229)の研究の限界は、この前提を実験のなかで確認していない点にある。

残念ながら、いずれの研究についても、研究対象となった否定的な認知活動の種類を特定することはできなかった。言い換えれば、心配、反芻、および侵入思考の区別は未だなされていないということである。さらに留意すべき点は、本項で検討した研究がいずれも睡眠前の期間、すなわち夜眠る前にまず床に入り、明かりを消す時間帯に焦点を当てているということである。研究で見出された現象が、一度眠りから覚めた後再び眠ろうとする場合には妨げとならないと考える理由はないが、この問題に関する実証的な研究は今のところ行なわれていない。

日中に生じる侵入思考と心配

日中に生じるプロセスが、不眠症の持続に重要な役割を果たしていることが、次第に認識されるようになってきている[141、342、351]。事実、著者が別のところで論じたように、不眠症の持続に関して、日中のプロセスは夜間のプロセスと同じくらい重要な影響を及ぼしている[218]。こうした観点から、睡眠やその他の事柄についてあれこれ考えすぎることが、夜間の不眠症だけでなく、日中の疲労や消耗、不安を持続させる悪循環の一因となっているという仮説が立てられている。ここで、日中に生じる悪循環の一例を挙げよう。不眠症の人々は目が覚めたとき、よく眠れなかったと気にすることが多い。そして、このように気にすることが覚醒や苦悩の引き金となり、睡眠に関連したよくない兆候（集中力の途切れや憂うつな気分）はないかと監視したり、逆効果な対処行動（仕事を休んで昼寝をするなど）をとったりするようになる。こうした過程のひとつひとつが不眠症持続の一因となり、心配、喚起、苦悩によって徐々に注意力が失われ、日中満足のいく適切な活動成果が挙げられなくなるのである[例：491]。自分をモニターすることであいまいな手掛かり（疲労感など）にいろいろと気づくことが多くなり、次にはそれを誤解し（「睡眠が足りないに違いない」）[89]、仕事を休んで昼寝をするなどの安全策をとることで、「目が覚めたとき気分がすぐれないというのは、睡眠が足りないからだ。仕事を休んで睡眠を取り戻さなければならない」という思い込みが続くわけである[219]。現在までのところ、こうした日中のさまざまな認知的、行動的、感情的過程が不眠症の持続に果たす役割について、実証的な研究は行なわれていない。

不眠症における日中の思考過程を測定したものと言える唯一の研究では、次のような予測を立てて検証している[223]。すなわち、不眠症患者は睡眠に問題のない人々に比べて、小さな問題を破滅的なことのように考えることが多く、それに伴って否定的な感情が強くなり、よくない前兆を敏感に知覚するようになる、というものである。研究では、慢性の不眠症患者三〇名と睡眠に問題のない三〇名に対し、「破局化面接」が行なわれた。不安障害の患者に対して用いられる、「下向きの矢印法」とも呼ばれる方法を改変し[548]、「夜なかなか眠れない場合、どんなことが気がかりですか」と被験者に質問した。ここで被験者がAと答えると、次には「Aに関して気がかりなことは何ですか」と尋ねられる。ここでBと答えると、次に被験者は「Bに関して気がかりなことは何ですか」と尋ねられる（図４‐１の例を参照）。被験者がもう答えることがないと言うまで、あるいは同じような答えを三回繰り返すま

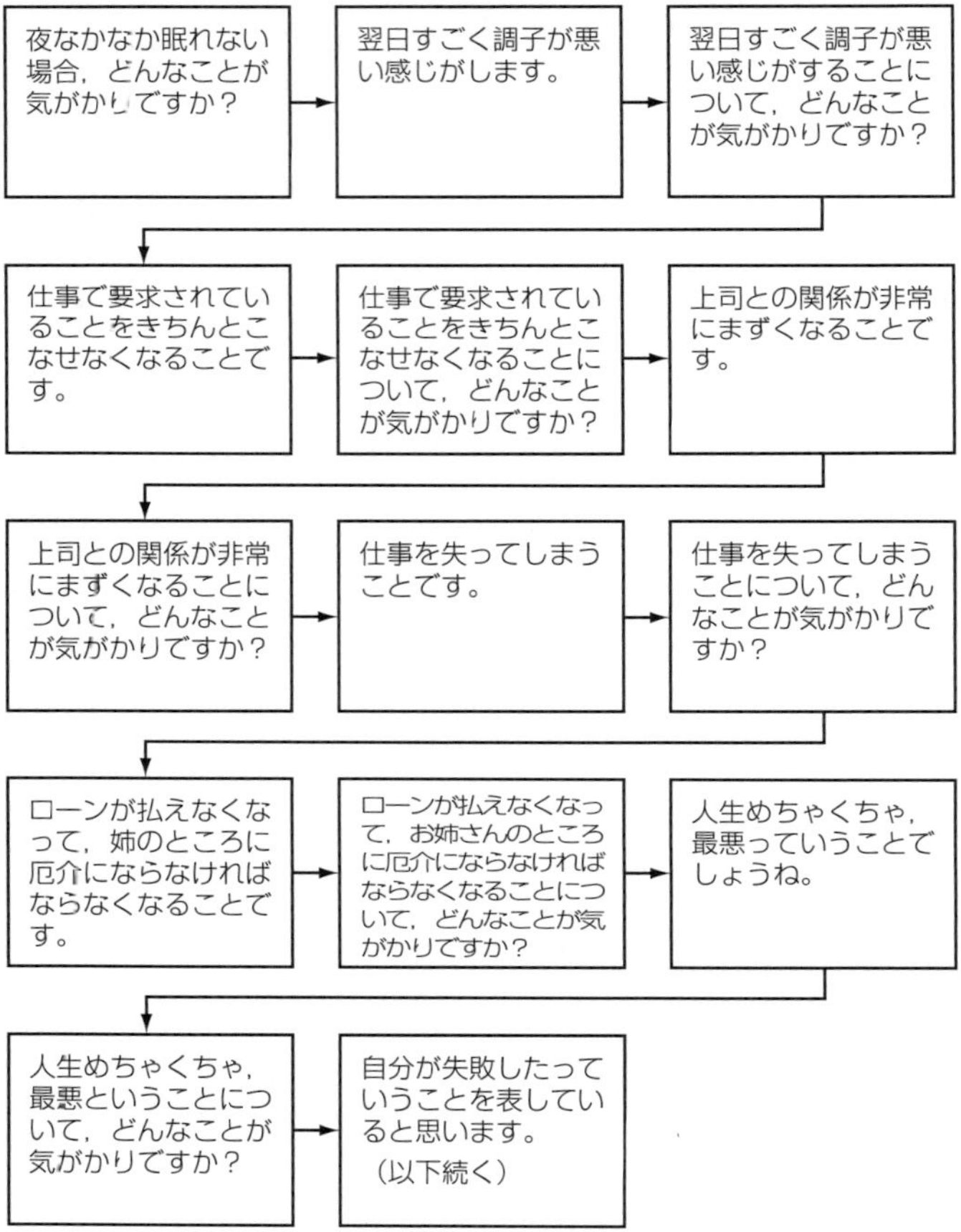
夜なかなか眠れない場合，どんなことが気がかりですか？

翌日すごく調子が悪い感じがします。

翌日すごく調子が悪い感じがすることについて，どんなことが気がかりですか？

仕事で要求されていることをきちんとこなせなくなることです。

仕事で要求されていることをきちんとこなせなくなることについて，どんなことが気がかりですか？

上司との関係が非常にまずくなることです。

上司との関係が非常にまずくなることについて，どんなことが気がかりですか？

仕事を失ってしまうことです。

仕事を失ってしまうことについて，どんなことが気がかりですか？

ローンが払えなくなって，姉のところに厄介にならなければならなくなることです。

ローンが払えなくなって，お姉さんのところに厄介にならなければならなくなることについて，どんなことが気がかりですか？

人生めちゃくちゃ，最悪っていうことでしょうね。

人生めちゃくちゃ，最悪ということについて，どんなことが気がかりですか？

自分が失敗したっていうことを表していると思います。

（以下続く）

図 4-1　ハーヴェイら[223]が用いた破局化面接の一例

で、この手続きを続けるのである。次に被験者は、それぞれの答えに対し、実際にそれが起こると思われる確率を示すように求められる。確率は、０＝「絶対起こり得ない」から10＝「きわめて確率が高い」までの数字で評定する。これを確率評定と呼ぶ。予想通り、不眠症患者は睡眠に問題のない人々に比べて、眠れない結果生じる破滅的な事柄をより多く考え、確率の評定値も高かった。また睡眠に問題のない人々と異なり、不眠症群では、破局化面接の結果、不安や不快感が増大した。研究者らはこの研究によって、不眠症患者がベッドに入って横になっているときの思考過程や内的対話の一端をつかんだと述べているが、研究は日中に行なわれたものであり、その結果はどちらかというと不眠症患者の日中の思考過程の特徴に近いと考えられる。また、この研究パラダイムは、心配や反芻ではなく侵入思考を捉えたものであるとも考えられることから、今後それぞれの認知的現象を区別するための研究に役立つ可能性がある。

侵入思考の持続に関する理論的説明

侵入思考は、ある種の心理的障害に特徴的にみられ、次の三種類のプロセスによって持続すると考えられている。そのプロセスとは、(a)既存の考え、思い込み、またはスキーマ、(b)侵入思考の誤った評価、(c)意思とは無関係な認知を意図的にコントロールまたは抑制しようとする無駄な努力である[78]。本項では、不眠症にみられる侵入思考に関して、この三つの側面が不眠症の持続にどのような役割を果たしているかについて論じることにする。また、不眠症固有のもうひとつの説明についても論じる。それは、侵入思考や心配が、睡眠に関する知覚を歪めるのにどのような役割を果たしているかというものである。最初に断っておくが、これらは互いに相反する説明ではなく、むしろそのどれもが、意思とは無関係な思考の持続にある程度関与していると考えられる。

睡眠に関する信念

モリン[351]による先駆的な研究以来、不眠症に関する複数の理論モデルでは、睡眠をめぐる不適切な思い込みが睡眠障害の発現と持続に何らかの役割を果たしていることが示されている[141,218,310,311]。モリンらは、不眠症患者の思い込みに関する最初期の実証研究において次のことを見出した。㈠どのくらい睡眠が必要かということに関して、不眠症の高年齢者は、睡眠に問題のない人々よりも非現実的な考え方をする。㈡不眠症がもたらす否定的な結果についての意見を固持する。㈢自らの不眠症が外界の確固とした原因に由来するものだと考える傾向がある[352]。これらの所見は、後にフィンら[151]によって追試された。不眠症に関する最近の認知モデルでは、睡眠をめぐる不適切な思い込みが、日中および夜間の侵入思考や心配の悪化に寄与しているという仮説が示されている[218]。睡眠をめぐる不適切な思い込みが日中の侵入思考や心配を悪化させる例を挙げると、毎晩八時間以上睡眠をとらなければならないと思い込んでいる人は、睡眠が妨げられ夜四時間しか眠れない日が続くと、睡眠不足のために健康が損なわれるのではないか、仕事をきちんとこなせなくなるのではないか、という侵入思考や心配に日中強く悩まされるようになる。また、睡眠をめぐる不適切な思い込みが、夜間の侵入思考や心配を悪化させる例では、夜間、睡眠が途中で妨げられると十分に身体が回復しないと信じ込んでいる人が挙げられるだろう。このような人は夜間に一度か二度目を覚ますようなことがあると、眠りが中断したことで翌日に影響が及ぶのではないかと気になって、その後なかなか眠れなくなる場合がある。睡眠をめぐる無用の思い込みと侵入思考や心配との結びつきに関する上記の仮説は、直観的には理解できるものの、今後の実証的な検証が必要である。

メタ認知

本章ですでに述べたように、心配または反芻という形で侵入思考に注意が向けられるようになるかどうかは、その侵入思考がどのように評価され、扱われるかによる[例：173、480、579]。この種の認知的現象は、メタ認知とみなすことができる。メタ認知とは、自身の考えについての信念や、自分の考えの流れを追跡し、評価し、コントロールするプロセスをいう。[153] これまで不眠症に関する文献では、メタ認知というテーマが取り上げられたことはなかったが、唯一の例外は、睡眠前の心配を有益なものとみなす考え方が、不眠症にどのような影響を及ぼしているかを調べた研究である。この研究は、「メタ心配」と心配の有用性に関する信念というウェルズ[576]の概念を用いている。この研究では、不眠症患者（三一名）と睡眠に問題のない人々（三一名）に対し、睡眠前の心配の有用性に関する質問票（Utility of Pre-sleep Worry Questionnaire：ＵＰＷＱ）を実施した。[220] ＵＰＷＱは、肯定的な考えを述べた三六項目と否定的な考えを述べた二四項目とで構成されている。その結果、ベッドのなかでいろいろ思い悩むことを否定的に捉える傾向には、不眠症群と正常睡眠群との間に差はみられなかったが、それをメリットと捉える肯定的な考え方については、不眠症患者のほうがその傾向が強かった。たとえば、ベッドのなかでいろいろ思い悩むのは「頭のなかでものごとを整理するのに役立つ」というのは肯定的な信念の一例であり、ベッドのなかでいろいろ思い悩んでいると「何が何だかわからなくなる」というのは否定的な信念の一例である。

有用性についての信念の項目を評定すると、被験者は自分が当てはまった項目をもう一度見直すように指示され、ベッドのなかで考えることが、その項目に書かれている目標を達成するのに実際どの程度役立つと思うか、それとも結局は眠るためにその目標を放棄してしまうのかについて、評定を行なうよう求められた。興味深いのは、正常睡眠群に比べて不眠症群では、ベッドのなかで思い悩むことによって達成される事柄への期待と、実際に自分が達成することとの間に大きな開きがあったことである。言い換えれば、不眠症患者は、ベッドのなかで思い悩むことを有用だと思いながら、そこに書かれた目標（将来の準備をするのに役立つなど）の実現が程遠いことも認めていたわけである。この結果を説明する理由のひとつとして、不眠症患者は他の心理的障害をもつ患者と同様、自分の信念に合った情報ばかりを処理し、それに反する証拠は否認したり、気づかなかったりする傾向があるということが挙げられる。この研究からは、不眠症における侵入思考や心配の持続に果たすメタ認知の役割が、研究に値するテーマだということが（予備的な証拠ではあるが）示唆される。

侵入思考のコントロール

《思考の抑制》

不眠症患者のほとんどは、自身の睡眠障害の原因が「頭のなかでいろいろな考えが駆け巡ること」にあると思っている[例：306]。したがって、眠りを妨げていると彼らが思っているそうした考えが起こらないように、あるいはそうした考えを軽減したり抑制したりするために、患者が何かをするというのは避けがたいことのように思える。本項では、ウェグナーらの古典的な「白熊」研究に続いて発表された膨大な量の文献から、不眠症の持続に直接関連するひとつの考えがもたらされたことを示したいと思う。[562]具体的に言うと、侵入思考の発生と持続のメカニズムは、思考を抑制することによって生じる皮肉な作用にあるということである。[482、562]

ウェグナー[564]はいかなる場合でも、個人が行なう心的コントロールのレベルは、監視と操作のプロセスによる共同作業の関数であると述べ、思考抑制がもたらす逆効果について説明した。ウェグナーの「皮肉過程理論」によれば、思考抑制の試みには、㈠侵入思考以外に注意を向けようとする操作プロセスと、㈡望んだ状態が実現されるかどうか調べ、失敗を見つけだそうする監視プロセスとが関与している。多くの状況では、双方のプロセスが協力して働くことにより、抑制は首尾よく実現される。しかし、両者のバランスが損なわれた結果、意思とは無関係な思考が意識のなかに侵入してくる場合も多い。ウェグナー[564]が第一に論じたのは、監視プロセスは操作プロセスに比べて認知的努力をあまり要さないため、認知的負荷がかかった状態では、皮肉な効果が出現しやすいであろうという点である。第二に、操作プロセスと監視プロセスはいずれも、標的の存在または標的の不在を検出する。前者よりも後者の検出のほうが難しい[374]とすれば、標的となる思考の不在を見つけ出す作業は失敗する確率が高い。反対に、注意をある思考からそらし、標的となる別の特定の思考に向ける作業は成功する確率が高い。以下に示す三件の研究は、睡眠と不眠症におけるこの理論の重要性を明確に示したものである。

アンスフィールドら[14]は睡眠に問題のない人々に対して、できるだけ早く眠るように、またはいつでも好きなときに眠るようにと指示した。さらに、被験者を認知的負荷の高い実験条件（行進曲を聞かせる）または低い実験条件（ニューエイジミュージックを聞かせる）のいずれかに割りつけた。その結果、認知的要求度が最も高かった被験者群（高負荷＋できるだけ早く眠る）が最も強い入眠困難を示した。

もうひとつの研究では、不眠症患者と睡眠に問題のない人々に対して、眠ろうとしているときにひとつの話題・問題・考えを抑制するように、または抑制しないようにという指示を与えた[221]。実験当日の夜、抑制するようにと指示された被験者は、抑制しないようにと指示された被験者に比べて入眠までの時間が長くなり、睡眠の質もよくなかったと報告する者が多かった。この所見は、ある考えを抑制しようとする試みが、㈠自己報告によるＳＯＬ、㈡睡眠の質、のいずれにも有害な影響を及ぼすことを示唆している。こうした影響は、睡眠に問題のない人々にも不眠症患者にも認められた。過去の研究[562]とは異なり、抑制された考えの頻度が逆説的に上昇することはなかった。この所見に関してはさまざまな説明が考えられるが、思考抑制の指示の対象が限られていたこともそのひとつであろう。この研究では、被験者に対し、話題・問題・考えをひとつだけ選んで抑制するように指示しており、思考の頻度の測定もこのひとつの話題・問題・考えについてのみ行なわれた。したがって、被験者は他の話題・問題・考えについて考えることにより、選択した話題・問題・考え自体はうまく抑制することができたと考えられる。今後の研究では、被験者が抑制する思考の範囲を広げ、睡眠前のすべての認知活動を測定に含める必要がある。

すでに述べたように、イメージを利用して気をそらせるように指示すると、入眠までの時間が短くなり、報告された睡眠前の認知活動の頻度も減少した[224]。別の解釈をすると、この研究は、不眠症患者に標的の存在を検出する課題（興味をひく魅力的なイメージ）を指示し、その影響力を調べたものだと言える。ウェグナーの理論に基づくと、標的の存在の探索によって侵入思考や心配は減少するはずであり、結果として、入眠までの時間が短くなるはずである。この予測通り、実験が行なわれた夜、「イメージ利用」群ではふたつの対照群に比べて、報告された入眠までの時間が短くなり、睡眠前の考えや心配、悩みごとによる不快感や苦痛の評定も低かった。こうした結果は、標的の存在の探索によって入眠が促進され、侵入思考や心配に伴う不快感が減少したことを示唆している。

思考抑制は、意思とは無関係な思考に対処し、それをコントロールする方略のひとつに過ぎない。したがって、今後の研究では、幅広い思考コントロール方略の効果を測定することが必要であろう。こうした実験の前段階として、ウェルズら[584]が考案した思考制御質問票（Thought Control Questionnaire：TCQ）を不眠症患者用に改変したものがある。不眠症患者三〇名と睡眠に問題のない三〇名に対してこの質問票（TCQ-Insomnia：ＴＣＱ‐Ｉ）を実施した[217]。その結果、睡眠に問題のない被験者に比べて不眠症の被験者は、抑制や再評価、心配を利用することが有意に多かった。抑制の利用については、先述の実験研究のひとつと合致している[221]。再評価は、日中に生じる混乱や心配事を効果的に解消するうえで、日中に用いるならば有効な方略のひとつと考えられるが、直観的に考えた場合、夜間に同様のことを行なうと入眠が妨げられるのではないかと思われる。心配に関する所見は、不眠症患者の特徴として、心配や神経質に陥りやすいことを示した過去の研究[44]と一致している。興味深いのは、社会的コントロールや置き換えは、意思とは無関係な思考に対処するために効果的であることを示す予備的な証拠が得られたことである。

本項で検討した研究結果をまとめると、これまでに得られたエビデンスは、意思とは無関係な思考を抑制しようとする試みが睡眠不足をもたらすという主張と一致している。ただし、思考抑制と侵入思考の増大との具体的な関係は今のところ明らかではない。ＴＣＱ‐Ｉによる結果は、社会的コントロールと置き換えのほうが、抑制や再評価、心配よりも有効であることを示唆している。しかし、これらの変数についての実験的な操作を行なってみる必要がある。

《イメージのコントロール》

これまでに、イメージのコントロールに注目した研究がいろいろと発表されている。本章のはじめに述べたように、侵入的認知は視覚的イメージとして生じることもあれば、言語的な思考として生じることもある。イメージのコントロールは、GADにおける心配の持続を理論的に説明する際の重要な基礎となっている。[50] この考え方は、以下に示す三つの所見に基づくものである。すなわち、㈠心配は、視覚的イメージではなく、主としてコントロール不能な、否定的な感情に満ちた言語的な思考によって構成されている。[例：175] ㈡感情的な事柄をめぐる言語的な思考は、同じ感情的な事柄に関するイメージよりも、心血管系の反応を引き出すことが少ない。[551] ㈢感情をうまく処理するには、生理的反応が必要である。[154] ボーコヴェックらは[50]これらの知見に基づき、感情的な事柄について言葉で考えることによって生理的反応が低下し、それが感情処理を妨げ、強い感情を伴う思考の持続をもたらしていると論じた。逆に言えば、短時間に生理的反応を増大させるには、ある事柄をイメージに置き換えればよいわけであり、そうすることが、最終的には感情をうまく処理し解消することにつながると予想される。[50] この理論を不眠症に当てはめると、次のような仮説が成り立つ。睡眠前に生じる心配には、「活発で映像的なイメージ」[91] が含まれているため、不眠症患者は自然とイメージを敬遠し、同じ事柄を言葉で考えるようになる。そうすることによって、感情が処理されなくなり、侵入思考や心配が活発化するのである。[218] この主張はふたつの論文で検証されている。

ひとつは、自宅の自然な環境のなかで、睡眠前に生じるイメージの研究であり、ここでは不眠症患者二〇名と睡眠に問題のない被験者二〇名にカウンターを持たせ、頭のなかにイメージが浮かぶたびに記録させた。[373] 次に、被験者はそのイメージを口頭で説明し、それが「快い」ものか「不快な」ものか、それとも「中立的な」ものかを指摘した。そして、音声に反応して作動するテープレコーダーにこの情報を記録した。この知見からは、不眠症群では正常睡眠群に比べて、睡眠前に否定的なイメージが生じることが多いものの、全体としてイメージの数は少ないことが示された。否定的なイメージは生理的反応や感情の活性化を伴うことが多いため、[551] この活性化が刺激となって、反射的にすばやくイメージを中断し（それが不眠症群における全体的なイメージの少なさにつながっている）、言語的な考えへの切り替えが行なわれるのだと考えられる。

この研究の流れをさらに一歩進めて、イメージのコントロールを実験的に操作した研究がある。そこでは、就寝直前の不眠症患者にストレス（スピーチの脅威）を与え、イメージ（イメージ群、一四名）または言葉（言語群、一七名）によって、スピーチとその意義について考えるように指示した。[372] その結果、短期的には言語群よりもイメージ群のほうが苦痛や覚醒を訴えることが多かったが、長期的にはイメージ群のほうが、報告された入眠までの時間が短く、翌朝スピーチに関して不安を訴えることも少なく、より落ち着いていた。

上述のふたつの知見は、ＧＡＤにおけるイメージの役割を調べたボーコヴェックらの観察[50]と一致しており、イメージのコントロールが睡眠前に過剰な心配が持続する一因である可能性を示している。[218]

睡眠に関する知覚

最後にもうひとつ、侵入思考や心配が不眠症の持続の一因である可能性を説明するメカニズムがある。これは、情報処理が時間の知覚と睡眠の知覚に及ぼす影響についてのものである。

時間の推定は、処理される情報が増えるに従って大きくなることが知られており、[例：69]不眠症患者は入眠にかかった時間を過大評価し、全体的な睡眠量を過小評価する傾向があることが知られている。[467などの概論を参照]このことから、睡眠前の時間評価の歪みは、入眠努力時に生じる侵入思考や心配の直接的な結果ではないかということが考えられる。[44、218]この仮説を裏づけるものとして、入眠努力時の認知的喚起と睡眠に関する知覚の歪みとの間に有意な正の相関を見出した複数の研究がある。[546、608]さらに、タンらの報告[329]によれば、睡眠に問題のない人々に（スピーチの脅威によって）心配を活性化させると、そうした脅威を与えなかった対照群に比べて、睡眠に関する知覚が有意に歪曲された。また、ブルームフィールドら[59]は研究の結果について、逆説的な意図をもつ指示（「ベッドに入って目を覚ましているようにしなさい」）

を与えると、不眠症患者が抱いている睡眠に関する不安とそれに伴う侵入的認知が軽減され、結果的に睡眠に関する知覚が改善されると解釈している。以上をまとめると、侵入思考や心配が生じることによって睡眠量が実際よりもはるかに少ないように感じられることが、不眠症の一因となっていると考えられるのである。こうした知覚は二重の連鎖的な悪影響をもたらす。[218] 第一に、（現実にそうであるか否かにかかわりなく）睡眠不足だと感じることによって、十分な睡眠がとれていないという侵入思考や心配が活発化し、それが健康や日中の活動に影響を及ぼすようになる。第二に、この心配が入眠困難をもたらす。これは、心配とそれに伴う不安が入眠に拮抗的に作用するからである。

臨床的示唆

これまでに論じた研究からは、より有効な不眠症治療を開発するのに役立つさまざまな示唆を引き出すことができる。現在、オクスフォード不眠症研究治療センター（Oxford Centre for Insomnia Research and Treatment）における著者らの研究グループは、本項で取り上げる数多くのプロセスを含んだある治療について、評価を行なっているところである。治療の際に取り上げるべき重要な問題のひとつは、なぜ侵入思考や心配が過剰に生じているのかという点である。本章では、不眠症の人の侵入思考や心配が持続する理由について、四つの観点を取り上げた。以下の項では、それら各研究領域がもつ治療的示唆について考察することにする。

睡眠に関する信念

患者は睡眠や不眠症に関して、侵入思考や心配を活発化させるような信念をもっていないだろうか？　日中の疲労がもたらす影響に関して、意思とは無関係な思考を助長するような思い込みをしていないだろうか？　もしそうならば、不適切な思い込みを改善することに重点を置いた介入が必要である。不眠症の認知行動療法に関する無作為化対照試験のほとんどは、睡眠をめぐる不適切な思い込みを標的として、睡眠に必要な条件とサーカディアンリズムに関する矯正教育を行なうものである(例：125)。

著者らは、この教育的な介入方法に行動的実験を加えた(448)。行動的実験は、患者の知覚または思い込みが根拠のないものであることをはっきりと自覚させるような体験を、現実生活のなかで（セッションのなかで、またはセッションとセッションの間に）味わわせるというものである。この行動的実験によって、患者は自らの体験から正しいフィードバックを引き出すことができるようになる(例：33、90)。

メタ認知

患者は、心配を有用だと考えていないだろうか？　もしそうならば、著者らは先述のＵＰＷＱを使って、そうした考えについて調べることにしている。介入では、その考えを検証するための行動的実験と、従来の認知的再構成法による信念の評価を組み合わせて用いている(例：33)。

侵入思考への対処

患者は一日中、考えや感情を回避したり抑制する努力をしていないだろうか？　抑制している場合には、著者らはまずセッションのなかでウェグナーの白熊実験を行ない、思考を抑制することによって生じる有害な作用を患者に直接体験させるようにしている。この実験では患者に、目を閉じて、ふわふわした大きなホッキョクグマのことをできるだけ考えないようにしてください、と指示する。通常、五分も抑制を試みると、白熊のイメージを頭に思い浮かべないようにするのは無理だと患者は言う。この体験は、抑制がもたらす有害な結果を否応なく知ることになるひとつの例である。さらに、現在開発中の複数の治療アプローチをアレンジすれば、思考抑制や認知的回避の試みを低減させることが可能である。

一．侵入思考や心配をコントロールしようとする試みを放棄する。不眠症患者に対して、思考のコントロールや抑制を放棄することを期待するのは現実的だろうか。今のところ、この疑問の答えは定かではないが、アクセプタンスとマインドフルネスに基づくストレス軽減を取り入れた治療アプローチに一筋の希望が存在するように思われる[228]。このアプローチでは、考えに対する気づきとその受容に重点を置き、認知的回避をなるべく行なわないようにさせる[498]。最近、不眠症患者に対してこの方略を用いたパイロット研究の結果をランドゥら[312]が報告した。この研究では、不眠症と診断された患者四〇名に、それぞれの睡眠パターンのベースライン値として一週間睡眠日記をつけさせた。次に、眠ろうとしている間「メタ認知的な観察練習」をすることを教えた。これは、「自分自身の考えや感情や身体感覚を、変化させようとするのではなくただ観察する」というものであり、その目的は、「認知的・感情的プロセスをマインドフルに観察する」姿勢を促すことにあった[312]。そして被験者には一週間、眠ろうとしているときにこのメタ認知的な観察練習を行なわせた。ベースラインの一週間とメタ認知的な観察練習を行なった一週間とを比較した結果、観察練習を行なうことによって入眠までの時間が短くなり、より十分な睡眠がとれたことが示された。この研究では、㈠得られた所見が、睡眠日記をつけることによる人為的産物である可能性があり、その可能性を排除するための対照群が設定されていない[351]、

㈡指示を遵守したかどうか（被験者が実際にメタ認知的な観察練習を行なったかどうか）のチェックが行なわれていないという欠点はあるものの、この方向で研究を進める価値があることを所見は示している。

二．心的コントロールの逆を目指す。この方法は、意思とは無関係な思考を回避するのを一切やめ、反対にその思考に触れるようにするものである[34]。不眠症の場合には、ただ考えが浮かんでくるにまかせるという形をとるか、あるいはネルソンら[372]の知見に沿って、意思とは無関係な考えを意図的にイメージ化し、感情の処理と解消を促す訓練をするということもあり得る。同様に、頭に浮かんでくる意思とは無関係な思考を文字にするよう促す筆記法[403]も、就寝前に浮かんでくる感情的な内容の回避を抑え、むしろそれに接近し、処理を促す方法である。不眠症ではないが、よく眠れないという人々を対象にしたパイロット研究では、この種の介入が有益であることが示唆されている[222]。しかし、追試では有意差は示されなかった[225]。

三．標的の存在を探索する操作により意思とは無関係な思考から注意をそらす。すでに述べた研究では、この方法の可能性を裏づけるいくつかのエビデンスが得られている。この研究[224]では、自分で選んだ興味を引く魅力的な場面を思い浮かべることにより、不眠症患者の報告するＳＯＬが短縮され、睡眠前の侵入的認知の不快感が低減された。ただし、イメージの利用がもたらす効果が見出されたのは一晩に過ぎず、効果の持続可能性については懸念が残る。[224] したがって著者らの場合、多くの不眠症患者が抱いている「夜、頭に浮かんでくる考えは自分ではどうにもならない」とか、「これは〝危険〟の徴候だ」(「身体に異変が起きている」「頭がおかしくなる」)といった思い込みを検証し反証する行動的実験のみにイメージの利用を限っている。

睡眠に関する知覚

侵入思考や心配が、睡眠に関する歪曲した知覚をもたらしていないだろうか? もしそうならば、著者らは、睡眠に関する患者の主観的な評価と客観的な評価とが食い違っていることを示す行動的実験を用いることにしている。睡眠の客観的な評価には、アクチグラフィを用いる。これは、小型圧電加速度センサーを内蔵した腕時計型の装置で、現実の時間に沿ってモーターの情報を検出し保存する。データはその場で簡単にソフトウェアにダウンロードでき、睡眠 - 覚醒周期が一目でわかるような形で表示される。この行動的実験を用いることにより、睡眠をめぐる患者の不安や先入観が少なくなり、睡眠に関してより正確な評価ができるようになるのである。[注)(528]

今後の研究

不眠症における侵入思考や心配への対処に関する研究が、今後の成果が大いに期待される実りの多い研究領域であることは疑いない。今後取り上げるべき問題はいくつもあり、最も基礎的なレベルでは、心配および反芻と侵入思考との区別に関する研究が求められる。さらに、仮説では、不眠症患者が侵入的認知を個人的な脅威と捉える場合、それが心配と反芻のプロセスの引き金になると考えられているが、その点を検証することも必要であろう。またこれとは別に、こうした一連の事象の帰結として、不眠症の感情面、行動面での症状が生じることについて調べるのも興味深い。さらに、不眠症に特有の侵入思考の特徴を細かく調べることも重要であろう。そのポイントは、㈠侵入思考がどの程度、言葉ではなくイメージとして生じているか、㈡侵入思考は過去の出来事や関心事に関するものか、それとも未来の出来事や関心事に関するものか、㈢どの程度コントロール可能か、どの程度侵入的なものか、㈣どの程度反復されるか、㈤個人的に許容できるものか、それとも許容できないものとみな

注：リーら[448]は、睡眠を客観的に評価するための設備がない場合に、同様の結果が得られる別の実験方法について記述している。

されているか、といった点にある。

どのような思考コントロール方略が逆効果となるのか、あるいはどの方略も意思とは無関係な思考をコントロールするのに役立つのかを明らかにするには、今後、実験的操作による研究を進めることが必要不可欠である。本章で検討した実験研究のエビデンスからは、侵入思考や心配が、不眠症の持続をもたらす要因であることが示唆されており、したがって、患者がどの程度こうした思考を経験しているか（侵入思考の経験における個人差）を明らかにすることも重要である。こうした研究は、不眠症治療のなかで侵入思考や心配を標的とした部分が、すべての患者に効を奏するのか、それとも一部の患者だけに有効なのかを知るうえで、有意義であると考えられる。もしそれが不眠症にほぼ普遍的にみられる原因のひとつであることが明らかになった場合には、今度は、不眠症の診断基準に侵入思考や心配を含めるべきか否かの議論が必要になるだろう。

不眠症の素因、きっかけ、持続に関与するプロセスについては議論が続いている。[516] 今後の研究では、これら三つの原因段階のそれぞれに、侵入思考や心配がどの程度かかわっているかを明らかにすることが必要である。本章では主に、侵入思考や心配が不眠症の持続に果たす役割に焦点を当ててきた。もうひとつ考慮すべき重要な点は、すでに強調したように、現在までの研究がほとんど入眠時の不眠症状態の解明に向けられていることである。真夜中に目が覚めているときに生じる思考過程については、何もわかっていないのが実状である。さらに、日中に生じる思考過程も非常に新しい研究領域である。日中に生じる侵入思考や心配が、不眠症の持続に決定的な役割を果たしている可能性があることを考えると、(218)これは重要な研究テーマであると考えられる。

結論

本章では、不眠症における侵入思考や心配を扱った実証研究の文献を取り上げ、批判的な検討を行なった。その結果、これらの認知的現象が、夜間の睡眠障害の持続に重要な役割を果たしていることは否定できないという結論に達した。日中に生じる侵入思考や心配が不眠症の持続に重要な役割を果たしているという仮説にも注目が集まっているが、この点に関しては、今後実証的な検討が必要である。不眠症における侵入思考や心配の持続については、㈠睡眠に関する思い込みが果たす役割、㈡メタ認知、㈢侵入思考のコントロール、㈣時間の歪曲と睡眠に関する知覚など、複数の理論的説明が提示されている。最後に、本章ではこれら文献のもつ臨床的意義について検討し、この分野における今後の研究の方向性を示した。

第五章　心配、侵入思考、全般性不安障害：メタ認知理論と治療

エイドリアン・ウェルズ

心配（worry）は、侵入思考と同じ特徴をもつ。心配は、苦痛な侵入思考やイメージが突然意識のなかに入ってくることにより引き起こされる。これは、さまざまな障害に幅広く生じる認知プロセスであり、心理的機能障害に対する認知的な脆弱性と関連がある[585]。心配はまた、全般性不安障害（GAD）の主たる特徴である。GADは、最も「正常な」不安障害であり、高特性不安に近いものである[445]。

心配は、さまざまな心理的障害の発症・持続に影響を及ぼす可能性があるため、心配について分析す

ることは、病理過程や病理メカニズムに関する理解を深めるうえでも治療法を開発するうえでも有意義である。

本章では心配の性質について検討し、ＧＡＤのメタ認知モデルをもとに、心配という形で生じる病的な侵入思考の発生と持続について述べる。このモデルは、外傷後ストレス障害や強迫性障害などにみられる他のタイプの反復的思考に関与するメカニズムを推論するうえでも基本となるものである。したがって本章では、こうしたより広範な考察も行なう。

心配の性質

侵入思考にはさまざまな種類があり、種々の侵入思考には多くの共通点があるが、同時に重大な相違点もある。ラックマン[436]は初期の定義において、侵入思考の特徴を、進行中の活動を中断させること、自発的であること、意思とは無関係に生じ、制御困難であること、としている。今日では、多くの思考がこうした大まかな特徴に当てはまるか、もしくはこれら特徴の一部を有することが明らかとなっている。心配、強迫観念、反芻、フラッシュバック、否定的な自動思考、自己陳述などがその例である。著者はかつて[575]、これら用語の指し示す心的事象が類似したものなのか、それとも大きく異なるものなのかは定かでないと述べたが、種々の侵入思考の特徴を比較した各種研究について検討する前に、まず本章の主題である心配の大まかな定義を示すことが有用と考えられる。

心配に関する科学的研究は、テスト不安の研究に端を発する（例：614）。研究者らは、遂行状況における不安が認知的要素と身体的要素、すなわち心配と情動性に分けられることに注目した。これらふたつの要素に関する研究の結果、心配が課題への干渉、特に課題遂行能力の低下に関係していることが明らかとなった。

その後、主にボーコヴェックら(51)が行なった研究がきっかけとなって、心配は臨床心理学における重要テーマとなった。しかし、この動きには一部反論もある。特にオニール(388)は、心配は不安の認知成分に過ぎず、不安と切り離して考えることはほとんど無益であると述べ、これを個別の構成概念として捉える必要はないと主張した。

ボーコヴェックら(51)は、心配を以下のように定義した。

心配とは、連鎖的な思考およびイメージであり、否定的な感情を伴い、比較的制御することが困難である。心配のプロセスとは、結果がどのようになるかはわからないが、否定的な結果がひとつ以上考えられる問題を精神的に解決しようとする試みである。このため、心配は恐怖のプロセスに類似する。

マクラウドら[314]は、いくつかある心配の定義をひとつにまとめ、これらの定義に共通する特徴を次のように要約した。「心配とは、ひとつの認知事象であり、結果が未定な将来の出来事に関連しており、将来に関する思考は否定的で、不安感を伴う」

病的心配に関する臨床理論が発展するにつれて、心配の定義もより詳細かつ精緻なものとなった。ボーコヴェックらの研究のなかで強調されている心配の重要な側面は、心配がイメージ活動よりも主に言葉（言語的活動）を伴うということである[46、47]。ＧＡＤに関するボーコヴェックの認知モデルでは、この区別が重要となる。このモデルによれば、ＧＡＤ患者は、恐怖を伴うイメージなど、より激しい動揺をもたらす思考から注意をそらすために心配を利用していると考えられるのである。ＧＡＤに関する理論の発展に伴い、心配は性質・機能別に分類されるようになった。特にウェルズ[575、577]は、心配の発生と心配に対する否定的な評価とを区別している。心配に対する否定的な評価とは、心配という活動についてのメタ認知的な思い込みに基づくものである。両者は、タイプ一の心配とタイプ二の心配として区別され、タイプ一が外部事象と非認知的な内部事象に関する心配であるのに対し、タイプ二は心配することに対する心配である。著者は、以上の実証的・理論的知見を参考に、これまでに述べた特徴を把握すべく、以下の定義を提唱しようと思う。

心配とは、連鎖的な破局的思考であり、主に言語的である。それは、潜在的に危険な状況と個人的な対処方略について思いにふけることである。心配は侵入的であり、制御可能なものであるが、制御不能と感じられることも多い。心配は、潜在的な危険を予め防ぎたいという動機に関連して生じる。心配そのものは対処方略とみなすことができるが、心配が個人の関心事の焦点となることもある。(578)

この定義では、心配がもついくつかの重要な特徴が網羅されている。こうした重要な特徴には、㈠連鎖的な言語的思考として生じるその様式、㈡危険の破局視と対処方略に関する熟考というその内容、㈢対処・回避戦略として働くその機能的側面、がある。この定義ではさらに、心配が実際には制御可能であるにもかかわらず、主観的に制御不能と感じられることも強調した。つまり、実際の制御可能性と評価上の制御可能性との間にはギャップがあるのである。定義の最後の部分は、タイプ一とタイプ二の心配の区別を考慮したものである。

心配は他の侵入と異なるか

すべての侵入が同じように生じるとは限らないように思われる。最近の分析では、心配と他のタイプの侵入思考との比較に焦点が当てられている。本項では、心配と強迫観念、および心配と抑うつ思考との間に存在すると思われる類似点と相違点を簡単にまとめる。

ターナーら(543)は、心配と侵入思考に関する文献をレビューし、これら認知事象の違いについて検討した。結論として、いくつかの相違が明らかになった。

一．心配の典型的なテーマは、通常の日常的経験に関するものであるが、強迫観念のテーマは、汚物、感染などといったものを含む。

二．大半のGAD患者は、心配の内的または外的きっかけを特定できるが、強迫性障害患者は多くの場合きっかけを特定できない。

三．心配は通常、言語的思考として生じるが、強迫観念は思考、イメージ、または衝動としても生じることがある。

四．心配は、強迫観念ほど強い抵抗を生まず、さほど侵入的であるとは感じられない。
五．臨床的なレベルの心配の内容は、臨床的な強迫観念と異なり、受け入れがたいとは感じられない。

残念ながら、このレビューが行なわれた当時、心配と他のタイプの侵入思考とを直接比較した研究は行なわれていなかった。

ウェルズら[586]は、健常者を対象に心配と強迫観念に関する初の研究を行なった。この研究では、健常者に対し、自然に生じた心配および強迫観念をそれぞれふたつずつ自分でモニターし、それらの事象をいくつかの次元から評価するように指示した。その結果、心配は強迫観念と比べて、持続時間が長く、より言語的であり（イメージは少ない）、現実的で、さほど非随意的でなく、行動に移そうという強い衝動を伴うと評価された。一方、侵入性、制御可能性、忘却可能性、それによってどの程度気が散るか、どの程度注意が奪われるか、どの程度の苦痛を伴うか、それに対してどの程度抵抗するか、といった次元については、心配と強迫観念との間に差はみられなかった。こうした結果は、心配のプロセスでは言語的活動が優勢であるとの見解を支持するものである。しかし、ターナーら[543]の結論はこれとは異なっている。ターナーらは、こうした心的事象の少なくとも病的ではないレベルのサブタイプに関して言えば、心配は強迫観念ほどの抵抗を引き起こさず、さほど侵入的ではないと結論している。

グロスら[196]も、心配と侵入思考の性質が異なることを示すさらなるエビデンスを提示している。グロスらは、心配と侵入思考に対する不満度の評価項目が、それぞれ異なる因子と強く関連していることを明らかにしているが、これは心配が侵入思考とは別のものであるという見解を裏づけるものである。

クラークら[81]は、健常者を対象に数種類の評価尺度を用いて、心配と強迫思考の過程を比べた。その結果、心配は強迫思考と比べ、焦点が否定的な出来事の結果に向けられる傾向がはるかに強く、苦痛であり、苦痛を感じていることが一層多くの心配を生み、日常的な問題の効果的な解決策につながることが多く、確認行為を引き起こすことが多かったほか、日常生活により多くの支障をもたらしていた。この研究およびウェルズら[586]の研究では、心配のほうが強迫観念よりも行動的反応（行為衝動、確認行為）を伴うことが多いという所見が示されているが、これはある意味で重要と思われる。ひとつ考えられるのは、心配が強迫観念と中和行為を結びつける役割を果たしているということである。その場合、強迫的な侵入に続いて、心配がしばらくの間生じ、このとき、心配や持続的な否定的思考を制御する手段として中和反応が引き起こされると、正常な強迫観念が病的な強迫性障害へと進行する可能性が高くなる。

心配と強迫思考とを区別する重要な特徴は、これらの思考と自己概念との関係にあると思われる[10]。強迫思考は自我異和的な（自己と矛盾する、自己の特徴と一致しない）ものとして経験される。これは、心配や抑うつ的な反芻などといった他のタイプの侵入と強迫思考とを区別する特徴である。[424] パードンら[427]は、強迫思考が自己認知および重要な個人的価値観と一致しないことから、これらを自我異和的であると論じている。一方、本章で後述するように、特にＧＡＤの場合、心配は脅威として認識されることがあるが、これは心配が自我異和的だからではない。ＧＡＤ患者個人は、別の観点から心配を危険なものとして捉えるのである。ＧＡＤのメタ認知モデルによれば、心配は強迫思考と異なり、自我親和的であり、いくつかの利点があるとも認知されるのである。

不安思考と抑うつ思考との違いを検討した研究もある。[例：77] クラークら[82]によれば、健常者は、不安思考を抑うつ思考よりも感情的に著しく激しいと評価した。因子分析では、不安思考と抑うつ思考は別の因子となり、それぞれが区別可能な現象であることが示された。パパゲオギウら[394]は、健常者に対して自己モニタリング法を用い、心配と抑うつ思考のプロセスおよびメタ認知的特徴について検討した。その結果、このふたつの思考には重なるところが多くあったものの、いくつかの相違点も認められた。心配は抑うつ思考よりも言語的であったほか、行動に移そうという強い衝動を生み、より大きな問題解決努力、および問題を解決できるというより確かな自信を伴った。抑うつ思考は、心配に比べて過去志向的であった。侵入性や制御可能性など、多くの次元では差はみられなかった。心配に関して、抑うつの影響を取り除いたところ、不安の増大は、忘却可能性の低下、思考による注意散漫の悪化、その思考に従って行動しようという衝動の増強、メタ心配の増大、その思考に注がれる注意の増大と相関していた。

要約すると、種々の思考の間には、いくつかの相違がある。各種の思考を分類し、それらの区別を明確にすることは有意義である。こうした分類・区別は、特定のタイプの侵入によって特徴づけられる障害を正確に同定するのに役立つ。さらに、種々の思考が他のタイプの思考に影響し、心理的障害の発症または回復に寄与しているかもしれない。たとえば、ボーコヴェックら[46、469]によると、人は否定的なイメージが意識に侵入する際の苦痛と生理的覚醒を避ける手段として、言語的な概念活動に注意をシフトさせる。次項では、こうした関係性に関するエビデンスについて詳細に検討し、他の侵入を回避または制御する手段として心配を利用することで、ストレス後の感情処理にどういった影響があるかを論じる。本章の後半では、心配の発生そのものだけでなく、心配に対する認知的評価（思考に関する思考）もまた有害な感情反応を引き起こす原因となっている点について検討したい。思考に対する認知的評価がきわめて重要になるという見解は、強迫性障害(ＯＣＤ)[427、439、480、577]、外傷後ストレス障害[579]、およびＧＡＤ[576]の各モデルの特徴をなすものである。

心配が他の侵入に及ぼす影響

ボーコヴェックらのＧＡＤ理論によると、患者は、イメージとして想起される、より激しい動揺をもたらす思考から注意をそらす手段として心配を利用する。しかし、不安が軽減されると、それが負の強化となり、心配をコントロールできる可能性が低下する[例：46]。ＧＡＤ患者以外の集団では、制御方略としての心配の利用に関して、個人差がみられる。これは思考制御質問票[584]（Thought Control Questionnaire：ＴＣＱ）を用いた研究によって示されている。

心配を精神制御手段または認知的回避方略として用いた場合の影響のひとつとして、イメージの処理を必要とする正常な適応過程や感情処理が妨げられることが挙げられる。著者らが検討している外傷後ストレス障害（ＰＴＳＤ）のメタ認知モデル[590、591]では、心配・反芻として生じる言語的な反復活動は、自然な認知的適応過程を遮断することで、持続的なストレス反応のリスクを増大させる一因となる。心配がストレス暴露後の侵入的なイメージおよびＰＴＳＤに影響を及ぼすという見解は、いくつかの研究でも裏づけられている。バトラーら[65]は、作業場での事故に関するストレス度の高い映像を被験者に見せ、その後四分間、気を静めるか（対照群）、映像で見た出来事をイメージするか、もしくはそれらの出来事について言葉で心配するよう被験者に指示を与えた。心配するよう指示された被験者は、その後三日間にわたり、映像に関連した侵入的なイメージを他群の被験者よりも有意に多く報告した。ウェルズ[587]らはさらに大規模な実験を行ない、映像を見せた後に四つの異なる操作を行なった。これらの操作は、どの程度感情処理を遮断するか、またはどの程度映像に関する記憶の「タグ付け」を引き起こすかという点で差が生じるようにデザインされていた。その結果、映像を見せた後三日間にわたって侵入的なイメージを最も頻繁に経験したのは、映像を見た後四分間心配するように指示された被験者であった。

ＴＣＱを用いた研究では、心配と外傷反応との関係性が立証されている。ＴＣＱ[584]は自記式の評価尺度であり、苦痛な思考を制御するための五種類の方略、すなわち心配、罰、再評価、社会的制御、および気晴らしのうちどれを用いるかという傾向について個人差を測るものである。研究の結果、心配や罰を用いる傾向は、感情的な脆弱性と正の相関を示した[465、584]。ワーダ[558]らは、急性ストレス障害（ＡＳＤ）の患者では、ＡＳＤのない患者と比べて、心配や罰を利用する傾向が強かったと報告している。より最近では、ホレーバ[231]らが交通事故後のＰＴＳＤの潜在的な予測因子について検討している。この研究では、第一時点におけるストレス症状の有無について統計的に補正した結果、思考制御のための心配が、事故四～六ヵ月後におけるＰＴＳＤ発症の予測因子であることが明らかとなった。

心配を思考制御方略として用いる傾向は、ストレス後の侵入的なイメージを醸成し、外傷後ストレス反応の発現に関与していると考えられるが、それ以外にも、この傾向は強迫症状と関連している可能性がある。アミールら(11)の報告によると、対照群と比べ、OCD患者では、罰と心配による思考制御方略を用いる傾向が有意に強かった。しかしながら、心配が強迫思考や強迫行為を助長するか否かを直接検証した研究は現在のところ存在しない。心配がこれらを助長するのであれば、GAD患者において強迫観念の頻度または重症度が増すと考えてもおかしくはない。シュットら(496)は、GADの診断例にみられる強迫観念と強迫行為の頻度を検討した。さらにOCDの診断も行なったが、診断基準を完全に満たした患者は二例のみであった。対象サンプルの二四・三％が強迫行為を、一二・六％が強迫観念を報告した。最も多くみられた強迫行為は確認行為であった。アブラモヴィッツら(4)は、OCDに関するDSM-Ⅳのフィールド試験に参加した被験者三八一例について検討を行なった。被験者は、ふたつのグループ、すなわち、㈠GADのないOCD患者群、および、㈡OCDとGADを併発した患者群に分けられた。併発率は二〇％であった。評価の結果、GADによって病的な責任感と優柔不断が強く現れたものの、OCDの症状が増加するという所見は得られなかった。このことから、強迫症状の重症度はGADの併発とは無関係であると考えられる。ただし、GADがない場合の心配特有の影響を抽出することはできなかった。

心配性の人間は、侵入思考に対して幾分否定的な反応を示し、心配と強迫観念との間には相関性がみられるものの、心配によって強迫観念の症状が増悪することはないようである。心配はむしろ確認行為などの強迫行為と関わっているのではないかという指摘もあり、この見解と一致する所見としてウェルズら[586]は、健常者の場合、強迫観念よりも心配のほうが行動に移そうという衝動が有意に強いことを見出している。タリスら[526]は、洗浄行為や強迫性緩慢に比べて、確認行為や疑惑症と心配との間には一貫した関連性がみられると報告した。この関連性は、心配と確認が機能的に類似していることに起因しており、両者はともに、切迫した危険を回避しようとする方法の一様式であるとタリスらは示唆している。

心配によって強迫観念が増大することはないと考えられるが、より一般的な否定的思考の侵入頻度は心配によって増加する。呼吸などの単純な課題に集中するよう指示を与えると、心配性の人間は、心配性でない者と比べて、集中力維持能力の低下および否定的思考による注意の散漫をより頻繁に報告する[51]。さらに、心配の持続時間は侵入思考の頻度に影響を及ぼすと思われる。ボーコヴェックら[51]は、重度の心配性者と軽度の心配性者に対し、三〇分、一五分、または〇分間心配を体験した後、さらに五分間、呼吸に意識を集中するよう指示を与えた。呼吸課題の最中、被験者には思考の内容を毎分報告してもらった。その結果、非心配性者と比べ、心配性者は、不安思考や抑うつ思考、課題への集中力の低下、および呼吸課題の際の否定的思考をより多く報告した。心配性者と非心配性者のデータを統合したところ、一五分間心配を体験したグループでは、否定的な侵入思考の増加がみられたのに対し、〇分群および三〇分群では注意の散漫に軽減がみられた。これらの結果は、短時間の心配によってその後の否定的思考が増加する可能性があることを示している。恐怖は、短時間の経験によって増大し、長時間の経験によって消失するが、そういった意味で、心配は恐怖と同様の動態をとることが示唆される。

要約すると、心配はさまざまな否定的感情および否定的認知に関連していると考えられる。心配は、ストレスへの暴露後に特に問題になるとの示唆もある。また、心配は主に確認行為と関連しているようであり、このことから、心配と強迫症状との間にはある程度特異的な関係が存在すると思われる。心配は、ストレスに関連したイメージを増強し、ＰＴＳＤを促進し、ある種の否定的思考によって注意散漫を増大させると考えられるが、強迫観念の頻度が増加することはないようである。ただし、心配を実験的に操作し、強迫思考の頻度、強迫思考が意識にのぼる程度、その強度および苦痛にどういった影響があるかを直接検討した研究は今のところ行なわれていない。こうした影響についても、今後調査すべきである。

心配は、ＯＣＤの特徴である自我異和的な思考の基礎にあるメカニズムではなく、感情処理のメカニズムに関連した侵入と、自我親和的な否定的思考に対してのみ影響を及ぼすと考えられる。おそらく、強迫性障害では潜在的・顕在的な中和反応（反芻）が認知容量を先取してしまうため、無益な心配のプロセスが入り込む余地はないのであろう。しかしながら、潜在的・顕在的な中和反応が、心配にみられるような醸成作用、すなわち感情処理の遮断をもたらすか否かを検討することは有意義であろう。

メタ認知と侵入思考の制御

メタ認知とは、思考そのものを評価し、制御し、監視する認知のことを指す。大半の認知活動は、メタ認知機能によって監視され、制御されている。このため、思考様式、思考の侵入度、および思考の実際または認識上の制御不能性は、メタ認知のレベルで解明してはじめて理解可能になると著者は考えている。本章の残りの部分では、GADにおける病的心配のメタ認知モデル、およびこのモデルから派生したメタ認知療法（metacognitive therapy）について解説する。本題に入る前に、臨床障害の理解に関係のあるメタ認知の次元について簡単に述べたいと思う。これらの次元は、GADのモデルにも採用されている。

通常、種々のメタ認知的要素を系統立てて示す際には、㈠メタ認知的知識（思考に関する信念）、㈡メタ認知的方略（自身の認知状況を改め、監視するために用いられる方法）、㈢メタ認知的経験（思考の評価、感覚状態の出現）が区別される。メタ認知における種々の次元は、最近考案された自記式の質問紙によって測定することが可能である。たとえば、メタ認知質問票[70]（Metacognitions Questionnaire：ＭＣＱ）は、五つの下位尺度からなる。それは、「心配に関する肯定的な信念」「制御不能性や危険をめぐる思考に対する否定的信念」「認知的信頼性」「思考制御の必要性に関する信念」「認知的自意識（思考の過程に注意の焦点を向ける傾向）」である。最近、この質問紙と同じ因子構造をもつ三〇項目からなる簡易版が作られた[583]。前述のＴＣＱ[584]は、苦痛な侵入思考を制御するために用いられる五種類のメタ認知的方略（心配、罰、社会的制御、再評価、および気晴らし）を評価するものである。心配および罰と情緒障害との間には確実に関連性がある。

侵入思考にどのような要因が関与しているかを理解するには、人が自分自身の認知過程についてどのような知識をもっているかを理解する必要がある。この知識は、自己の心的状況に対処するための方略、および侵入思考が感情面でもたらす結果に影響を及ぼす。知識とは、思考に関する安定した信念であるということができる（特定の考え方をすると有利であるという信念、もしくは特定の思考が有害であるという信念など）。知識はまた、メタ認知的な感覚状態に関する信念ないし理論としても存在する。メタ認知的感覚は行動および判断を左右する重要なデータ源であり、たとえば、既知感の経験（これは「喉まで出かかる現象」と密接に関連している）は、記憶検索の試みを長引かせる。感覚に関するメタ認知的信念はある種の枠組みを提供するもので、人はこの枠組みに従い、その感覚状態を自己および世界に関する特定の適応的データ源または誤ったデータ源として利用するようになる。たとえば、ＯＣＤのメタ認知モデル[577、579]では、しばしば感覚状態という形で生じる内的なメタ認知的経験が不適応的な基準となり、強迫反応の開始または終了が決定される。このように、感覚状態をはじめとする特定の内的基準は、自己の認知システムの状況を知るデータ源であると同時に、目標になることがある。この目標は、コーピング（対処）のためのメタ認知的プランないしプログラムの一部をなすものである。たとえば、ある強迫性障害患者は、犯してもいない殺人についての侵入思考に悩まされていた。苦痛を緩和するために、患者は人生の特定の期間に関する記憶を繰り返し検証し、一切空白が残らないよう詳細な回想を試みた。記憶の空白は、殺人を犯していないと断言できないしるしであると解釈し、確信がもてないという感覚は、殺人を犯した証拠であると解釈した。記憶の検索努力は毎回、記憶が完全につながり、「確信」の感覚があるという内的基準が満たされると止んだ。後述するように、ＧＡＤ患者の場合は、内的基準が心配という作業の終了シグナルとして用いられる。

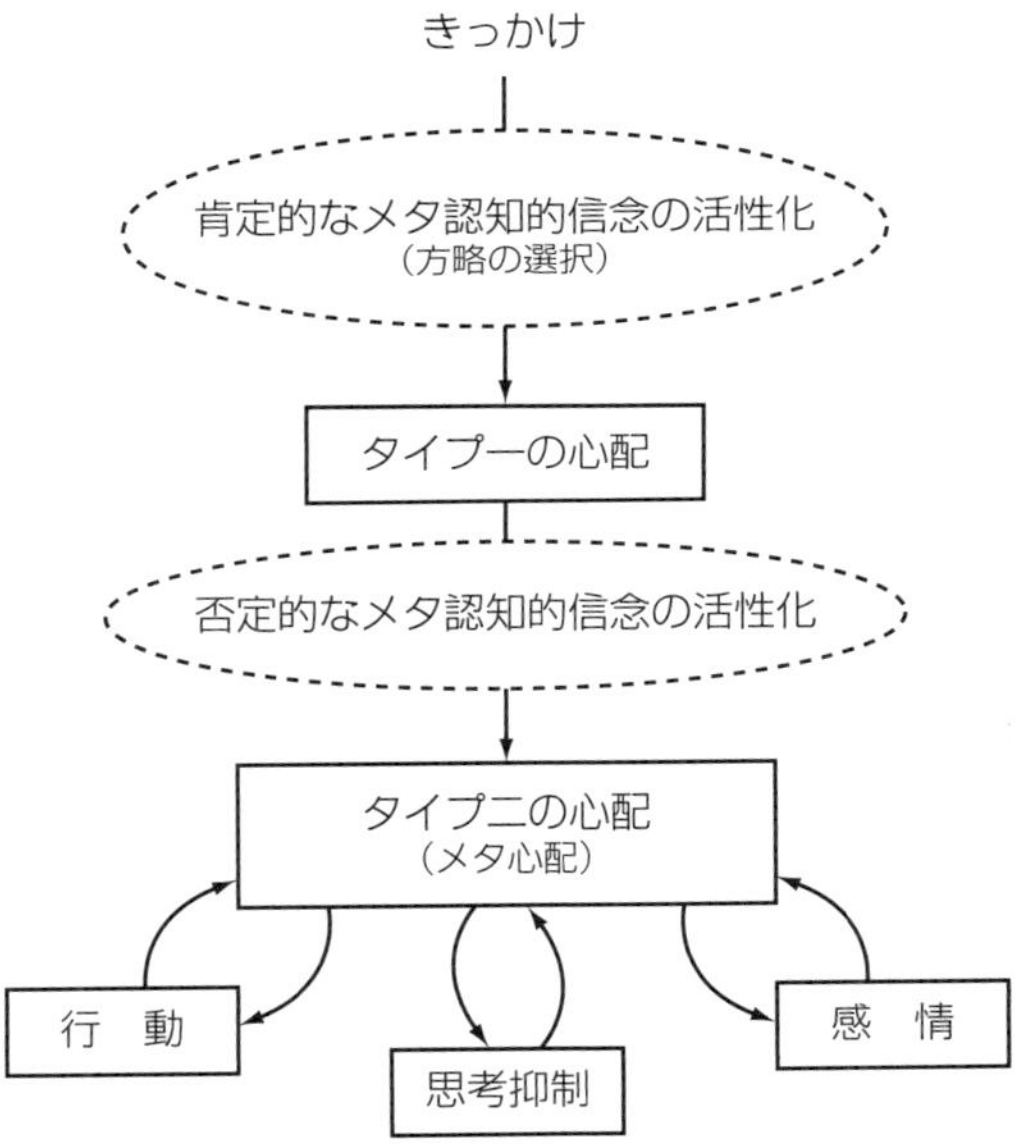

図５‐１　全般性不安障害のメタ認知モデル[577]

ＧＡＤのメタ認知モデル

ＧＡＤのメタ認知モデルを図５‐１に示す。このモデルの目的は、ＧＡＤ患者の特徴である、制御困難で、過剰かつ苦痛な、広範に生じる心配の性質について説明することである。ＧＡＤ患者は、心配を対処方略として用いることについて、肯定的なメタ認知的信念をもっている。こうした信念の例としては、次のようなものがある。すなわち、「心配することとは対処するうえで役立つ、心配すればいろいろと準備しておくことができる、心配すれば安全でいられる」などである。こうした信念はGADに特有なわけではなく、このモデルによれば、大抵の人はこうした信念をもっている。しかし、GAD患者は心配を脅威に対する主要な対処方略として用いると考えられることから、GAD患者が対処方略として必ず心配を選択することと、こうした信念との間には、より密接な関係があると考えられる。

「…だったらどうしよう」という形の侵入思考（例：「休暇中に何か問題が起こったらどうしよう」）が生じると、GAD患者は心配に関する肯定的な信念を活性化させ、一連の否定的な結果や対処法について熟慮する手段として、タイプ一の心配が生じる。タイプ一の心配は、連鎖的な破局的思考の後に生じ、患者はそのなかで、心配をやめても安全であることを示す内的目標が達成されるまで答えや対処法を見つけ出そうと試みる。この内的目標にはさまざまなものがあるが、対処できるという感覚や、ほとんどの可能性について考え尽くしたという認識などであることが多い。心配は、これと競合する外部からの要求によって注意がそちらに向けられるために中断されることもある。しかし多くの場合、患者は「心配の作業」を再開し、将来の災難に対処できると感じられるまでこれを続ける。

タイプ一の心配の最中に、心配に関する否定的な信念も活性化される。GADにおける否定的信念は、ふたつのテーマからなる。ふたつのテーマとは、㈠心配の制御不能性と、㈡精神的、身体的、および社会的な健全性に対して心配がもたらす危険性である。否定的信念は通常、肯定的信念の後に発生するが、病的な心配およびＧＡＤへの移行は、この否定的信念の発生によって起こる。タイプ一の心配の最中に否定的信念が活性化されると、当人は心配の発生を否定的に評価（すなわち、心配について心配）するようになる。これがタイプ二の心配（メタ心配ともいう）であり、これによっていくつかの影響が生じ、そうした影響がＧＡＤの持続を招くことになる。

メタ心配は不安や悲しみといった否定的な感情の増加を招く。こうした感情が問題となるのは、心配するのをやめても安全であると知らせる内的な感覚状態に至るのを妨げる場合があるためである。否定的な感情は、対処に失敗したしるしとして誤って解釈される可能性があり、この場合、対処方略としてのタイプ一の心配がかえって持続することになる。いろいろな観念が浮かぶこと、感情的な症状、身体的覚醒反応、およびエネルギーの喪失は、心配が悪影響を及ぼしている証拠として誤って解釈されることがあり、これによってメタ心配と否定的信念は強化される。種々の症状を切迫した破局（たとえば、気が狂ってしまうのではないか、など）の徴候であると誤って解釈した場合には、パニック発作が生じることがある。このように、ＧＡＤにパニック発作が併発する理由は、このモデルによって説明することができる。

ＧＡＤ患者は、心配がもたらす危険を回避するために種々の行動的反応を示す。たとえば、他者に頼って安心を求めたり、心配思考のきっかけとなるような状況（人、場所、情報など）を回避したり、ネットサーフィンといった情報探索行為をしたりすることである。しかし、これらの行動には三つの潜在的な問題がある。

一．一部の行動は矛盾する、曖昧な、あるいは不正確な情報をもたらし、こうした情報は疑念を生んで心配のさらなるきっかけを作り出してしまう。

二．他者に安心させてもらおうとする行為や状況の回避などといった行動は、回避したり他者の助けを借りて対処したりせずとも自分で心配を効果的に制御できるという発見の機会を奪ってしまう。

三．心配が効果的に中断された場合、心配が無害なものであるという発見の妨げとなる。さらに、「気が狂う」といった破局が起こらないことが証明されない。

ＧＡＤ患者はしばしば直接的な思考制御方略を用いるが、これは何の役にも立たない。心配に関する矛盾した動機づけのために、一方で心配は有益であるとみなされ、他方では危険をもたらす可能性があるとみなされる。多くの場合、人は心配の引き金となるような思考について考えまいとすることで、この葛藤を克服しようとする。たとえば、現在仕事でストレスを経験している人間は、職場を離れたら仕事について考えまいとする。こうした反応の問題点は、このような思考抑制があまり効果的でなく、効果のないことが精神のコントロールを失った証拠であると認知される可能性があることである。実際に心配が誘発されたときには、心配を中断すべきかどうかについて相反する動機づけが生じる。中断してしまうことは、問題に対する対処を試みないも同然だからである。このため、人は積極的に心配のプロセスを中断することができず、葛藤が生じやすくなる。そしてそのために、心配を追いやることは可能だという発見が妨げられ、心配は制御不能なものであるという信念ができあがってしまうのである。しかし、繰り返しになるが、心配に関してはふたつのタイプの否定的信念（制御不能性と危険性）が二重に存在するため、心配を中断できたとしても、心配が無害であるという発見は妨げられることになる。中断は、過剰な心配がもたらす破局的な結果が回避されたことを意味するからである。

メタ認知モデルを裏づける実証的知見

病的な心配をもつ健常者を対象とした研究や、健常者とＧＡＤの診断基準合致例を対象とした研究では、メタ認知モデルの中心的特徴を実証するエビデンスが得られている。このモデルを支持する実証的知見を以下に要約する。

一．メタ認知モデルでは、GADにみられるような病的心配の予測因子として、タイプ一の心配の頻度よりも、タイプ二の心配のほうが、予測力があることが予想される。ウェルズら[581]によれば、健常者において、タイプ二の心配とペン・ステート心配質問票（Penn State Worry Questionnaire）の得点との間には正の相関がみられたが、タイプ一の心配（社会的心配と健康に関する心配）に関しては有意な相関が認められなかった。重回帰分析でもこのような関係がみられた。また、特性不安と心配の制御不能性に関する評価結果を含めても、このような関係がみられた。

二．ウェルズら[580]は、「危険」の次元を評価し、「制御不能性」の次元を除外する評価法を（DSM-Ⅳによる GADの診断基準合致が交絡因子とならないよう）使用し、GADの診断基準合致例、身体的不安例、および非不安例におけるタイプ二の心配の差について検討した。GAD診断基準合致例と判定された参加者は、タイプ二の心配に関して、他の参加者よりも有意に高い得点を示した。タイプ一の心配について補正した後も、この差は依然として認められた。

三．ウェルズら[582]は、タイプ二の心配と心配に関する否定的信念がGADに特異的であるとの結果を報告している。DSM-Ⅲ-Rの診断基準を満たしたGAD患者、社会恐怖患者、パニック障害患者、および非不安対照患者を比較したところ、ＧＡＤ患者では他の患者群と比べ、タイプ二の心配のスコアが有意に高く、心配に関する否定的信念も有意に強かった。タイプ一の心配の各種テーマと種々のメタ認知的要素を変数とした判別分析では、タイプ一の心配と否定的なメタ認知（タイプ二の心配と心配に関する否定的信念の組み合わせ）によって示されるふたつの関数が得られた。ＧＡＤ患者は、否定的メタ認知の強さによって他の患者から区別された。これに対し、社会恐怖患者とパニック障害患者では、特定のタイプ一の心配がその特徴となっていた。

四．ナスィフ(369)は、ＧＡＤの予測因子に関する前向き研究を一二～一五週間にわたって実施し、タイプ二の心配、および制御不能性と危険に関連した心配に関する否定的信念について評価した。その結果、第一時点におけるＧＡＤの存在の影響を補正した場合、第一時点での結果によって第二時点におけるＧＡＤの存在を予測することができた。これらの予備的なデータは、心配に関する否定的なメタ認知がＧＡＤ発症の原因であるという見解を支持するものである。

五．メタ認知モデルが示唆するところによれば、心配に関する肯定的信念および否定的信念は、心配を制御すべきか、それとも心配に没頭すべきかという動機づけの葛藤をもたらすことがある。この点については、パードン(421)の研究からエビデンスが得られている。パードンは健常者を対象に、不安状況における心配に対する認知的評価を検討した。否定的な評価と、メタ心配および否定的なメタ認知的信念に関する特性指標との間には、正の相関が認められた。不安状況における心配に対する否定的評価は、比較的高度の不安を伴った。また、心配に対する否定的評価は思考制御の増大を伴った。これに対し、心配に対する肯定的評価は、思考を忘れ去ろうとする動機づけの低下を予測した。

六．著しく心配性の人とＧＡＤ患者を対象とした数件の研究では、心配に関する肯定的信念がいくつか特定されている。(48、70、108)

七．思考抑制の研究が示すところによると、思考を制御しようという試みは十分な効果を発揮することが少ない。(420、573) 思考抑制によって標的とする思考の頻度が増加する場合があるという説については、さまざまなエビデンスが得られている。しかし、これらの研究は、ＧＡＤにおける思考抑制の影響を直接検討したわけではない。

八．病的な心配と否定的なメタ認知との間にみられる関係は、これらの次元と他のタイプの侵入（強迫症状）との重複によって生じたものではない。(588)

GADに対するメタ認知療法

メタ認知モデルは、GADで問題となる心配の根底にある認知的要因を説明するものである。また、このモデルからは、GADに対する既存の治療法で思ったほどの効果が得られないのは、これらの治療が、問題の決定的要因となっている根本的なメタ認知に変容をもたらさないためであることが示唆される。つまり、否定的なメタ認知と、侵入に対する主要な対処手段として心配を利用する患者の傾向を変容させることを治療目標とすべき、ということである。最後に、このモデルが示唆するところによれば、GADやストレス後の心理的障害に対する認知的脆弱性は、メタ認知的信念の存在と関係している。したがって、こうした信念を変容させれば、将来の障害に対する抵抗力は増すはずである。メタ認知療法は、このモデルをもとに開発され、現在研究されている。本項では、治療の基本について記述するにとどめる。詳細な説明については、ウェルズの文献を参照されたい(577、579)。

メタ認知療法では、まず事例の概念化と社会化を行ない、その後、心配の制御不能性をめぐる否定的信念に焦点を当てるという手順を踏む。その後、心配がもたらす危険についての否定的信念に焦点を当て、次いで肯定的信念の真偽を検証する。肯定的信念の検証は、認知的侵入とストレスに対する別の対処方略を検討するための前提条件となる。以下に、各段階についてそれぞれ簡単に説明する。

事例の概念化と社会化

まず治療のはじめに、図5-1に示したモデルに基づいて、事例の概念化を行なう。この過程は通常、ある時期続いた心配によって苦痛を覚えたという患者の最近の経験を取り上げ、そのエピソードを検討しながら進めていく。そうした経験が特定できたら、一連の質問をする。これらの質問は、事例の概念化に関連する種々の要素について情報を引き出すことを目的としたものである。たとえば、セラピストは以下のような質問を行なう。

「その心配の引き金となったのは何でしたか？　つまり、何を思いついて心配し始めたのでしょう？（誘発的な質問：『…だったらどうしよう』といったような、否定的な考えが浮かびましたか？　自分で対処しきれないような考えが浮かんできましたか？　否定的なイメージが頭に浮かぶといったことはありましたか？）そのことを思いついたとき、何について心配しましたか？（タイプ一の心配）」

次にセラピストは、患者の感情反応について調べる。

「心配しているとき、どういった感情が湧いてきましたか？（誘発的な質問：リラックスしましたか？　それとも緊張したり、不安になったりしましたか？）どういった症状を自覚しましたか？」

次に、セラピストはタイプ二の心配と否定的信念について情報を引き出す（両者のテーマが同一であることに留意すること）。

「そのような気分になったとき、心配しているということや、ご自身が感じている感情について、何か否定的な考えをもちましたか？（誘発的な質問：どのような考えをもちましたか？）心配し続けたら、なにか悪いことが起こると思いましたか？（誘発的な質問：最悪の場合、どういったことが起こり得るでしょう？）心配するのはよくないと感じたのであれば、なぜ心配するのをやめなかったのですか？（制御不能であるという信念を引き出すための質問）」

次に、セラピストは以下の質問をして、心配に関する肯定的信念について情報を引き出す。

「心配することに何か利点はあると思いますか？（誘発的な質問：心配が何らかの形で役に立つことはあり得るでしょうか？）」

心配に関する肯定的信念は、治療を開始した時点でははっきりしないこともある。この場合、セラピストはＧＡＤＳ[577]など自記式の評価尺度を利用し、こうした信念の有無を確認すべきである。別の方法として、治療初期にはこの部分の概念化を未完了のままにしておき、治療過程における適切な時点で再検討することもできる。次に、セラピストは心配に対する行動的反応について評価する。

「心配に対処するために何かをするといったことはありますか？（誘発的な質問：何をしますか？　誰かに安心させてもらおうとしますか？　心配のきっかけとなる人や状況を避けるようにしますか？　情報を探して心を静めようとしますか？　など）心配をコントロールするために、お酒を飲んだり、薬を服用したりすることはありますか？」

最後に、セラピストは思考制御方略に特に注目し、思考を抑制しているか、心配からうまく解放されないでいるのかどうかを検討する。

「それが心配のきっかけになるかもしれないという理由で、特定の事柄について考えないようにすることはありますか？（誘発的な質問：考えないようにしている事柄とはどういったものでしょう？　例を挙げていただけますか？）心配し始めた後で、心配するまいと決意することはありますか？　つまり、心配な事柄について予め考えまいとするのではなく、たとえそのきっかけが頭に浮かんだとしても、とにかく心配するのはやめようと決意することはありますか？」

これら一連の質問により、セラピストは事例の概念化を行なう。

次のステップは、モデルに沿った社会化（Socialization）である。このステップの目的は、どういった要因が持続的で制御困難な心配に関与しているのかを患者自身が理解できるようにすることである。社会化は、事例の概念化について説明し、モデルとの関連性について話し合うことによって行なう。たとえばセラピストは、心配が制御不能で危険であると信じるのをやめたら、不安の程度はどれぐらいになるかと患者に訊ねる。この質問は、否定的なメタ認知がどの程度問題に寄与しているかを、例を挙げて示すものである。ひとつの有用な手段として、仮定的な質問をすることによって、メタ認知が果たしている役割を明らかにするという方法がある。この場合には、「生きるためには心配が必要だと信じているとして、その場合、一方で心配することにはどのくらい問題がありますか？」といった質問をする。

社会化の初期の段階に続いて、セラピストは「思考抑制実験」を行ない、抑制などの対処方略がさして有効な方法ではないことを実証してみせる。セラピストは患者に対し、ある標的となる思考についていて二分間考えないように（「緑色の象について考えないようにしてください」）と指示を与え、その後、患者に何が起こったか訊ねる。患者は通常、標的となる思考を遮断することができなかったと報告するので、セラピストは、心配の引き金となるものについて考えないようにすることとその結果とを関連づけ、患者にどう思うかと尋ねる。一方、患者が思考抑制の課題に成功した場合には、「心配を伴う思考の場合、どれぐらい上手に抑え込むことができますか?」と質問すればよい。その後、抑制が逆効果を生む場合があるという説について話し、心配の引き金となる思考に対しては他にも対処法があること、その方法を使えば、心配に関する否定的信念にさらに一歩進んだ対処ができるようになることを説明する。

このモデルでは他のさまざまな対処行動も扱っており、それらの行動が無益であるということについて検討が行なわれる。患者には、「そうした対処法はどれぐらい効果がありますか? 心配の問題はまだ解消されませんか? そうした行動が問題を長引かせているのだとは思いませんか?」などと質問する。

制御不能だという信念の検証

心配の制御不能性に関する信念を弱めるには、まず言語的な再帰属法を用いる。言語的再帰属法では、競合する活動によって心配が脇へ追いやられたという状況を検証し、心配が制御可能であることの証拠として利用する。たとえば、心配などそっちのけで何らかの課題に没頭したり、電話に出たり、緊急事態に対応しなければならないという状況がここでは考えられる。

この段階を経た後、セラピストは「心配先延ばし実験」を行なう。これは、心配のきっかけとなる認知的侵入を認識し、そのきっかけによって生じた心配を、その日の特定の時点まで先延ばしにするよう患者に指示するものである。患者には同じ日のどこか後の時点で、「心配してもよい時間」を一五分間与える。そうすることによって、心配が制御可能なものかどうかをさらに検証するのである。ただし、上述の時間に必ず心配しなければならないというわけではなく、多くの患者はこうした時間を利用する必要はないと考えるか、心配事について忘れてしまうことも多い。これは注目すべき点であろう。また、「心配先延ばし実験」を行なうにあたっては、その後の心配の過程を「抑制する」ことと「延期する」こととの違いを、セラピストが時間をかけて明確にすることが重要になる。この実験の目的は、患者に心配な考えを抑制させ、それらを意識から消し去らせることではない。認知的侵入によって生じたタイプ一の心配について、それを破局的なものとみなしてしまう相互作用的な連鎖反応に患者が巻き込まれないようにすることがその主眼である。最初の思考は意識に留まるかもしれないが、それ以上かかわらないようにしようと患者に決断させるのである。心配の先延ばしは、毎日の宿題とする。

次にセラピストは、「制御喪失実験」を行なう。これは、先延ばしにした心配の時間を利用して、心配をわざとコントロールしないでおくよう患者に指示するものである。通常、心配をコントロールしないでおくこの試みは、治療セッションのなかで最初に行なった後、宿題として課す。先延ばしにした心配の時間にこの試みを行なったならば、次は同じことを通常の不安状況で実行してみる。患者には、自然なきっかけによって生じた心配をわざとコントロールしないでおくよう指示を与える。以上の手続き全体を通して、セラピストは制御不能性に関する患者の信念の度合いを継続的に把握し、それがゼロに達したら、次は危険に関する信念に対処するための治療に移る。

危険に関する信念の検証

危険に関する否定的なメタ認知的信念も、制御不能性に関する信念と同様に扱う。ここでは、心配が身体的または精神的に害を及ぼす可能性があるという証拠について質問するなど、言語的な戦略を用いる。治療では、心配が危険であるという証拠はほとんどないことを患者に理解させる。たとえば、近所に心配性の人がどれぐらいいると思うかと質問し、そうした人々のうち、心配が原因で健康を害した人が何人いるかと訊ねてもよい。患者も知っている人で、心配性ではあっても十分に成熟した人の存在を指摘するなど、反対の証拠を挙げて検討を行なうべきである。患者の言う、心配が害をもたらすメカニズムについても質問すべきである。特に、患者は心配と不安反応とを同一視していることが多いため、危険から身を守るためにそうした反応が果たしている役割に焦点を当てるべきである。心配とストレスを同一視している患者もいる。そうした患者は、ストレスが有害であると信じており、心配とストレスが同一であるというところから、心配も同じく有害であると考えている。こうした無益な関連づけをやめさせるには、心配とストレスとの違いを強調する必要がある。さらに、心理的ストレスは種々の人格要因との重要な相互作用を経て健康に影響を及ぼすのであり、単純で直接的な、あるいは確固たる関連性はないことを指摘すべきである。

心配によって気が狂ったり、身体的な害が生じるという否定的信念は、「行動実験」によって変容させる。この場合セラピストは、どういった否定的な影響が恐れられているのかを明確にしたうえで、それらの結果を引き起こすためにもっと心配するよう患者に指示する。事例を挙げると、心配によって気が狂うのではないかと恐れていた患者に対し、気が狂うとはどういった状態かと質問したところ、この患者は統合失調症のような症状、つまり聞こえないはずの声が聞こえたりする状態だと答えた。

そこで、治療セッション中に実験を行ない、激しい心配によってそうした症状が起こるかどうかを検証した。さらに、患者が次に不安にかられて心配になったときにもう一度試すようにとの宿題を課した。「ミニ調査」は、否定的信念に対処するもうひとつの実験的手法である。ここでは、周りの人々が心配するか、どれほど頻繁に心配するか、また心配を苦痛に感じることがあるかについて、知り合いを相手に調査を行なうよう患者に指示する。通常は実験を行なう前に、何人が心配していると答えるかを患者に予測させる。一般に調査を行なうと、予想したよりも多くの人が心配を経験しており、また多くの人が心配を苦痛に感じていることを発見して患者は驚く。この方法と組み合わせて、心配をどの程度正常なことと思っているかを患者に質問し、誰にでも生じるというその性質を利用して、心配の危険性に関する否定的信念をさらに反証することができる（例：「人々の七〇％が頻繁に心配を経験しています。七〇％の人たちが正気を失うでしょうか？」）。

肯定的なメタ認知的信念の変容

肯定的なメタ認知的信念の場合には、その証拠と反証について検討し、種々の特殊な方法によってその真偽を検証する。こうした特殊な方法のひとつとして、普段心配を伴うことの多い活動に従事させ、その間心配を意図的に強めたり弱めたりするよう患者に指示するという方法がある。たとえば、心配が職場での成績に役立つと信じている患者の場合、一日～二日心配しなければ成績は低下するはずであり、一方、心配を強めれば成績は向上するはずである。そして、このような結果が得られないことを指摘して肯定的な信念を変容させていくのである。

治療戦略の変更

治療の最終段階で、セラピストは心配の引き金となるような認知的侵入に対する別の対処方略を患者とともに検討する。他の対処方略としては、心配についてとりあわないことにする、「…だったらどうしよう」という疑問から生じるタイプ一の心配に対して、破局的な解釈を行なうのではなく別の簡単な肯定的な結末を考える、などがある。

再発予防

治療の締めくくりとして、セラピストは患者と共同で「治療の青写真」を作成する。この青写真には、事例の概念化の一例、重要な否定的信念と肯定的信念のリスト、およびそれらに対する反証が書かれている。このほか、以前からの心配および新たな心配に将来対処するための代替となる方略についてまとめた文書も作成する。

侵入を伴う他の障害に対するメタ認知理論の応用

メタ認知理論とメタ認知療法は、ＧＡＤ以外の領域にも応用可能である。これらの可能性について詳細な議論を展開することは本章の範囲を超えるが、本項ではこの点について簡単に述べておきたいと思う。

本章で紹介したＧＡＤのモデルは、著者ら[585]が以前に提出した情報処理モデルをもとにしている。このモデルの中心となるのは、心理的障害の根底にメタ認知の機能障害が存在するという考えである。この機能障害は、一般的な認知注意症候群（cognitive attentional syndrome：ＣＡＳ）の原因となり、種々の心理的障害の発症と持続につながる重大な脆弱性をもたらす。ＣＡＳは、情報処理に関連した種々の認知的信念ないし「プラン」（プログラム）によって特徴づけられる。これらの「プラン」は、心配・反芻という形での認知の保続、注意を向けることで脅威を監視する方略、さらに種々の対処行動などを引き起こすが、これらによって非適応的な信念を修正することはできない。こうした理論的見地に立って、各種障害に関する詳細なメタ認知モデルとメタ認知療法が考案された。検討された障害は、ＯＣＤ[577、579]、ＰＴＳＤ[579、590、591]、大うつ病性障害[394、395、589]と多岐にわたる。さらにこのアプローチは、メタ認知に焦点を当てた非特異的な治療戦略を考案し、ＣＡＳを直接の治療標的にすることが有益であることを示唆している。こうした治療戦略の目的は、その障害特有の情報処理様式に患者を固執させている注意方略を変化させ、より柔軟な認知制御を可能にする種々の方略を提供することで、情報処理のプランを書き換えることである。メタ認知療法にはこのほか、反復的な思考様式を選択・維持させている信念や、自己および世界の状況について誤った評価をもたらす非適応的な内的情報源の利用へとつながる信念を変容させるという目的がある。

ＯＣＤのメタ認知モデル(577、579、585)では、侵入思考の影響力や意味をめぐる信念と、侵入思考を制御し儀式を行なわなければならないという信念とが相まって不安を引き起こし、認知的侵入が意識にのぼる程度とその頻度を上昇させている、と仮定されている。ＰＴＳＤに対するメタ認知的アプローチ(579、590、591)の基本的考えは、ストレス後、固有の自然なプロセスとしてひとつのメタ認知的プランが形成されるというものである。このプランは、将来ストレスに遭遇した場合の認知と行動の指針となるもので、経験したストレスに対処しているところを心のなかでシミュレートすることによって形成される。プランが形成されると、内的な自己制御過程によって、認知は正常な環境に再度チューニングされる。しかし、メタ認知的信念は注意を脅威に向けさせ、重度の心配・反芻を引き起こし、外傷に関連した思考を回避しようとするため、正常なシミュレーション過程が妨害されてしまう。

ＯＣＤの治療では、セラピストは、侵入思考の影響力と意味をめぐる信念の真偽を検証すると同時に、儀式を行なわなかった場合の結果に関する予想内容を修正することに主眼を置くべきである。さらに、メタ認知的知識の基盤は、少なくとも部分的には、情報処理プランとして存在すると考えられており、したがって患者には、これに代わる新たな認知的プランおよび注意プランを提示し、問題状況における判断と行動の指針として利用できるようにする必要がある。

ＰＴＳＤを治療する際のメタ認知的アプローチは、ＣＡＳを消失させ、自然な感情処理（心的シミュレーション）を回復させるというものである。ＣＡＳの消失には、侵入に対する柔軟な反応を身につけさせる訓練、暴露時における脅威とは無関係な環境要因への注意の移動、およびＧＡＤ治療（心配と反芻の頻度を低下させることを目的としたもの）で使われるような治療戦略などが用いられる。

まとめと結論

心配は、特に重要な認知事象であり、意思とは無関係な侵入思考が引き金となって生じるほか、それ自体が侵入的な性質をもつ。心配はＧＡＤの中心的特徴であるが、他の心理的障害の発症にも関与することがある。心配は、種々の心理的障害における認知注意症候群の特徴として概念化されており、心配に対処するために特に考案された治療法は、ＧＡＤだけでなく他の障害を治療するうえでも有益であると考えられる。

心配とその他さまざまな侵入思考とを区別することは可能であり、この区別により、心配が他のタイプの思考に及ぼす影響を検討することが可能になる。心配は、他のタイプの侵入思考、特に否定的思考とストレス性の侵入的なイメージを増強させることがある。心配自体は主にふたつのタイプに分けることができ、このうちひとつは非認知的事象に関する一般的な心配（タイプ一の心配）であり、もうひとつは心配やそれに関連する認知的侵入についての心配（タイプ二の心配）である。

メタ認知モデルは、ＧＡＤにおける病的心配の発生と持続を理解するうえで基本となるものである。このモデルによれば、過剰かつ制御困難な心配の発生には、否定的または肯定的なメタ認知的信念が中心的な役割を果たす。メタ認知的アプローチでは、現実に焦点を当てて個人の心配の内容を検証したり、弛緩反応を訓練によって形成したりするのではなく、心配をめぐる信念を概念化し、これを変容させることが重要視される。前者のアプローチでは、必ずしも明白な情報が得られないため、誤ったメタ認知が修正されないのである。

メタ認知に関する研究と理論によって、精神病理過程に関する理解が深まり、ＧＡＤならびに認知的侵入を伴う他の障害の認知療法についても、新たな介入手段が見出されることが期待される。メタ認知的アプローチは、さまざまな心理的障害に対する治療の基本となる可能性を含んでいる。

第六章　考えることは信じるということ
強迫性障害における自我異和的な侵入思考

デイビッド・A・クラーク
キーロン・K・オコナー

意思とは無関係に起こる精神的侵入は、強迫性障害（ＯＣＤ）に特に深く関連した現象である。臨床的な強迫観念は、意思とは無関係に生じる侵入的な思考、イメージ、または衝動の極端な形と考えられる。ＯＣＤ患者の強迫観念の主観的経験は、侵入思考について明らかとなっている内容と一致する。(79、443)したがって、侵入的な認知についての知見がＯＣＤの研究から得られたものであるのも不思議ではない。

ラックマンら(442)は、強迫的な思考が一般集団に生じるか否かを初めて検討した。同研究では、臨床的な強迫観念と類似した内容の侵入的な思考、イメージ、および衝動を健常者も経験することが明らかとなった。この知見は、臨床的な強迫観念の起源、および健常者集団における認知現象とOCDにおける臨床的症状との間の連続性を示唆している。この知見に基づき、その後サルコフスキス(480、482、483)、ラックマン(439・441)、ならびに他の研究者ら(79、179、389)が様々な認知行動理論を提唱し、臨床的な強迫観念の起源が、意思とは無関係で、受け入れがたい侵入思考の自然発生にあると主張した。認知行動学者らは、ほとんどの人間が臨床的な強迫観念と区別のつかない内容の侵入思考を経験するとしている。つまり、健常者は、自我異和的なさまざまな思考を経験し得る。その場合の思考のテーマは、㈠汚物・感染、㈡自己または他者に対する危害・傷害行為、㈢自身の思考や行動に対する疑い、㈣受け入れがたい何らかの性的行動、㈤対称性や正確さ、㈥道徳に反する行動、㈦神聖なものに対する不敬な言葉(クラークとライノによる本書の第一章も参照のこと)。今日の認知行動理論によると、こうした意思とは無関係な侵入思考が頻度および強度を増して臨床的な強迫観念に至るかどうかは、個人がその認知をどう解釈(評価)するかにかかっている。しかし、OCDの認知行動モデルにおいて、「正常な強迫観念」の性質は今のところ詳細に検討されてはいない。

本章では、強迫観念の認知行動理論を批判的に検討する。まず、「正常な」強迫観念と「異常な」強迫観念との関連性が、認知行動学者らが想定しているほど確固たるものか否かを検証する。現在、推論過程を検討することによって、正常な強迫観念と異常な強迫観念との関連性がさらに明確になることが示唆されている。ＯＣＤの認知行動モデルでは、強迫観念の持続（およびおそらくは原因）に関与する重要な認知的要素に焦点が当てられているが、臨床的な強迫観念の発生に同じく重要な役割を果たしている推論過程が見過ごされてしまうことが多い。著者らは、クラーク(79)による強迫観念の認知的評価論とオコナー(383、386)による強迫観念の推論モデルとを統合した、強迫観念のより広範なモデルを提唱する。また、強迫観念についての実証研究をレビューし、同モデルが治療に関してどのような示唆をもたらすかを検討する。本章の最後では重要な問題を提示し、健常者および心理的障害者にみられる侵入思考についての理解を深めるうえで、モデルに基づく研究が将来どういった方向に進んでいくかを考える。

正常および異常な強迫観念

第一章では、意思とは無関係な、受け入れがたい侵入思考、イメージ、および衝動が健常者集団にも生じるという研究についてレビューした。ラックマン[436]は、行動理論の立場からOCDについて検討し、思考、イメージ、または衝動を侵入的と判断する基準として、㈠進行中の活動を中断させること、㈡内的な起源をもつと認識されること、および、㈢制御困難であることを挙げた。ラックマンはさらに、唐突に、歓迎されない形で意識に侵入してくるという点で、侵入思考が「自分の意思とは独立した、たちの悪い性質」をもつと指摘している。いったん侵入思考に注意資源を奪われると、その思考を抹消または抑制することは非常に困難である。ラックマン[436]は、強迫観念と深く関連した侵入思考は、インスピレーションなどと呼ばれ歓迎される（本人が欲するような）精神的侵入と異なり、望んでいるわけではないのに生じるものであると述べている。意思とは無関係な侵入思考にはこのほか、強迫観念と同様、反復的に生じるという性質があり、これは、外的な誘因によって完全に説明がつくものではない。

臨床的な強迫観念と似たような内容の、意思とは無関係な侵入思考はごく一般的に生じ、OCDでない集団の約八〇～九〇％で経験されることが示されている[例：82、176、398、424、442、484]。これらの所見は、臨床的な強迫観念と類似したテーマをもつ侵入思考が、頻度、苦痛の程度、および制御困難度ははるかに低いものの[443]、健常者においても経験されることをはっきりと示している。

これらの研究は大半の人が「正常な強迫観念」をもつことを示唆しているが、一般集団における

「正常な強迫観念」の経験に関する記述の不正確さも指摘されている（クラークとライノによる本書の第一章も参照のこと）。たとえば、健常者を対象とした侵入思考に関する研究において、内容に関する説明はすべて同じわけではなく、頻繁に報告された侵入思考の一部は、どちらかというと不安思考または抑うつ思考に近いものであった(84)。またこれらの研究では、顕在的な（行動に表出される）強迫衝動を伴う強迫観念、奇異で過大評価された観念（overvalued ideation）が過小評価されている。このほか、健常者が報告したもののなかには、今日では精神的なチック症状として認識されているものもあるが（例：頭のなかで歌やせりふが繰り返されるなど）、精神的なチック症状は、病因の異なる現象である(382、384)。著者らは最近、学生五〇名からなる健常者に構造化面接を行ない、最も頻繁に生じ、最も苦痛の激しい意思とは無関係な侵入思考を報告してもらった。その結果、臨床的な強迫観念と内容が一致する侵入思考の割合は一一％に過ぎなかった。一方、不安または心配を伴う内容の侵入思考は圧倒的に多かった(88)。しかしながら、パードンら(424)は、臨床的な強迫観念と明らかにテーマが類似した侵入思考を大多数の健常者が報告する場合があることも明らかにしている。

意思とは無関係に生じる思考の形式と内容の双方を考慮すれば、強迫観念に本当に類似した侵入的思考、イメージ、または衝動をより正確に同定できる。強迫観念は、侵入性、許容不能性、主観的な抵抗、制御不能性、および自我異和性などの特徴によって他の否定的な認知現象から区別される(79)。本章において特に注目すべきは、この最後の特徴である。

言うまでもなく、侵入思考をどのように解釈ないし評価するかは、正常または異常な強迫観念の内容によって変わってくる。ラックマン(440)は、強迫観念の内容と、当人がその認知に過剰な意味づけを行なうことに、密接な関係があることを認めている。自我異和的な（重要な個人的価値観、理想、道徳的属性などといった自己の感覚と相反する、あるいはこれと一致しない）侵入思考は、特に注意を奪い、情報処理の優先順位で上位に割り込んでくる(79、422、427、440)。これらの思考は、当人が大切にしている目標、価値、および自己の感覚と相反するため、自己像を脅かすものとなる。自己の特徴と異なる、すなわち自我異和的な性質ゆえに、これらの思考には個人的な意味合いや重要性が特別に付与されてしまう。事実、こうした自我異和的侵入が繰り返し生じた場合、自らの真の性格について疑問をもち始めることがある(422)。このことを示す事例を紹介しよう。この症例は、強迫的な反芻を抱えており、「公衆トイレにいたとき、私は子供に性的ないたずらをしたのではないだろうか」という侵入思考によって激しい苦痛を感じるようになっていた。当人は子供への性的虐待を恐ろしい犯罪であり、道徳を重んじる愛情深い人間という自己像とはまったく一致しないものと認識していた。そのため、この不快な侵入思考による苦痛は相当なものであった。このときの評価、すなわち「私が子供を暴行するような人間なのだろうか」という疑問は重要であり、この疑問によって、侵入思考は特別な個人的重要性をもつことになる。このように、意思とは無関係に生じる侵入的な思考、イメージ、および衝動について考える際、それらが当人の個人的な目標や価値観を脅かすものなのかどうかを検討することは、強迫的な侵入思考と他のタイプの否定的認知とを区別するうえで有用となる。

強迫的な侵入思考に関し、内容以外に形式という問題がある。これは、そのテーマや内容に関する単純な報告からは十分に把握できない。ジャネをはじめとする研究者たちが指摘したように、疑念は強迫思考がもつ重要な性質である。[251] このことは、顕在的な確認行為や洗浄強迫を伴う強迫観念（例：「ストーブのスイッチが入ったままかもしれない」「私の手は汚いかもしれない」など）に関して特に言えることである。しかし、この疑念は真の疑問という形では生じない（例：「明日は雨だろうか」「来年の今ごろはロンドンにいるかもしれない」など）。この疑念はむしろ、種々の事柄の現状に関する疑念の推論として生じる。推論とは、主に現状の可能性に関するもっともらしい思案であり、それ自体が理論的推理によって得られるものであるが、これによってさらなる演繹・帰納的推理のための前提が設定される。ＯＣＤにおける疑念はまた、偏りのない探究心として生じるのでもない（例：「さて、ストーブのスイッチは入れたままだっただろうか、それとも消しただろうか。両者の確率を比較して、このふたつの可能性を支持する最も有力な証拠を探してみよう」）。疑念の推論は感情を伴い、次なる可能性を連鎖的にいくつも想起させるが、言うまでもなくこれらの可能性はすべて否定的である。事実、疑念にはかなりはっきりと特定できるふたつの思考要素がある。そのふたつの思考要素とは、㈠疑念の一次的な推論（「ストーブのスイッチが入ったままかもしれない」）、および、㈡その推論から生じる結果、すなわち二次的な推論（「ストーブのスイッチが入ったままなら、家が火事になって、すべてを失うことになってしまう…」など）である。今日提唱されているOCDにおける認知的評価モデルでは、一次的な疑念の推論ではなく、二次的な推論に焦点が当てられる。

疑念の一次的推論と二次的推論の特徴を述べることは、強迫思考の特異的で矛盾する性質を説明するのに役立つ。つまり、臨床的な強迫観念または侵入思考について、疑念の一次的推論および二次的推論という観点から分析を行なえば、特定の思考、イメージ、または衝動がどのようにして強迫的性質を帯びるのかを解明できる。たとえば、感染に対する恐怖を常に抱え、皮膚に微生物が付着するのではないかという疑いをもつ人が（「もしかしたら、空気中の微生物が皮膚にうつったかもしれない」）、客観的に考えれば感染の確率は同じであるにもかかわらず、微生物が怖くてビニール袋や店のカウンターに触れない、空気を吸うのが恐いということはない。疑念の一次的推論（「空気中の微生物が皮膚にうつったかもしれない」）、および二次的推論（「そうだとしたら、ひどい発疹が出るかもしれない」）という観点から分析すると、この人が、空気中の微生物が皮膚にうつることは恐れるのに、自然な環境のなかで物に触ることは苦痛ではない理由が説明できる。つまり、最初の疑念、すなわち一次的推論が感情を伴い個人的に重要であることが、強迫的侵入思考の重要な特徴である。強迫的な侵入思考は、ＯＣＤに関する認知行動理論で提唱されている一次的および二次的な誤評価を個人に惹起するものである。

侵入から強迫観念へ：臨床的な強迫観念の発生

意思とは無関係な、自我異和的な侵入思考が悪化し、より頻度の高い、持続的で重度の臨床的な強迫観念へと進展するまでの認知過程を図６‐１に示す。ここに紹介するモデルは、サルコフスキス[480、483]、ラックマン[439・441]、クラーク[79]による認知的評価論およびオコナー[1、383、386]による推論混同モデル (inferential confusion model)に基づくものである。本章ではこれより、強迫観念の発生に関わる認知過程および認知的要素について、このモデルにおけるその役割および位置づけを論じていく。

脆弱性因子

意思とは無関係な、自我異和的な侵入思考が一般集団においてごく普通に経験されるにもかかわらず、ＯＣＤの発症率が比較的低いことを考えると、ＯＣＤ発症のリスクが均一でないことは明らかである。一部の人々は他の人々に比べてＯＣＤを発症しやすい。しかし、強迫症状の発症を高める心理的要因について、前向き研究は実施されていない[341]。一方、責任、脅威、および種々の思考の重要性に関する非適応的な信念は、特定の自我異和的な侵入思考に対する感受性を増大させるものである。こうした非適応的信念の形成につながる、幼児期の体験や学習を決定づける出来事のタイプについては、数多くの研究によって推測がなされている[例：439、441、487]。しかしながら、強迫観念の発生へと至る因果の流れについてのエビデンスは得られていない。

意思とは無関係な、自我異和的な侵入思考に対する感受性を増大させる五つのパーソナリティ・認知的要素を図６‐１に示す。このうち強い否定的感情、不安特性（anxious apprehension）、およびアンビバレントな自己評価は広範な概念であり、これらが一般的に不安障害への脆弱性を増大させる。ワトソンら[559]が主張するところによれば、強い否定的感情は、強い否定的思考を頻繁に経験する傾向によって特徴づけられる。強い否定的感情を素質としてもつ場合、種々の否定的な気分状態に陥りやすくなる。高レベル不安特性は、バーロウ[22]の説によると、神経質や情動性に対する全般的な生物学的素因、コントロールできているという感覚の低下に対する心理的脆弱性、および特定の対象や出来事に対して不安を抱きやすくさせる特定の心理的脆弱性が相互作用して生じるものである。ガイダノら[198]が示唆するところによれば、強迫思考を抱く傾向にある個人は、相反する、不確かな、脆弱な自己像を

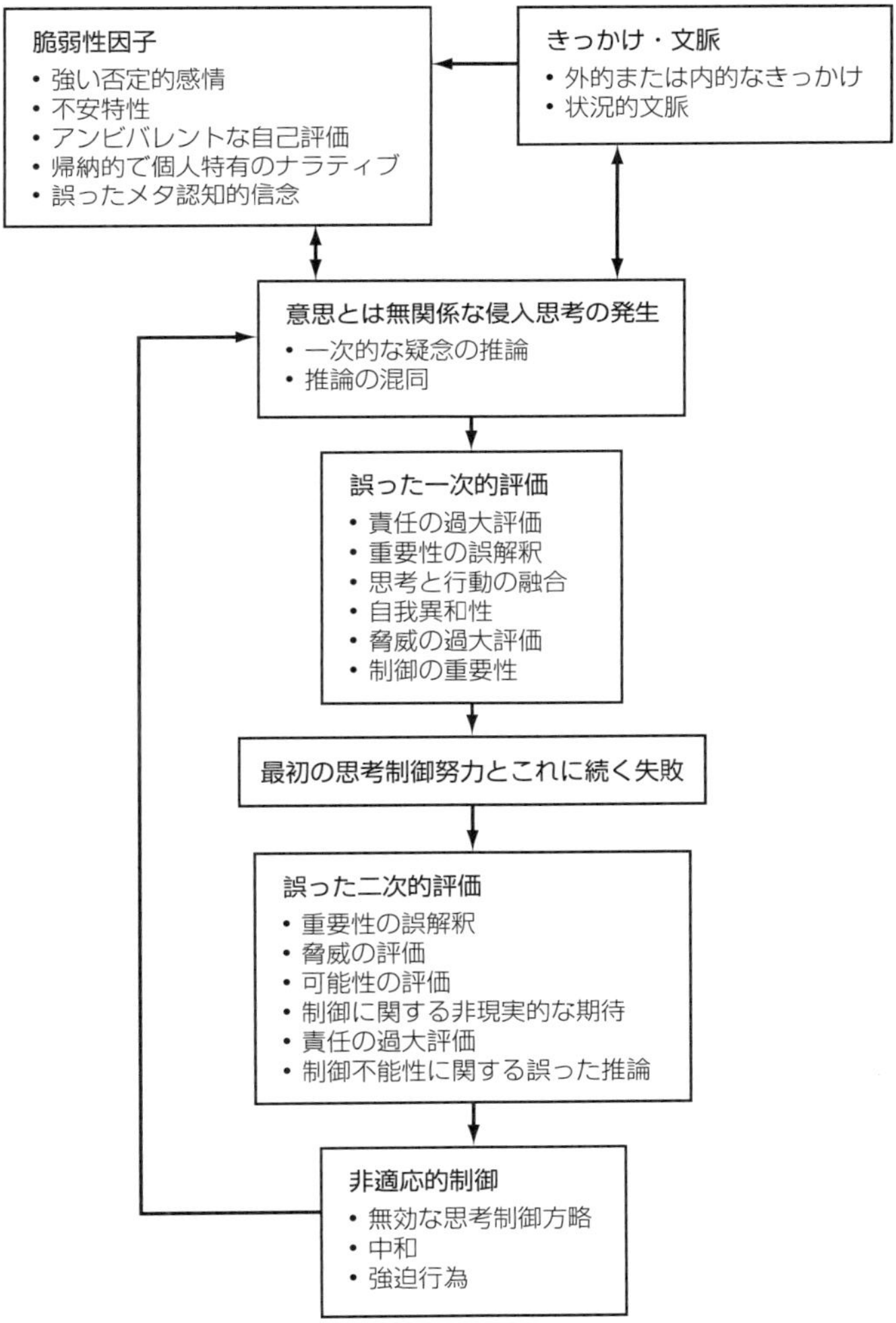
脆弱性因子
• 強い否定的感情
• 不安特性
• アンビバレントな自己評価
• 帰納的で個人特有のナラティブ
• 誤ったメタ認知的信念
きっかけ・文脈
• 外的または内的なきっかけ
• 状況的文脈
意思とは無関係な侵入思考の発生
• 一次的な疑念の推論
• 推論の混同
誤った一次的評価
• 責任の過大評価
• 重要性の誤解釈
• 思考と行動の融合
• 自我異和性
• 脅威の過大評価
• 制御の重要性
最初の思考制御努力とこれに続く失敗
誤った二次的評価
• 重要性の誤解釈
• 脅威の評価
• 可能性の評価
• 制御に関する非現実的な期待
• 責任の過大評価
• 制御不能性に関する誤った推論
非適応的制御
• 無効な思考制御方略
• 中和
• 強迫行為

図６‐１　強迫観念における推論と認知的評価の統合モデル

もっており、このために完璧さと確実性を求めるという。

残りふたつの要素、すなわち帰納的で個人特有のナラティブ（inductive idiosyncratic narrative）およびメタ認知的信念は、強迫観念の素因としてより特異的な役割を果たしている。強迫思考を特徴づける一次的推論（後述の考察を参照）は、帰納的に導かれた個人特有のナラティブによって支持されており、このナラティブは、ひとつあるいは複数の仕組みによって強迫的な疑念状態を引き起こす。さまざまな推理の誤りが帰納的なナラティブの形成に寄与するが、このナラティブ自体が、強迫観念における疑念の一次的推論を発生させる。ＯＣＤに伴う帰納的で個人特有のナラティブにみられる種々の推理の誤りを表６‐１に示す。

帰納的なナラティブが強迫思考の発生に果たす役割を、以下の症例を用いて説明しよう。その女性は、このナラティブによって自分の手が汚れていると確信し（疑念の一次的推論）、手を洗わずにいられなくなる。「私は、心のなかでこう思うのです。うちの子供たちが外で遊んでいたけれど、外が汚いことを私は知っている（事実の選択的利用）。道路に泥が落ちているのが見えたし、子供たちは汚いものを触ったかもしれない（カテゴリーエラー）。たとえば、道端に落ちていたもの、汚い紙くずとか、犬の糞とかを拾ったかもしれない。そうすると、子供たちが汚いなら、私も汚れているに違いないと思うのです（一見共通した出来事）。それで、私は家を汚すだろうと思って、家が汚れたところや、手

表６-１　強迫思考における帰納的で個人特有のナラティブに特徴的にみられる推理の誤り

推理の誤り	定　義
カテゴリーエラー	論理的または本質的に異なるふたつの性質または対象を混同すること（例：「この白いテーブルが汚いということは，もうひとつの白いテーブルも拭く必要があるということだ」）
一見共通した出来事	時間，空間，および／または原因が異なるふたつの出来事を混同すること（例：「友人は車で出かけるとき，車庫の扉を開けっぱなしにすることが多いから，私の車庫の扉も開いたままになっているかもしれない」）
文脈外の事実または見当違いの具体的情報の選択的利用	観念的な事実が特定の個人的文脈に不適切に当てはめられること（例：「微生物は存在する。だから，手が微生物に感染するかもしれない」）
純粋な想像による連鎖反応	説得力のあるストーリーを作り，本当にその気になること（例：「波動が頭に入ってくるところが想像できる。このせいで脳に悪影響が出るかもしれない」）
逆の推論	現実に関する推論を現実の観察の後に行なうのではなく，その前に行なうこと（例：「大勢の人がこの床の上を歩いたに違いないから，この床は汚れているかもしれない」）
正常な知覚に対する不信	現実をより深く追求していくことを優先して感覚を無視すること（例：「知覚的には何もないけれど，私は自分の知性によって，目に見える以上のものが存在することを知っている」）

の汚れた自分を想像して、本当に自分が汚いような気がしてくるのです（想像による連鎖反応）。それで家に戻って手を洗い始めるのですが、洗うのをやめることができません。まるで、頭のなかで何度も『お前は汚い』という声がしているようで、一生懸命洗って、汚れなど何も見えないのに（正常な知覚に対する不信）、まだ汚いかもしれないと思ってしまうのです（逆の推論）」

このＯＣＤ患者は、「手が汚れているかもしれない」という純粋に主観的に発生したナラティブに基づいて推論しており、目に見える証拠が何もないまま、まるで手が汚れているかのように行動している。その後、実際の洗浄行為によって想像上の疑念を取り払おうとするが、想像上のナラティブと本当の感覚情報は異なる領域にあるため、洗浄することによって疑念が取り払われることはない。さらに、正常な感覚が信頼されていないために、疑念に関する想像上のナラティブは繰り返すことで強化されていくが、新たな情報をもたらすことはない。この主観的なナラティブと現実との混同、およびこれに先行する推理の誤りを、合わせて推論の混同と称する。一方で、ＯＣＤ患者の現実の知覚・感知には、一切問題がないと考えられる。(98) 知覚・感知に問題があるのではなく、「推論の混同」を通じて生じた疑念が正確に知覚された感覚情報への信頼に置き代わり、感覚から得られた証拠は反対のことを示しているにもかかわらず、「もしかすると」現状は推論した通りなのかもしれないという信念が生じるのである。

ＯＣＤにおける帰納的なナラティブは、実際の現実とは何ら関係のない事実や観念によって構成されている。[386] 誤った推理に始まり、推論の混同へとつながるナラティブ（帰納的で個人特有のナラティブ）の例を以下に示す。[383参照] ある女性は、飼い猫が逃げ出すかもしれないと恐れて繰り返し玄関を確認する。しかし、そのようなことが起きたことは一度もなく、また、猫が裏玄関から逃げ出したことはあったが、この女性が裏玄関を確認することはない。ある薬剤師の場合、強迫的に錠剤を繰り返しカウントするが、薬剤のラベルは確認しない。だが、この薬剤師は過去にラベルを間違えたことはあっても、錠剤を数え間違えたことはなかった。これらの例をみると明らかなように、帰納的なナラティブとは、単に誤った推理によって生じるだけでなく、強迫観念の特徴である、誤った疑念の推論を自然と引き起こすのである。

図に示したもうひとつの思考のタイプは、非適応的なメタ認知的信念が存在する場合である。「思考について思考する」能力、すなわちフラベル[153]がメタ認知と呼んだものは、情報処理系を監視・調節する能力の重要な部分である。このメタ認知によって、人は自らの認知装置の機能、意味、および制御可能性に関して信念を抱くようになる。ＯＣＤ患者は、他の不安障害者の場合と同様、意思とは無関係な自我異和的な侵入思考（強迫観念）の機能と意味について、いくつもの非適応的信念をもっている。こうした信念により、ある特定の侵入思考の重要性を誤って解釈する傾向がさらに強くなる。[577、585]

たとえば、不意に生じた侵入思考が自身の本性であるという信念、悪い思考は悪い行為に結びつくという信念（思考‐行動の融合）、あるいは自己の心的活動を厳密にコントロールすることは可能であり、望ましくすらあるといった信念があるが、これらの信念によって、意思とは無関係な、自我異和的な侵入思考は悪化しやすくなるだろう。なぜならこうした信念により、侵入を個人的に重要で脅威的な出来事と評価する傾向が強くなるからである。他のタイプの非機能的スキーマと同様、非適応的なメタ認知的信念も、幼児期の体験や、学習を決定づける青年期および成人期の出来事が原因で生じる。

強迫思考に対する感受性を増大させるパーソナリティ、認知的特徴、および推論様式の特徴をいくつか紹介したが、自我異和的な侵入や強迫観念が何のきっかけもなしに生じることは、全くないとは言えないまでも、稀である。パーキンソンら[398]の報告によれば、健常者でさえ、侵入思考の六九％について、外的なきっかけを特定することができた。ラックマンら[443]は、強迫観念の大半が、外的な手掛かりやストレスによって引き起こされると述べている。オコナー[383]の主張によると、侵入思考ないし強迫観念は、外的または内的なきっかけや出来事を知覚した反応として引き起こされる。顕在的な強迫行為を伴うOCDの場合、外的刺激の知覚（「台所のカウンターに置かれた鋭いナイフを目にすること」など）が引き金となって、強迫思考（「不意にこれをつかんで子供を刺してしまったらどうしよう」）が生じる場合がある。顕在的な強迫行為を伴わない強迫的な反芻の場合、内的な知覚（「神に関する思考」など）が引き金となって、強迫思考（「神に反するような、許されない罪を犯してしまったらどうしよう」）が生じることがある。内的または外的な刺激の知覚は、強迫観念そのものではないが、侵入思考を誘発するきっかけとしての役割を果たしている。

侵入の発生

ＯＣＤの推論モデルは、強迫観念そのものの性質を明らかにするうえで特に有用である。[1、383、386] 同モデルによれば、強迫観念には常に疑念の要素が含まれ、この疑念は本質的に感情を伴い、個人的に重要な問題として捉えられる。この最初の疑念は、一次的推論と呼ばれる。顕在的な強迫行為を伴う強迫観念の場合、現状に関する推論は、思考‐行動という流れのなかに論理的に組み込まれている。たとえば、トイレの掃除をしているとしたら、最初にトイレが汚れている可能性についての推論があったはずであり、この推論が掃除の動機となっているわけである。したがって、強迫思考は、㈠外的・内的な知覚、㈡各種脆弱性因子（帰納的で個人特有のナラティブを含む）の活性化、および、㈢誤った推論過程、に基づく意図的な目標ないし結論として生じると言える。

一次的および二次的な推論と行動との間には一見して論理的な流れがある。このため、形式論理学的なテンプレートを用いると、推論の発生についての説明が容易になる。演繹的論理の場合、よく知られた形式とは以下のようなものであろう。㈠食べものは清潔な皿に盛るものである、㈡この皿は清潔である、ならば、㈢この皿に食べものを盛っても大丈夫であろう。典型的な演繹的論理では、前提条件Aがあり、これをケースBが満たすのであれば、その結論としてCが導き出される。一方、帰納的論理の場合、経験に基づいて一般的法則を導き出すという形をとる。すなわち、㈠この皿にはあの印がついている、㈡あの印のついた皿は割れやすい、㈢この皿は割れやすい、という具合に、あるひとつの事例であるAを、過去に経験したひとつのカテゴリーBの一部とみなし、その結果、結論としてCを導き出すのである。もちろんこの結論はまた別の論理的推論の前提となり、推論はこのようにして続いていく。誤った結論は、誤った推論過程または誤った前提によって生じると考えられる。

人は日常生活のなかで推論するとき、演繹や帰納の形式的法則以外の多くの要素に大きく影響される。たとえば、ＯＣＤの一次的推論は、帰納的に導かれた個人特有のナラティヴによっても支持されている。

推論の混同が生じるのは、たとえば、推論を支えるあらゆるナラティヴが、目に見える証拠がなくても、まるで自分が汚いかのように実感するよう、当人を説得する場合である。一連の帰納的な（学習に基づく）推論および連想により、当人はある状況が発生していると推論し、自身の感覚に基づく情報を無視して、この一次的な推論に従って行動すべきだと確信してしまう。疑念の推論は、感覚に基づく実証的な情報が一切ない状態で、内的に発生したナラティブによって生じる。これは治療の際に重要となる点であるが、感覚は通常、疑念があるために事実上無視されてしまう。感覚は危険がないことを当人に「確信」させているのであるが、内的に発生したナラティブに起因する疑念はこの「確信」に優るものであり、「もしかすると」という疑念の一次的推論がこの確信に取って代わる。極端な例では、想像によって解離状態に近い状態に至ることもある。これは、強迫思考がいわゆる「融合」（思考‐行動、思考‐出来事、思考‐対象の融合）を伴う場合に特に当てはまり、このとき、可能性がきわめて低い出来事が起こると感じさせるのに、想像が決定的な役割を果たす（例：事故について考えたら、事故が起こりやすくなってしまう、など）[385]。感覚が無視されて生じるのが自我異和的な侵入思考ないし強迫観念であり、これは疑念の一次的推論として生じ、ある可能性に関する主観的なナラティブと感覚に基づく現実の証拠との混同を引き起こす（「もしかすると、あのドアノブに触ったことでＨＩＶに感染したかもしれない」「家を出るとき、ストーブを完全に消しただろうか」「自制心を失って誰かに危害を加えたらどうしよう」「公衆トイレにいたとき、私は子供に危害を加えたのではないか」など）。

侵入の一次的評価

推論モデルは、自我異和的な侵入思考の発生に関与する推理過程において有用であるが、サルコフスキスやラックマンらが提唱した認知的評価論は、自我異和的で侵入的な思考、イメージ、および衝動の悪化と持続、ひいては臨床的な強迫観念への進展を説明するのにきわめて重要である。認知的評価モデルの基本前提は、意思とは無関係な侵入思考がどのように評価されるか、また、その思考が中和反応を伴うか否かによって、侵入思考が臨床的な強迫観念に進展するかが決まる、というものである。侵入思考を個人的に重要で脅威的であると誤って評価した場合、その思考を制御しようという試みがなされ、意思とは無関係な認知に伴う苦痛または想像上の否定的な結果に対して中和が試みられる。しかしながら、誤った評価と、中和、強迫行為、その他制御方略への依存は、意思とは無関係な侵入思考が強迫観念へと進展するのを促進するプロセスである。短期的には、中和反応によって苦痛の緩和と制御感の増大が得られるが、長期的にみた場合、誤った評価と制御方略によって侵入思考が意識にのぼる強さが増し、侵入の頻度も増してしまう。

誤った評価のうち、強迫観念の持続を招く中心的なものが数多く報告されている。これには、責任の過大評価[480, 482, 483]、重要性の誤解釈[439, 441]、思考の過大な重要性、脅威の過大評価、制御の重要性、不確かさの許容不能性、完全主義[389]などがあるが、各論について詳述することは本章の範囲を超える。サルコフスキスとラックマンは、ＯＣＤについて自身らの認知行動理論を詳細に記述しており、クラーク[79]は各モデルについて包括的なレビューを行なっている。

サルコフスキス[480、482、483]は、問題は侵入思考そのものではなく、その思考に付与される意味にあると主張している。たとえば、侵入思考が、重大な否定的結果が自分や他人の身に起こるのを防ぐものとして解釈された場合、侵入が意識にのぼる程度は増し、その思考はよりアクセスされやすい、一層苦痛なものとなる[485]。責任の過大評価がどのようなものかは、危害・攻撃や疑念に関連した強迫観念を例にとるとわかりやすい。たとえば、車で歩行者をひいてしまうという侵入思考を抱え、他者を守るためにはこの思考を中和しなければならないと信じている人、感染に関する強迫観念を抱え、他人を感染させないように注意しなければならないと信じている人、または、ドアに鍵をかけたかどうかについて強迫的な疑念をもち、泥棒が入ったら自分の責任になると信じている人、などが挙げられる。いずれの場合も、個人的な責任を過大評価することによって、侵入思考を中和または制御しようとする何らかの試みがなされるわけであるが、こうした試みは、侵入思考の頻度および強度を増加させてしまう。

ラックマン[439-441]は、強迫思考の増大に関与する別の評価プロセスを提唱している。このプロセスは、上記の評価プロセスとは若干異なる。その考えの中心となっているのは、「侵入的な思考・イメージ・衝動の重要性を破局的なものとして解釈すること」によって強迫観念が引き起こされる、というものである。[440] 重要性の誤解釈は、侵入思考が自らの性格に関して意味のあることを示している、という間違った考えに関係している。また、この意味するところには通常、自己や他人にとっての何らかの脅威または悲惨な結果が含まれている。ラックマン[440]は、意思とは無関係な侵入思考が臨床的な強迫観念へと進展するのは、それらが個人的に重要で、自己や他者に対する脅威と誤って解釈された場合であると述べている。重要性の破局的な解釈の例として、ある大学生の場合、「この章のこのセクションはまだ完璧に覚えていない」という侵入思考が起こるたびに教科書を読み返さずにはいられなかった。この学生は、完璧に記憶しなければ試験に落ちると信じていたため、上記の強迫思考は、非常に重要で脅威的なものとして認識されたのである。

ラックマン[439・441]によると、思考‐行動の融合バイアス（思考と行動を同一視する傾向）や責任の過大評価といったその他の認知的評価プロセスは、重要性の誤った解釈を生じやすくさせる。さらに、中和反応（ならびに強迫行為）と過剰な思考制御は、一時的には緩和をもたらすが、間接的には侵入思考に関する誤った解釈を持続させる。

四六名の研究者からなる強迫的認知ワーキンググループ[389]（Obsessive Compulsive Cognitions Working Group：OCCWG）は、OCDの認知的基盤について一連の共同研究を実施した。OCCWGは、強迫観念の発生に関与していると思われるその他の評価を挙げている。これには、侵入思考について以下のような評価を与えることが含まれる。㈠過度に重要（「私がこのように考えているということは、重要であるに違いない」）、㈡非常に脅威的（「こんなことを考え続けたら、何かひどいことが起こるに違いない」）、㈢完全に制御することが必要（「こんなことを考えるのはやめなければいけない」）、㈣相当の確信が必要（「悪いことが何も起こらないと確信する必要がある」）、㈤完璧さと関連している（「完璧にできるまでこのことについて考えるのをやめられない」）。侵入思考についてのこうした評価や信念が存在する場合、人は中和行為や強迫儀式を行なったり、その他の無益な思考制御方略を用いたりするが、こうした反応は、自我異和的ないし強迫的な思考を持続させることにしかならない。

制御に関する二次的評価

図6-1に示したように、一次的推論（侵入思考）は、評価のプロセスを誘発し、意思とは無関係な思考とそれに伴う苦痛、または想像上の結果を制御しようという反応を引き起こす。しかし、意図的な抑制や制御は、効果的に行なわれた場合でさえ、決して完璧な方法とはならない。実のところ、意思とは無関係な思考を意図的に制御すると、その後、特に抑制努力をやめた後に、抑制対象となった思考が逆に増大する。[563、600] 最終的な結果として、意思とは無関係な思考や強迫観念を制御しようという最初の試みは確実に失敗し、意思とは無関係な思考が意識に再び入ってくる。侵入思考の再発は、二

次的な評価プロセスを開始させる。二次的な評価プロセスでは、強迫観念を完全に制御しなかった場合の影響が評価される。

クラーク[79]は、意思とは無関係な侵入思考や強迫観念の制御の失敗について解釈する際に生じ得る評価の例を報告した。強迫思考を抱きやすい人間は、思考の制御が失敗したことを非常に重大で脅威的なこととして誤って解釈する可能性がある。意思とは無関係な侵入思考を適切に制御できなかったことは、最終的に自身や他者に悲惨な結果を招きかねない、非常に重大な失敗として解釈される。脆弱性因子を有する個人はこのほか、意思とは無関係に生じる一連の思考をほぼ完璧に抑制または予防することが、可能であるばかりか（可能性の評価）、非常に望ましく、必要なことであるとすら思い込んでいる。強迫観念を抱きやすい個人はまた、自身の精神活動を適切に制御することに重大な個人的責任を感じ、侵入思考の制御に失敗した場合の結果について、いくつもの誤った推論をする場合がある。実際の臨床例には、以下のようなものがある。「意思とは無関係に湧いてくる性的な考えをコントロールできなければ、自分の性的行動もコントロールできなくなるかもしれない」「意思とは無関係に起こる侵入思考を制御できないということは、私がコントロールを失いかねない、弱くて脆弱な人間だということだ」。帰納的で個人特有のナラティブにみられる先述した推理の誤りは、意思とは無関係な、自我異和的な侵入思考の発生の一因であるが、制御をめぐるこうした誤った推論も、推理の誤りに類似していることは注目に値する。制御に関する誤った推論は、多くの場合、「であれば、…だろう」という形で行なわれ、このなかで、意思とは無関係な思考を制御したり消散させたりすることの成否は、重要な証拠またはテストとみなされる。

統合モデルに関する実証的エビデンス

図6‐1に示した強迫観念の発生に関する概念モデルは、オコナーら(1、383、386)とクラークら(79、83、427)が提唱した理論を統合したものである。このモデルには多くの概念が取り込まれており、構成概念の一部を支持する実証的知見が得られ始めている。実証的エビデンスは、以下の概念に関して得られている。㈠外的な誘因、㈡意思とは無関係な、自我異和的な侵入思考の発生、㈢重要性、責任、脅威の過大評価といった誤った一次的評価、㈣中和反応や他の非機能的制御方略への依存が、臨床的な強迫観念の原因と持続において果たす役割。これらに関する文献は広範囲に及ぶため、ここでレビューを行なうことは本章の範囲を超える。興味のある読者は、クラーク(79)、フロストら(181)、サルコフスキスら(485)、およびラックマン(441)が発表したレビューを参照されたい。

本章に示したモデルには、強迫観念を概念化した他の認知行動理論にはないきわめて重要な要素がふたつある。第一に、臨床的強迫概念の根本をなす意思とは無関係な侵入的な思考、イメージ、および衝動が、誤った一次的推論という観点から説明可能であるということについて、どういったエビデンスが得られているのか。誤った帰納的推理と推論の混同というプロセスが強迫観念に似た侵入思考の発生において重要であることについて、これを支持する実証的知見は得られているのだろうか。第二に、制御に関する誤った二次的評価が強迫思考の持続に関与することについて、どういったエビデンスがあるのだろうか、といったことである。

OCDにおける一次的推論についてのエビデンス

強迫的侵入の発生に関与するとされている推理の誤りが真の誤りなのか、修辞的技巧なのか、それとも認知的障害なのかは定かでない。つまり、一次的推論（強迫的侵入）の背後にある帰納的なナラティブを報告するよう求められたとき、人はすでに生じた強迫的信念に対して単に弁明しているのであろうか、それとも真の推論バイアスが存在し、そのために疑念が生じたのであろうか。これまでに得られた実験的研究の結果をみるかぎり、これは推論的混乱であると考えられる。たとえば、不安の程度は、強迫的なナラティブについて報告しているときに強まり、このナラティブの代わりに別のナラティブを考えて強迫的なナラティブを無視するように指導すると軽減する。[383] ナラティブが、すでに

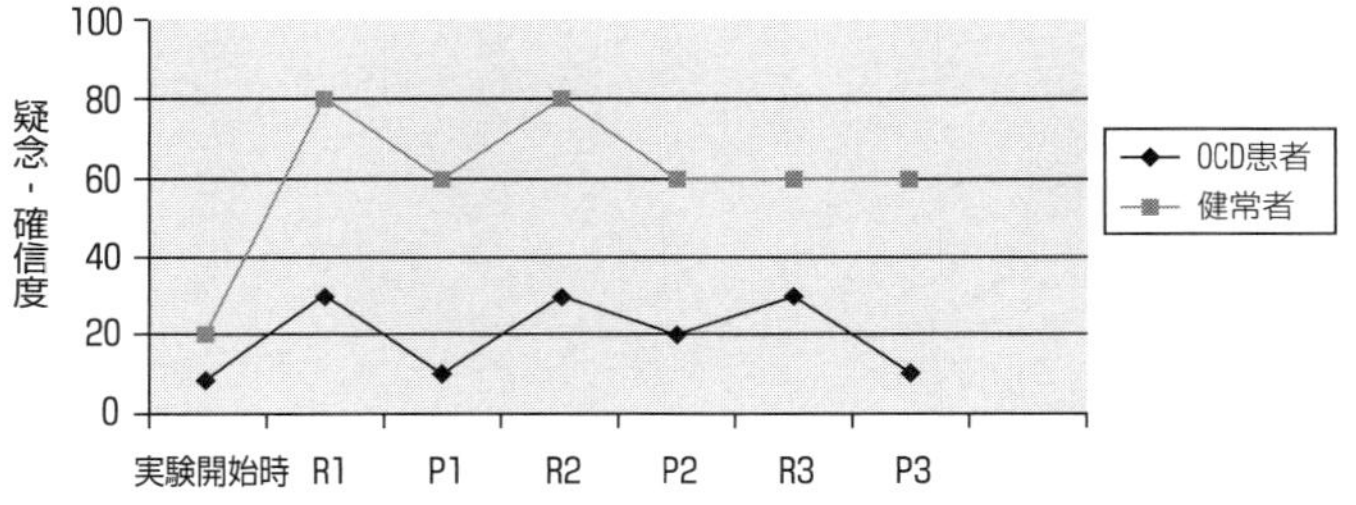

図６‐２　現実に基づく情報（R1 ～ R3）および可能性に基づく情報（P1 ～ P3）が，OCD を有する被験者および健常者の疑念 ‐ 確信度に及ぼす影響。アルデマら[2]のデータより

高まった不安を単に正当化するためのものならば、こうした所見は得られないものと思われる。また、ＯＣＤ患者は、現実を疑う傾向があり、対照群や他の不安障害を有する被験者群と比べ、さまざまな可能性について想像することにより多くの労力を費やす[400]。ＯＣＤに関連した課題と中立的な課題を課した際にも、これと同じ所見が得られた[401]。

図６‐２に示した事例は、現実に基づく情報を最初に提供し、その後、他の仮説的情報によって最初の情報を検証することで、いかに強迫性障害患者が対照者よりも現実の情報に対する疑念を増大させやすいかを明らかにしたものである。しかしながら、ＯＣＤ患者の場合、想像上のナラティブが生じやすいとはいえ、ＯＣＤとは無関係な状況では正常な推論過程が働いている。ＯＣＤにみられる疑念に対する感受性は、反証バイアスに起因すると考えられ[107,120]ており、このバイアスはおそらく、慢性的な確信の欠如

によるものであると思われる。種々の推論の誤りがＯＣＤに特異的なものか否かを明らかにするには、さらなる実証研究が必要である。このほか、こうした推理の誤りおよび疑念の推論があらゆるタイプの強迫的な思考、イメージ、衝動に当てはまるものなのか、また、これらが強迫状態の原因なのか結果なのかは依然として不明である。

ＯＣＤにおける制御についての二次的評価

ＯＣＤ患者では、強迫観念の重要性と制御の必要性に関する自記報告式尺度の得点が、非ＯＣＤ患者群および健常対照群に比べて有意に高いというかなり一貫した結果が得られている[例：514、520]。他の研究では、制御に関する認知的評価と信念の指標が強迫症状の指標と有意に相関することが示されている[例：87、520]（相反する所見については、他の文献[136]を参照のこと）。

制御に関する評価と信念がＯＣＤに関与しているという説を最も強力に裏づける研究結果が、侵入思考解釈調査票（Interpretations of Intrusions Inventory：ＩＩＩ）および強迫的信念質問票（Obsessive Beliefs Questionnaire：ＯＢＱ）を用いた研究から得られている。これらの評価尺度は、いずれもＯＣＣＷＧが開発したものであり、ＯＣＤにおける誤った評価と信念を調べる自記式の評価尺度として有用であることが広く確認されている。ＩＩＩには、侵入思考を制御することに関する誤評価を測る下位尺度があり、ＯＢＱには、ＯＣＤに関連した非機能的信念を測る六つの下位尺度がある。このうちふたつの下位尺度は、思考の重要性に関する信念、および侵入思考ないし強迫観念を制御しなければならないという信念を評価するためのものである。ＯＣＤ患者約二五〇例を対象に行なわれた二件の個別の研究（研究一では被験者数一〇一例、研究二では被験者数二四八例）において、制御に関する評価（ＩＩＩ）および信念（ＯＢＱ）を測る項目と、ＯＣＤ症状の指標との間に有意な相関がみられ、ＩＩＩおよびＯＢＱの制御に関連した項目の得点は、非ＯＣＤ不安群および健常対照群よりもＯＣＤ群で有意に高かった。[390,391]シカらは、[505]ＯＢＱとＩＩＩのイタリア語版を用い、制御に関する下位尺度の得点が、全般性不安障害群および健常対照群よりもＯＣＤ群において有意に高いことを確認した。また、ジュリアンらは、[261]強迫的な反芻があり、顕在的な強迫行為のない個人では、制御に関するＯＢＱの得点が洗浄強迫のある患者よりも有意に高く、確認儀式を行なう患者よりもやや高いことを明らかにした。

　思考の制御に関する認知的評価が自我異和的な侵入思考および強迫観念の持続にどう関与しているかを直接検討した研究は、今のところほとんど存在しないが、ＯＣＤ患者は、健常者と比べ、意思とは無関係な、自我異和的な侵入思考を制御しようと試みるものの、これに成功したと感じることは比較的少ないと報告することが多い。[282]さらに、不安障害群および健常対照群と比べ、ＯＣＤ群は心配や罰などの無益な思考制御方略を用いる傾向が強く、気晴らしなどのより有効な制御方略を用いることが少ない。(7、11) パードン(422)の報告によれば、思考抑制実験において、思考制御の失敗に対する認知的評価は、思考の抑制努力の予測変数であり、また、制御に関する非機能的信念と抑制努力との相互作用は、思考の再発抑制の予測変数であった。(419) 最後に、トリン(539)らは、自身らが実施した思考抑制実験の結果を再分析し、不安障害群および健常対照群と比べ、ＯＣＤ群では思考の侵入に対する制御の失敗を内的に帰属させる傾向が強いことを発見した。

これらの結果は、自我異和的な侵入思考および強迫思考の制御失敗が重要な意味をもち、悪い結果をもたらし得るという認知的評価および信念が、強迫観念の発生に深く関与していることを示唆するものである。しかしながら、明らかとなっていない問題も多く存在する。たとえば、ＯＣＤにおける誤った二次的評価プロセスの正確な性質、この評価プロセスが強迫観念の頻度と重症度に及ぼす影響、制御に関する誤った評価と中和反応・強迫儀式との関係、こうした認知過程のＯＣＤに対する特異性などは、未だ明らかになっていない。

統合モデルと治療との関連性

近年、ＯＣＤ、特に強迫観念の治療に認知的介入戦略を用いることが大いに注目されている。多くの行動研究者が、強迫症状を治療する際に用いられる標準的な暴露反応妨害法（ＥＲＰ）に、認知的介入を統合することを提唱している。[79、178、440、441、486、547] ＯＣＤに対するこの新しい認知行動療法（ＣＢＴ）は、本章において前述した認知的評価モデルから派生したものである。

ＣＢＴアプローチによる治療では、症状の軽減を図るために認知的介入と行動的介入の両方の戦略が用いられる。症状の軽減は、強迫思考を持続させる疑念の推論、誤った評価と信念、および非機能的な中和反応に変化をもたらすことによって行なわれる。ＣＢＴの主要な治療要素を表６‐２に示す。これらは、ＯＣＤに対する認知行動療法プロトコルにおいて重視されているものである。議論を続ける前に、ＥＲＰが依然きわめて重要な治療要素であり、認知行動療法プロトコルの主要な部分を占める点に触れておく。[例：174、441、483、485] ＥＲＰは現在でも、ＯＣＤに対する確立された治療法として唯一認知されている心理的介入である。これに対し認知療法は、とりあえず有効と思われる治療法として評価されているに過ぎない。[73] 専門家のコンセンサスに基づく強迫性障害の治療ガイドライン[316]（Expert Consensus

表6-2　OCDに対する認知行動療法の治療要素

評価モデルに関する教育 強迫症状とそれに伴う苦痛の持続に誤評価と中和がどう関与しているかについて，認知的視点から説明する。これにより，クライエントは以降治療を続けるにあたっての根拠を得ることになる。
評価および侵入の同定と区別 強迫観念の重要性を一次段階でどのように誤って解釈しているかを認識させる。この際，強迫観念ないし侵入と，侵入に対する認知的反応（意思とは無関係に生じる思考に対する認知的評価）とを区別することがきわめて重要になる。
認知的再構成化 標準的な認知技法を用い，強迫観念に対する非適応的な評価の真偽を検証する方法を教える。
強迫観念に対する別の認知的評価 意思とは無関係な侵入思考の発生および／または内容について，より適応的な，さほど不安を誘発しない解釈の仕方を身につけていくことに重点を置く。
強迫儀式，中和，および回避の役割 強迫観念の持続を招く強迫行為，中和および回避の影響を軽減するために，暴露反応妨害法を行なう。
行動実験 強迫観念についての誤った評価や信念を検証するために，行動実験を行なう。これら実験の目的は，クライエントに種々の経験を提供し，これによって強迫観念に対する非適応的な反応に代わり，より健全な反応を受け入れてもらうことである。
自己関連的（self-referent）信念とメタ認知的信念の変容 治療を続けるなかで，意思とは無関係な侵入思考の重要性と制御に関する中核的信念に対処する必要がある。
再発予防 治療を終了する前に，症状の再発への対応を検討する。

備考：Clark[79]より許可を得て転載

Guidelines for Treatment of Obsessive-Compulsive Disorder）では、ＥＲＰは強迫観念と強迫行為双方に対する最も適切な行動療法であるとされている。一方、認知的介入は、ＯＣＤにおける信念を標的にし、おそらくＥＲＰのコンプライアンスを向上させることで、付加的な利点をもたらすものとされている。

最近、強迫観念と強迫行為に対するＣＢＴについて詳述した書籍、章、およびレビュー記事が複数発表された。(79、178、441、485) 本章では、認知行動療法に関する記述のなかでこれまで言及されてこなかったＣＢＴのふたつの要素、すなわち、強迫思考に特徴的にみられる誤った帰納的ナラティブと推論の混同の変容、および制御に関する二次的な誤評価の修正について簡単に論じたいと思う。

推論に対する治療

推論に対する治療の最終的な目標は、疑念のナラティブを知覚への信頼に置き換えることである。他の認知行動アプローチと同様、推論に対する治療の場合も、侵入思考の現実味を帯びた価値と重要性から解放されることが目標となる。しかし、推論の混同のレベルに働きかける介入では、思考を単なる思考として特定するのではなく、仮定的な可能性が（たとえわずかであったとしても）現実に起こり得ると確信させているナラティブを治療の標的とする。場合によっては、クライエントが可能性に関する想像上の世界へと移行し、強迫的な疑念が「現実のものとして認識」されるようになる境界点を特定しようと試みることもある。この境界点を超えると、想像上の問題と現実の問題とが混同され、その結果として、儀式や他の中和反応が必然的に生じるようになる。OCDにおける疑念の一次的および二次的な推論を変容させるステップについて以下に要約する。より詳細な記述については、別の報告に譲ることとする。[387]

一．一次的推論および二次的推論、およびそれに伴うナラティブについて聞き出す。最初のステップは、一次的推論を確信させているナラティブについて詳細に調べることである。一次的推論は、「私は感染しているかもしれません」といった簡単な発言で表現されるかもしれないが、そのことをいつまでも確信させているナラティブを聞き出せば、この推論の影響力をはるかに正確に把握することが可能になる。一方、推論に対する治療の限界として、クライエントが推論の結果に関するイメージ（二次的推論）に囚われているために、一次的推論がすぐには見えない場合がある。また、OCD患者、特に整頓強迫（例：この物の位置は正しくないかもしれない）のある人の場合、一次的推論の外的な帰結を報告しない場合が多い。しかしながら、多くの場合は、自分自身に対する感情という形での内的な帰結がある。

二．ナラティブおよび推理の誤りの起源を明らかにする。推論の重要な前提となるナラティブについて聞き出したら、次のステップは、ナラティブの出てきた情報の源を調べることである。一般に、ナラティブに出てくる「知識」は、信頼性の低い、関連性の薄い情報源に基づくものであり（うわさ、記憶、無関連な事実、不適切な連想、想像の連鎖、一見類似した出来事など）、実際の経験や証拠が根拠になっていることはまずない。そこで、こうした情報源が目の前にある現実とはかけ離れたものであることを強調する。ナラティブを詳細に検討したら、次なる目的は、（たとえクライエントがその物語を信じきっていたとしても）そうした物語の大半が想像による主観的なもので、実際の証拠に基づくものではないことをクライエントに理解してもらうことである。

三．OCDにおける危険の認知と正常な危険の認知との相違を強調する。この時点で、OCDに侵されていない生活場面での推論過程に注目する。この狙いは、OCDが顕在化する状況としない状況とで、感覚に基づく情報への信頼度に差があることを強調することである。そうすることで、OCDにおける推論および逆の推論過程がもつ主観的で想像的な性質が浮き彫りになる。クライエントは一般的に、OCDが顕在化しない場面では、状況を把握するのに知覚（視覚、触覚、嗅覚、聴覚、味覚）を用い、そこからその意味について推論する。この方法は、OCD

が顕在化した場面でのやり方と異なるどころか、正反対のものである。ＯＣＤが顕在化する場面では、「五感」が何も問題がないことを伝えても、当人はなおナラティブに基づいて問題があるに違いないと推論する（逆の推論）。ナラティブの展開は、事実上、感覚の利用に「拮抗」するのである。

四．ＯＣＤにおける自己関連的なテーマを正確に特定する。 ＯＣＤ患者が誤った推論につながる推理を実際にしやすいことが明らかになっても、その推論の内容が個人特有のテーマに関連することについての説明が必要となる。著者らは、この内容が、突き詰めれば自己関連的なテーマに関係していると考える。たとえば、「何かなくしものをしたかもしれない」という推論は、実際に物をなくすタイプの人間として自分自身を見ていることを意味する。こうした自己関連的なテーマは、世界や他人に対する自己の位置づけを反映していると考えられ、しばしば個人に特有でそれぞれ微妙に異なるものであり、一般的信念にはっきりと分類されるものではない。状況的な引き金が、特定の疑念とそれに伴うナラティブを誘発するか否かということの根底には、自己関連的なテーマ（信念）が関わっている。この見解は、アンビバレントな自己評価という脆弱性因子とも関係している。

五．ナラティブにおける推理の誤りの役割を明らかにする。 ナラティブが強い感情と行動を誘発するほどの多大な影響力をもち、推論が「推論の混同」に基づく根拠のないものだとわかっていても、それが我々の意識を強力に捉えるものであるということを明らかにすることが重要である。ナラティブの支配力を証明する方法として、クライエントが普段経験している強迫観念の適当なシナリオを利用し、そのナラティブを例に挙げておき、次に別のシナリオを考えて代替のナラティブを展開することで、ナラティブが感情と一次的推論に及ぼす影響を検討するという方法がある。

たとえば、ＯＣＤにおける前述のナラティブに代わるものとして、以下のようなものが考えられる。「うちの子供たちが外で遊んでいたけれど、わざと汚いものを触ったりはしなかった。道路には多少の泥が落ちているけれど、子供たちは地面で遊んでいたわけではないし、わざわざ汚いものを拾い上げたりはしない。子供たちだっていつも家に帰ったら手を洗うようにしているし、この子たちが外にいたからって私が汚いということにはならない。汚れが目に見えるのなら話は別だけれど、見えないし、感じない。現実を見るとき、私は自分の想像ではなく、感覚を信じるようにする」。

代替のナラティブを組み立てることは、もとのナラティブに含まれる推理の誤りについて話し合うことと密接に関係している。代替のナラティブは固定したものではなく、ＯＣＤのナラティブに対するクライエントの確信が薄れるにつれ、数セッションにわたってさらに詳細に補足していくことができる。実際、著者らは、クライエントの課題シートにナラティブの各要素に対する確信度を評価する項目を設けている。代替のナラティブを作る目的は、ＯＣＤにおけるナラティブをより現実的なものに置き換えることではない。むしろその目的は、ＯＣＤのナラティブが疑念とそれに伴う感情を増大させること、また、ナラティブを変化させることで疑念が変化するということをクライエントに気づかせることにある。ナラティブ以外には何も変わっていないことで、強迫観念による不快感の原因が、現実ではなく主観的なナラティブにあることが強調される。ただし、他の認知的技法についても言えるが、このナラティブ自体がひとつの中和行為とならないようにすることが重要である。

六．ナラティブを利用して不安の軽減と確信度の低下を図る。

次に、セッションのなかで、強迫的な疑念に関するナラティブを代替のナラティブに置き換えることでこれを変化させる練習をする。その目的は、推論の混同がナラティブの影響によって生じるものであり、推論の背後にあるナラティブを変化させれば、この混同を変容させることができるということを確信させることにある。この課題が成功するためには、代替のナラティブが緻密で、強迫的なナラティブの全般に対応している必要がある。無論、代替のナラティブは自動的でないため、強迫的なナラティブよりも組み立てに多大な努力を要する。

七．現実の「知覚」。

ここでは、ＯＣＤが顕在化した状況で、いかなるナラティブも展開せず、一次的な強迫的推論も行なわないようにさせる。そうした推論は百パーセント主観的であるとし、代わりに感覚に基づく、いま目の前にある現実の情報を信じるようにさせるのである。現実を知覚させる理由は、暴露療法や現実検討のそれとは若干異なる。現実の「知覚」では、状況を回避したり、ナラティブを展開してさらに疑念を増大させたりする代わりに、拮抗的な論理を用いて、五感を通じて得られた情報のみによって現実を把握させる。他の認知行動療法の場合と同様、知覚の利用を妨げるような、また、強迫的なナラティブによって根拠が正当化されているような回避行動や中和儀式は、程度を問わずすべて排除することが非常に重要となる。

制御に関する二次的評価の治療

誤った二次的評価に対処する最初のステップは、制御に対する認知的評価をどのようにして自覚するかである。このとき、ＯＣＤ患者に対していくつかの質問をする。こうした質問としては、「強迫観念をコントロールすることは、あなたにとってどれほど重要ですか？」「意思とは無関係に浮かんでくるそうした思考をコントロールできないとき、何が一番心配ですか？」といったものがある。これら質問の目的は、自らの対処方略、および強迫観念を制御できなかった場合に予想される結果をクライエント自身が検証できるようにすることである。制御について自動的に生じる評価に対し、クライエントの感受性を高めるソクラテス的質問法および宿題を用いることで、制御に関する二次的評価の特定が可能となるはずである。

制御に関する最も顕著な二次的評価が特定できたならば、認知的・行動的介入の計画を立て、「強迫観念を制御することが、その頻度を低下させ、苦痛を緩和するうえできわめて重要である」というクライエントの誤った信念を検証する。このために、思考制御と中和行為が強迫観念に対する対処法として本当に有効かどうかを検証する種々の行動実験を行なうことが可能である（さらなる考察については、他の文献[79、441]を参照のこと）。たとえば、強迫観念の頻度とそれに伴う苦痛についてクライエントに日記をつけてもらい、特定の日には強迫観念を普段よりも強く制御し、別の日には思考制御努力を放棄するよう指示を与える。その後、「制御日」と「非制御日」との間で強迫観念の頻度と苦痛の程度を比較する。この介入の目的は、新たな情報と体験を提供することで、強迫観念を制御しなければならないという認知的評価と信念を反証し、強迫症状を軽減するうえで制御が不要であるばかりか逆効果をもたらすという、より健全かつ適応的な視点を強化することである。このほか、強迫観念について恐れるべきことは何もなく、ＯＣＤに伴う苦痛を軽減する最良の方法が強迫観念に対して「何もしないこと」であるとOCD患者が理解するうえで、ERPもきわめて有効である。ただし、上述したような治療目標を達成するには、「強迫観念を制御しなければならない」「意思とは無関係に生じる自我異和的で侵入的な思考、イメージ、および衝動を制御できなかった場合に予想される否定的な結果を回避しなければならない」といった評価を直接検証し、これを反証することが重要となる。

結論および今後の方向性

本章では、臨床的な強迫観念の原因と持続に関する認知行動モデルを紹介した。このモデルは、OCDに関する認知的評価論および強迫観念に関するオコナーらの推論モデルを参考にしたものである。(1, 383, 386) 意思とは無関係に生じる自我異和的で侵入的な思考、イメージ、および衝動は、一般集団においても自然に生じる現象であることが確認されているが、同モデルでは、臨床的な強迫観念もこれらと同じタイプの侵入に起源をもつと考えられており、この考えは他の認知行動的見解と一致する。しかし、侵入思考の発生を起始点とみなす他の各種認知的評価論と異なり、このモデルでは、一般的および特異的な脆弱性因子が前もって存在し、誤った帰納的推論過程が活性化されることで、結果的に誤った一次的な疑念の推論が行なわれるという見解がとられている。意思とは無関係に生じる自我異和的な侵入思考が、意識の流れのなかで単発的に生じた奇異な事象として終わるか、それとも思考の重要性と制御に関する誤った一次的および二次的評価を連鎖的に引き起こす影響力をもつに至るかは、この疑念の一次的推論が活性化されるか否かにかかっている。本章では、脆弱性因子を有する個人が誤った推論や認知的評価に陥った場合に、自我異和的な侵入思考ないし強迫観念の頻度、強度、および制御困難度を増加させる種々の認知過程に焦点を当てた。

図６‐１に示した認知行動モデルに基づき、いくつかの治療指針を提示したが、これらは強迫性障害に特徴的にみられる誤った推論過程および制御に関する誤った二次的評価を正すことに特に焦点を当てたものである。本章で論じた認知的介入と行動的介入の戦略は、他のＣＢＴプロトコルにおいて提唱されている治療法の改良型に近いものである。他のアプローチと著者らのアプローチの主たる相違点は、治療の焦点ないし標的にある。誤った推論と制御に関する二次的評価は、強迫症状を持続させ悪化させるものであり、これらを修正することに一層の重きを置けば、強迫観念に対する認知行動療法の有効性が増すと著者らは考える。

実証的文献のレビューが短かったことからもわかるように、本章で紹介した見解の多くは、臨床経験と一部の予備的な実証的所見に基づいた推測に過ぎず、重要な問題が未だ数多く残されている。強迫的な現象をすべて疑念の推論という観点から説明することは可能であろうか。誤った帰納的推論おおよび一次的・二次的評価は、ＯＣＤの原因なのであろうか、結果なのであろうか、それとも随伴現象なのであろうか。こうした認知過程は、他の不安障害やうつ病と比較した場合、どの程度ＯＣＤに特異的なのであろうか。これらの現象を評価する最も正確で信頼性の高い方法とはどういったものであろうか。治療に関して言うと、誤った推論と認知的評価の修正に重点を置くことによって、ＯＣＤに対する心理療法の有効性は増すであろうか。これらの認知過程に一層の重きを置くことで、治療上何らかの利益が得られるであろうか。また、最後に、著者らが提唱したように治療の重点を移すことが、特定のタイプの強迫症状により適しているといったことはあり得るだろうか。こうした疑問の多くを解明すべく研究が開始されるまでは、本章で解説した概念的枠組みおよび治療指針があくまで暫定的なものであることに留意されたい。

第七章　精神病と侵入思考

アンソニー・モリソン

精神病の侵入思考の性質

これまで精神病における侵入思考は、ほとんど注目されてこなかった。しかし、精神病的体験を理解するために、認知的アプローチへの関心が高まりつつある。いくつかの精神病の認知モデルには、意思とは無関係に生じる侵入思考（Unwanted Intrusive Thoughts：本章ではＵＩＴと略す）が取り入れられており、このUITの、精神病性障害の発生と維持における役割を理解するために、メタ認知的アプローチが採用されている。(171、355、364)

本章では、侵入思考について、これまでの定義に基づいた基礎的な定義を採用する。侵入思考は、「意思とは無関係な、制御不能なものとして体験される思考、イメージ、または衝動であり、進行中の活動を中断させる」と定義されている。(238、436) ただし、これまでの定義と、本章のより包括的なアプローチとの間には、区別すべき重要な点がある。これまでの定義では、侵入思考が自らのなかから生み出されるもので、内的に帰属されると言われていた。しかし本章では、内的に帰属される侵入思考だけでなく、自らの外に帰属される侵入思考も扱う。侵入思考が外的に帰属されると考えれば、精神病についてさらなる理解が得られるだろう。精神病的体験は、精神病以外の侵入思考といくつかの点でとても似ている。侵入思考がどこに帰属されるかは、評価のプロセス (appraisal process) として捉えることができる。

統合失調症をはじめとする精神病性障害の症状はさまざまであり、診断の信頼性と妥当性にもいくつか問題がある。そのため多くの研究者は、精神病の病因と治療の検証に際しては、大まかに定義された臨床症候群ではなく、症状に焦点を当てるべきだと指摘している。(35、407) そこで本章では、精神病の陽性症状に焦点を絞る。陽性症状は、統合失調症の症候群のなかでも目立つものである。陽性症状には、

㈠幻聴（考えが聞こえる、患者自身についての話や議論、患者の活動について説明する声が聞こえる）、㈡被害妄想（外部の何者かが自分に危害を加えようとしていると信じている）、㈢関係妄想（外部の何者かが自分の話をしていると信じている）、㈣身体的なさせられ体験（身体的感覚が、外部の何者かによって引き起こされているような体験をする）、㈤思考吹入（外部の何者かによって考えが頭のなかに吹き込まれるように感じる）、㈥思考奪取（外部の何者かによって考えが抜き取られているような体験をする）、㈦考想伝播（自分の考えが他人に伝わっていると感じる）、などがある。本章ではこのほか、思考障害（または脱線思考やことばのサラダを含む言語障害）についても取り上げる。

精神病的体験とUITの間には、いくつか似ている点がある。ガレティら(183)によると、妄想的観念をもつ患者の多くが、UITに一般的にみられる特徴（例：抵抗［六九％］や干渉［四七％］）をもっていた。しかも、高い得点（十点満点で八点以上）であった。また、幻覚とUITとの間には、多くの共通点があると言われている(364)。幻聴にはUITと同じように外的な引き金がある(370)。また、幻聴の声は、UITと同じようにストレスによって増加することが多い(398)(238)(370)。

精神病以外のUITと同じように、幻覚を、正常な体験が変化したものとして捉えることもできる(442)(353)。また、UITと幻聴の内容が似ていることもわかっている。幻聴では、多くの場合、性、宗教、または暴力に関連したテーマについてコメントする声が聞こえる(71)。このようなテーマは、UITにも共通している。[438] また、幻覚と妄想も制御困難に感じられることが多い。[71,200] 精神病症状では、繰り返し侵入的イメージが想起されることが多く、こうしたイメージは、精神病的体験のテーマに関連している。たとえば、声の主が知覚されたり、声が語る内容や妄想的観念の内容、外傷的な記憶などが知覚されたりする。[361]

精神病的体験とUITとの類似点から、UIT・イメージ・衝動を外的に帰属させたために、精神病的体験が生じると考えられる。たとえば、宇宙人の装置によって考えが頭のなかに送信されてくると患者が信じているケースは、UITを誤帰属させた結果と考えることができる。自分の動きが神またはは悪魔によってコントロールされていると感じている患者の場合、侵入的な衝動を誤帰属させている可能性がある。また、自分自身または他人に危害を加えるよう命令する隣の住人の声が聞こえるという患者は、UITを誤って外的に帰属させていると考えられる。実際に、精神病の認知行動理論では、精神病的体験が外的帰属や認知的評価の結果として起きていると考えられている。[35,184,364] 前に述べたように、精神病的体験と精神病以外のUITの違いは、「どこに帰属させるか」である。これは、それぞれを定義する特徴というよりも、UITに対する異なった認知的評価だと言える。しかし、内的に帰属される精神病性UIT（妄想的観念、誇大観念など）も数多くあり、その多くは文化的に受け入れられない内容である。[355] それゆえ、文化的に受け入れられないUITは精神病とみなされる可能性があり、また、ＵＩＴを外的に帰属させると、文化的に受け入れられない内容になる場合が多い。

精神病のＵＩＴの研究は、今まででひとつだけである。モリソンら[356]は、苦痛思考質問票[82]（Distressing Thoughts Questionnaire）を用い、統合失調症患者のＵＩＴの頻度と次元を評価した。その結果、統合失調症患者は、健常者よりも不安に関連した侵入思考を多く経験することがわかった。また、幻聴を経験している患者には、抑うつ的な侵入思考が多く生じることもわかった。思考に対する不満度、思考を消失させることの困難度、思考に関する心配といった次元でも、差がみられた。強迫症状と妄想的観念を比較した研究では、強迫思考をもつ患者のほうが、思考に対して強く抵抗しており、また、侵入思考を意味の通らないものとみなして安心を求める傾向が強かった[247]。

ＵＩＴに妄想的観念と幻覚を含めて広く定義し、精神病者と一般集団におけるＵＩＴの発生率（prevalence）や次元を評価した研究も行なわれている。ヴェルデューら[549]やピーターズら[409]は、精神病歴のない人の多くが妄想的観念をもつことを示した。ピーターズら[409]によれば、大規模な健常者サンプル（四七〇名）において、三〇％の人が妄想的観念を「体験したことがある」と答えた。また、何らかの宗教的カルトに属する人たちは、妄想的観念の得点が有意に高かった。妄想的観念の内容によっては、発生頻度の範囲が各群でかなり重複していた。このような結果から、ピーターズらは、精神病患者と一般集団・新興宗教入信者を区別するのは、妄想的観念の内容ではないとみている。患者と健常者の違いは、妄想的観念の確信度、苦痛度、心的占有度である。この結果は、強迫性障害と健常者の侵入思考の違いに驚くほど似ている[442、484]。

幻覚の研究からも、一般集団が幻覚をよく体験することがわかっている。学生では、声が聞こえる、自分の考えが声になって聞こえる、といった経験が比較的高い確率（二四～四九％）で報告されている[24、366、415]。地域住民を対象とした調査でも、幻聴の年間発生率は約五％であり[255、538]、生涯発生率は一〇～二五％と推定されている[254]。統計的には、配偶者の死のようなライフイベントの後に、幻覚を経験することは正常だと言える[194、195、449]。

今までに、幻聴の声に対する患者の信念が感情や行動に影響することがわかっている[71]。たとえば、幻聴の声に支配力や悪意があると信じている患者は、苦痛を感じて声に抵抗したり、声を抑えようとする傾向が強い。一方、幻聴の声が好意的であると信じている患者は、肯定的な感情を抱き、その声に関わろうとすることが多い。また、幻聴の声に対する患者の解釈は主観的苦痛を強める場合があり、声に対する解釈は、幻聴そのものの頻度よりも苦痛を予測しやすい[356]。研究結果から、㈠「精神病性の」侵入思考そのものは正常な現象であること、㈡侵入思考に対する解釈の仕方や、侵入思考に対する反応の違いが、精神病患者と一般集団との違いであることが示唆される。精神病以外のＵＩＴと同じように、精神病的体験による苦痛は、体験への認知的評価に左右される。

侵入思考に対する解釈が、精神病症状かあるいは非精神病性のものと位置づけられるかは、解釈が文化的に受け入れられるかどうかで大きく異なってくる。[355] 我が子を部屋の壁めがけて放り投げるという侵入的な衝動を経験したときに、それを疲れとストレスのせいと考えて忘れ去ってしまえば、心理的な問題は生じにくい。侵入的な衝動を内的に帰属させた場合でも、衝動を実行してしまうのではないかと心配し、その衝動を抑えようとする場合には、強迫性障害（ＯＣＤ）を発症しやすくなる。一方、侵入的な衝動を、「亡くなった親戚が墓のなかから自分を操ろうとした」と解釈して、こうしたことが起こるのを避けるための行動に出た場合は、精神病と判断される可能性が高い。同じように、「家族が交通事故に遭う」という侵入思考を体験したときに、「交通事故を防ぐためには儀式を行なわなければならない」と解釈した場合は、ＯＣＤの症状とみなされるだろう。しかし、「政府機関が自分を苦しめるためにそうした思考を頭のなかに吹き込んだ」と解釈した場合は、精神病の症状とみなされる。要するに、精神病的体験の正常と異常を分けるのは、ＵＩＴに対する評価（解釈）と反応の違いであり、非精神病性のＵＩＴと精神病的体験を区別するのは、侵入思考の発生源に対する認知的評価（帰属のさせ方）の違いなのである。

精神病の侵入思考の発生と維持

ＵＩＴと精神病の発生・維持を関連づけたモデルもある。モリソンら[364]は、㈠幻聴は侵入思考を外的に帰属させた結果生じる、㈡侵入思考の帰属バイアスは、ＵＩＴの体験そのものと、ＵＩＴのもつ意味についてのメタ認知的信念のギャップに影響される、と考えた。またモリソン[355]は、精神病的体験は、侵入思考を文化的に受け入れられない形で解釈したものと考えた。一方、ウェルズら[585]は、認知的自己制御モデルを提唱した。ウェルズらはこのモデルのなかで、心理的な機能障害を伴う認知注意症候群について述べている。認知注意症候群には、自己注目、脅威の監視、肯定的信念や否定的信念に左右される無益な自己制御方略などが含まれる。最近では、認知的自己制御モデルが精神病的体験の発生を説明するのに用いられているが、このモデルでも、侵入思考に対する評価や、侵入思考の制御方略が、幻[366、367]覚や妄想[166]などの精神病的体験に関わっていると考えられている。

ＵＩＴと精神病の発症

ＵＩＴは、精神病的体験の発生に直接影響することがわかっている。ベーカーら[16]は、「幻聴はＵＩＴ

を外的に帰属させた結果である」という仮説を検証するために、言語連想テストを用いたソースモニタリング課題を行なった。課題の結果を、幻聴がある統合失調症患者群、幻聴のない統合失調症患者群、健常者群で比較したところ、幻聴がある統合失調症患者群は、他の群と比べて頭に浮かぶ考えを制御する力が非常に弱いと考えており、また、頭に浮かぶ考えを、自分が望んだものではないと強く認識していた。ＵＩＴの制御不能性と危険に関する否定的なメタ認知的信念は、幻聴を強く予測し、「ＵＩＴは制御不能で危険である」と強く信じるほど、幻聴が聞こえる可能性が高かった。また、ＵＩＴの制御不能性と危険に関する否定的なメタ認知的信念は、外的帰属バイアスと関連していた[16]。

最近では、精神病のハイリスク群を対象にして、精神病エピソードを予測し、予防するための研究が増えている。オーストラリアの研究では、約四〇～五〇％の人が一二ヵ月以内に精神病を発症するような、初発精神病の超ハイリスク群を特定できることが示されている[622、623]。最近行なわれた無作為化比較対照試験では、ハイリスク群を対象に、精神病を予防するための認知療法が行なわれ、超ハイリスク者では、健常者よりもＵＩＴをコントロールできるかどうかの心配の程度が有意に高かった。また、ＵＩＴへの否定的信念の程度も有意に高いことが示された[362]。

ＵＩＴと精神病の発症の関係は、現時点では推測の域を出ない。しかし、この説を支持するエビデンスがいくつか存在する。また、ＵＩＴの持続に関連するいろいろな要因が、精神病の持続にも関与していると言われている。

UITと精神病の持続

UITを持続させるプロセスと精神病的体験を持続させるプロセスとの間には、多くの類似点がある。そのようなプロセスとしては、安全行動、非機能的な思考制御方略（抑制など）、無益な認知的評価、メタ認知的信念、気分、生理学的プロセスなどがある。このようなプロセスが、文化的に受け入れられないUIT（＝精神病的体験）の持続に関係していると考えられている。

さまざまな心理的障害（OCD、パニック障害、外傷後ストレス障害、全般性不安障害など）でのUITには、以下のような内容が共通してみられる。たとえば、「今にも正気を失いそうだ」「精神のコントロールを失ってしまうのではないか」など。「狂気」に対しては、社会からの否定的なステレオタイプがある。「深刻な精神障害を抱える人は、理解不能で手がつけられず、社会に対して脅威になる」という偏見である。精神病患者自身も、このような偏見を自分自身に対してもっており[39]、精神病患者のほぼ七〇％が、「正気を失うのが怖い」という前駆症状をもっている。[230] 最近の研究では、初発の統合失調症患者一九例のうち八例が、精神のコントロールを失う不安を早期の前駆症状としてもっていた。[349] このことから、精神病的体験の持続には、コントロールを失うことへの認知的評価が関わっていると考えられる。

安全行動は、恐れている結果を防ぐための行動である。しかし、安全行動をとると間違った予測への反証が得られなくなり、その結果、苦痛が維持されてしまう。このような安全行動と非機能的な思考制御方略は、精神病的体験と関係していることがわかっている。モリソン[353]は、幻聴がある人は恐れている結果を避けるために安全行動をとると示唆している。恐れている結果の内容は、幻聴に対する個人的な意味づけ（idiosyncratic meaning）によってさまざまである。最近の研究では、苦痛を伴う幻聴がある人は、安全行動をとり、また、その安全行動を操作できることがわかっている[381]。安全行動は、被害妄想がある患者にもみられる[169]。被害妄想がある患者は、攻撃を避けるために変装したり、特定の道順を歩いたりする。幻聴がある患者は、祈ったり、よいことについて考えたり、気晴らしをしたり、回避したりして、命令幻聴に従わないようにするのである。

精神病のＵＩＴを制御する方略について、思考制御質問票[584]（Thought Control Questionnaire：ＴＣＱ）を使って検討した研究がいくつかある。モリソンら[366]は、幻覚の素因の得点が高かった健常者では、素因の得点が低かった健常者よりも、罰と再評価による思考制御方略を多く用いていたと報告している。フリーマンら[166]は、被害妄想のある患者と全般性不安障害患者で思考制御方略を比較した。その結果、両群間に有意差はなかった。別の研究では、統合失調症患者のほうが健常者よりも、心配や罰による思考制御方略を多く用いており、また気晴らしによる制御方略を用いることが少なかった[359]。

UITをコントロールしようとすると、逆説的な効果が起こる[563]。抑制によって幻覚や妄想などが持続すると示唆されているが[364]、抑制が精神病的体験の発生にどう影響しているのかはわかっていない。最近では、思考抑制が聴覚的錯覚の鮮明さにどう影響するかが健常者を対象に検討され[182]、自己と矛盾する（自我異和的な）思考を繰り返し抑制すると、錯覚の鮮明さが増すと報告されている。この結果は、UITの抑制が幻覚の発生と持続に関わっているという仮説を支持するものである。

精神病以外のUITの持続因子は、選択的注意である。精神病患者は、自己とUITを強く意識しており、たとえば幻聴のある患者は、対照群と比べ、私的自己意識の得点が高かった[358]。また幻聴のある患者は、注意の焦点を内部に向けるので、自らの思考を外的に帰属させやすい[139]。いくつかの研究では、被害妄想のある患者は、自己意識が強く、脅威情報に対して強く警戒することが示されている[36、170、511]。

気分や生理的要因も、意思とは無関係な精神病的体験の発生と持続に影響している。たとえば、不安は、被害妄想の形成において中心的な役割を果たすと考えられており[171]、フリーマンらは、被害妄想には、危険の予期が関わっていると述べている[167]。また、幻覚はストレスによって悪化し[510]、幻覚患者では、思考によって生じた感情が強いと外的帰属バイアスが強くなってしまう[357]。感情が妄想と幻覚に及ぼす影響については、フリーマンら[168]の研究を参照されたい。このほか、感情の処理と生理学的プロセスとの間には、明らかに相関がある。また、生理的覚醒と精神病的体験との間にも関連があることが報告されている[530,540]。

メタ認知的信念は、思考・イメージ・記憶・注意などの認知的産物や、認知過程の意味と作用についての信念である。メタ認知的信念は、情報処理の計画および対処方略の選択に影響する[585]。精神病患者と健常者を対象に、メタ認知的信念の研究が行なわれており、これらの研究では、メタ認知的信念と精神病の脆弱性との関係について研究されている。多くの研究では、メタ認知質問票[70]（Metacognitions Questionnaire：MCQ）が使われ、幻覚に対する脆弱性が強い人は、UITの制御不能性、危険に関する信念、認知的自己意識の得点が、脆弱性が弱い人よりも高かった[366]。また、幻聴のある統合失調症患者は、心配への肯定的信念、制御不能性と危険への否定的信念の得点が、健常者よりも高かった[16]。さらに統合失調症患者全体では、認知的自信や、迷信・罰・責任などに関する否定的信念の得点が、健常者よりも高かった。

フリーマンらによると[166]、被害妄想患者の大半が、妄想思考を制御できるかどうかを心配している。このような思考に対する心配を、心配に関する心配、すなわち「メタ心配（metaworry）」と言う[576]。ロバンら[307]の研究では、統合失調症患者のほうが、健常者や不安障害患者よりも「意思とは無関係に生じる思考の内容には一貫性があるはずだ」という信念が有意に強かった。最近の研究で、幻聴を伴う統合失調症圏障害患者、被害妄想を伴う統合失調症圏障害患者、パニック障害患者、健常者を対象に、メタ認知について調べられたが、[360] その結果、幻聴のある患者は、他の患者よりも強い非機能的メタ認知的信念をもつ傾向があった。心配への肯定的な信念、制御不能性と危険への否定的信念、認知的自信、迷信・罰・責任への否定的信念が、他の三群のうち少なくとも二群より有意に高い得点だったのである。また、被害妄想のある精神病患者とパニック障害患者は、メタ認知的信念の内容が似ていた。そして、メタ認知的信念は、これらの患者のほうが健常者よりも強かった。自己制御実行機能（self-regulatory executive functioning：S‐REF）モデルでは、メタ認知的信念が、精神疾患全般の脆弱性の要因と考えられている。また、一般的なメタ認知的信念のほかに、精神病に特異的な信念もある。たとえば、「被害妄想を抱いていれば危害を避けることができる」というような妄想（パラノイア）に関する肯定的信念は、被害観念の予測因子だと考えられる。また、「妄想がコントロール不能になってしまう」というような妄想に関する否定的信念は、被害観念に伴う苦痛の予測因子だと考えられる。[363]

精神病の発症と持続には、UITが関与しているという考えを支持するエビデンスが得られている。UITには多くの精神病的体験と共通する特徴があると思われ、また、精神病的体験は、非精神病性のUITを外的に帰属させた結果であると考えられる。精神病患者は、UITの意味について無益な信念をもつが、こうした信念は、精神病発症のハイリスク者に特徴的である。また、精神病以外の臨床障害を持続させるプロセスが、精神病でのＵＩＴに対する認知的評価や反応（安全行動、抑制、思考制御方略、選択的注意など）に似ているというエビデンスもある。ＵＩＴに対する文化的に受け入れられないという評価が、認知・行動・感情・生理的反応を引き起こし、精神病的体験に伴う苦痛や障害を持続させると考えられている[355]。しかし、ＵＩＴが精神病の原因なのかどうか、何らかの結論を下す前に、さらに多くの研究を行なう必要がある。今のところ、ＵＩＴを文化的に受け入れられない形で評価することが、精神病的体験や苦痛につながっていくと考えられている。

ＵＩＴの診断基準

精神病におけるＵＩＴの診断基準では、「文化的に受け入れられない」かどうかがきわめて重要な特徴になる。しかし、精神病患者が、不安に関わるＵＩＴや、抑うつに関わるＵＩＴを報告することもある[356]。また、統合失調症患者がうつ病[38]、不安障害[101]、外傷後ストレス障害[165、338]（ＰＴＳＤ）などの診断基準を満たすこともよくある。統合失調症患者の抑うつ的侵入思考や外傷性侵入思考の内容は、精神病そのものと関係している[38]。そして、このような侵入思考は、精神病エピソードの侵入的な記憶として思い出されることが多い[165]。

精神病における侵入思考の評価

精神病の認知行動的アセスメントでは、侵入思考のアセスメントも行なうべきである[354]。アセスメントでは、問題のリストを作成し、情報を集めて事例の定式化を行なう。そして、問題の経緯について聞いたうえで現在の問題に焦点を当て、最近の出来事について分析する必要がある。精神病症状の発生に関与している環境・認知・行動・感情・生理的要因を明らかにするためには、これらを詳細に調べる必要がある。

アセスメントのある項目においては、特にＵＩＴに焦点が当てられる。評価すべき認知的変数には、ＵＩＴそのもの、ＵＩＴに対する当面の認知的評価、ＵＩＴの意味や重要性、予想される結果に対するメタ認知的信念、認知制御方略（抑制、気晴らし、反芻、罰、心配）、情報処理バイアス（選択的注意など）がある。そのほかに評価すべきものとしては、安全行動、行動制御方略、感情面での影響、生理学的要素、環境的な引き金の影響がある。また、これらの変数間のあらゆる相互関係を特定する必要がある。併発している障害について検討し、ＵＩＴとその障害との関係についても評価すべきである。評価の結果をもとに、精神病の侵入思考の認知モデル[355]に沿って事例の概念化を行なう。そして、治療戦略を選択するうえで参考にするのである。

アセスメントは、臨床面接法、質問紙・評価尺度、自己モニタリング課題や日記、行動テストや観察によっても行なうことができる。精神病患者[365]とＵＩＴ[579]の臨床面接については、詳細なガイドラインが他にもあるだろう。しかし、意思とは無関係に起こる精神病的体験や、精神病的体験への認知的評価を調べるにあたって有用な標準化された尺度がいくつかあり、それらの尺度は臨床家の間でも使われている。妄想的観念とその次元（確信度、苦痛度、心的占有度）を調べるためには、半構造化面接や質問紙を使うことができる。半構造化面接には、精神病症状評価尺度[200]（Psychotic Symptoms Rating Scales：ＰＳＹＲＡＴＳ）がある。また、質問紙には、ピーターズ妄想質問紙[409]（Peters et al Delusions Inventory：ＰＤＩ）がある。幻聴とその次元も、半構造化面接（ＰＳＹＲＡＴＳ）で評価できる。幻覚の素因は、いくつかの質問紙[290,367,415]で評価できる。幻覚への認知的評価も質問紙で評価でき、その質問紙には、声の幻聴信念質問票[72]（Beliefs about Voices Questionnaire）、声の幻聴解釈調査表[367]（Interpretations of Voices Inventory：ＩＶＩ）などがある。最近では、妄想に対する認知的評価を調べる質問紙もある（妄想信念評価尺度[363]［Beliefs about Paranoia Scale］）。侵入思考と侵入思考に対する認知的評価、[390]メタ認知（ＭＣＱ）[70]、制御方略（思考制御質問票[584]［ＴＣＱ］）を調べる標準化された質問紙もある。これらの質問紙は、精神病だけでなく、精神病と併発する障害にも使うことができる。このような質問紙が開発されてくれば、精神病のＵＩＴをより正確に評価することができるだろう。

アセスメントのプロセスそのものが、ＵＩＴの発生を減少させ、ＵＩＴによる苦痛を軽減する効果があるということを指摘しておくことも重要である。日記や質問紙を使ってＵＩＴを自己モニタリングすると、症状の頻度が低下する。たとえば、侵入思考を自分でモニタリングしたＰＴＳＤ患者は、侵入症状が有意に軽減した(464)。また、幻聴へのフォーカシング法は、侵入思考の自己モニタリングを治療に応用したものと考えられる(201)。しかし、自己モニタリング法が、精神病の侵入思考、イメージ、衝動を有意に減少させるかどうかは、今後検討していく必要がある。

精神病の侵入思考への介入法

精神病のＵＩＴへの治療法は、精神病以外のＵＩＴへの治療法とほぼ同じである。介入のターゲットは、ＵＩＴそのものではなく、ＵＩＴへの認知的評価である。まず最初に、意思とは無関係な精神病的体験の発生率を説明することが治療上役に立つ。健康な人でも、多くの人が妄想的観念や幻聴を体験しており、また妄想的観念や幻聴を体験していたとしても、必ずしも精神医療サービスが必要なわけではないと強調する。そのような調査結果や、精神病的体験の原因について文書にまとめ、情報を提供すると効果的だろう。情報を提供して、精神病的体験は正常なものであると認識させるのである。このような精神病に対する認識の正常化を図るアプローチは、キングドンとターキントン[269]が最初に考案したものであり、こうしたアプローチを支持するエビデンスが無作為化比較対照試験によって得られている[500、542]。精神病的状態にある個人にUITの体験を正常なものとして認識させるには、他の障害におけるUIT、たとえば強迫思考についての情報を利用することもできる。

このような情報を、「正常化情報（normalizing information）」という。正常化情報の提供は、UITの破局視をやめさせるためのひとつの方法である。また正常化情報によって、UITの意味とその重要性に対しての、苦痛をもたらすような認知的評価を変えることもできる。たとえば、「正気を失いかけている証拠だ」「コントロールを失ってしまう」「誰かからの迫害だ」「他人が自分のなかに入ってきた」といった非機能的な評価を反証することができる。精神病的体験を治療するときには、精神病以外の標準的な認知療法のテクニック[32、577]を応用することも可能である。精神病的体験は、機能的な役割があるために維持されていることが多い。したがって、まずは精神病的体験のメリットとデメリットについて考えるとよいだろう。たとえば、幻聴の声が友人やアドバイスを提供してくれる存在であったり[346]、妄想が敵対的環境を生き延びるための戦略として有効な場合があったりする[363]。ほかにも状況によっては、被害妄想が自尊感情を守る役割を果たすことがあり、妄想によって、「自分は特別で、悪い出来事が起こっても自分が非難の対象になることはない」と感じる場合もある。[37] 精神病的体験のメリットが見つかったら、別の方法で同じメリットを得ることについて話し合う。そして、精神病症状が持続したときのコストについても説明する必要がある。

治療者と患者の間で、「精神病のＵＩＴに介入すべきである」との合意をつくった後は、いろいろな介入戦略を用いて、侵入思考への認知的評価による苦痛と障害を効果的に減らしていくことが可能である。介入戦略には、言語的再帰属法や行動実験などがある。言語的再帰属法では、まず侵入思考への別の評価を考える。そして、侵入思考への解釈の証拠と反証を挙げ、侵入思考への認知的評価に関わる現在そして過去の要因について見直すことが有効である。行動実験では、侵入思考への評価内容の正確性を検証するが、このような方法は、問題のある解釈や評価に対処するうえで非常に有効な場合がある。

他にも有効な介入ターゲットがある。まず事例の定式化を行なう。定式化して、安全行動と制御方略（抑制、反芻など）について行動実験を行なう。そして、行動実験が、侵入思考による苦痛、認知的評価に対する信念、ＵＩＴの発生頻度にどういった影響があるかを記録するのである。ＵＩＴの発生や持続には、社会的環境の要因（家族関係、社会的人間関係、文化的要因、家の近所や地域特有の要因など）が関わっているだろう。もしそうであれば、環境を変えることも重要である。ほかにも、

表7-1　治療戦略のまとめ

治療の標的	戦　略
UIT	＊注意の操作（例：内的焦点 vs 外的焦点） ＊行動実験による各種思考制御方略の比較（例：抑制 vs. 受容） ＊覚醒の低下 ＊きっかけの操作 ＊UITとその結果に関する肯定的信念の検討と変容
UITまたはその評価によって生じた苦痛	＊代わりとなる説明の形成 ＊正常化情報 ＊認知行動的な事例の理解

変化を促すために、心的プロセスの意味やメカニズムへのメタ認知的信念をアセスメントする必要がある。また、注意の偏りへの治療的介入も必要である。再発予防の段階では、精神病のＵＩＴの意味についても検討すべきである。介入の内容については、事例のなかでさらに詳しく述べる。治療戦略についてのまとめを表7-1に示す。

最近の研究で、表のような治療戦略を取り入れた認知療法の効果が検討され、精神病に対する認知療法が残遺陽性症状の軽減に有効であり、また治療効果がフォローアップ時にも維持されていたことが明らかになった[71、185、279、280、500、531、542]。また、認知療法は、支持的カウンセリングといった他の心理療法[532]、ケースマネージメントや抗精神病薬を用いる通常の治療[280]、ルーチンの精神科治療[532]より優れていることが示された。急性期の統合失調症患者に認知行動療法を行なったところ、対照群よりも入院期間が五四%短縮したという報告もある[119]。また、症状軽減までの回復時間にも改善がみられ、認知療法は、外来患者だけでなく、入院患者にも有効であることが示された。センスキーら[500]が示したところによると、持続性の陽性症状をもつ統合失調症患者では、ビフレンディング(befriending)と認知療法の両方が、陽性症状、陰性症状、抑うつ症状を治療終了時に有意に軽減させた。しかし、九ヵ月後のフォローアップ時点では、認知療法を受けた患者には効果が維持されていたが、ビフレンディングが行なわれた患者には効果が持続していなかった。認知療法では、患者自身が自らの信念を特定・検証するプロセスを学ぶ。そして、患者自身が自らのセラピストとなるのを援助する。センスキーらの研究結果は、認知療法のねらいどおりだった。認知療法は、持続性の精神病症状に対して有効であり、その効果は時間が経過しても弱まらず、治療からのドロップアウト率も低いことが最近のメタ分析でも示されている[192、411]。症状の軽減、入院期間の短縮、再発予防に対して、認知療法は有効である。

事例

ジム(二三歳、男性)は、自分のUITを「地域に住む敵意をもった人々(トラブルメーカーとして近所でも有名な青年のグループ)が、自分にテレパシーを送っているせいだ」と信じていた。ジムの侵入思考は、言葉とイメージが組み合わさった「自分と家族に危害が加えられる」というものであり、彼は、「青年グループがテレパシーを送り、正気を失わせようとしている」「自分たちの計画を知らせてきている」と信じていた。アセスメントと定式化によって、侵入思考による苦痛を増幅させている持続サイクルと要因を特定することができた。ジムは、UITの内容が現実生活で実際に起こると考えていたが、このような認知的評価が、苦痛（恐怖・怒り・無力感）を増大させていると思われた。ジムは、侵入思考を抑制しようと努力し、青年グループを避けて対処しようとしていた。たまにテレパシーによって予告された内容を警察に報告することもあった。そのため、意思に反して精神科に通報されたことが何度かあった。またジムは、自分の心理プロセスに意識を集中させて心を落ち着かせようとしていた。しかし集中することで、「命に関わるような重大な予告を聞き逃してしまうのではないか」と不安にかられることもあった。このように、精神病的体験が苦痛をもたらしていたのである。そこでまず、このような体験のメリットを確認した。ジムは、「自分を特別な存在だ」と感じており、また、「自分と家族の安全を守るためには、警戒することが大切だ」と信じていた。

私たちは、肯定的データログ（positive data log）と、「特別さ」の多次元の連続体を用いて、「自分が特別な存在だ」と感じるための別の方法を探してみた。加えて、「テレパシーが本当に安全を保障するのか」「警戒状態にいる必要が本当にあるのか」を検証した。そして、テレパシーによる予告の正確さについてそれまでに得られた証拠を検討し、予告された内容が起こる確率がきわめて低いことを発見した（予告が正しかったことは二回あったのみで、いずれも彼の弟が学校で暴力をふるわれたというものであった）。弟と話をしてこの出来事について検証してみたところ、ジムはこのことと青年グループに対する恐怖との間に特別な関連性はないと判断した。ジムの人生について聞くと、警戒心を抱き、家族の安全を心配する理由がわかった。彼は学校で頻繁にいじめに遭っていた。また、彼の家はここ数年の間に何度も強盗に入られていた。その結果、不安障害であったジムの母親はさらにひどい不安にかられるようになっていた。またジムは、治安が悪く、犯罪や対人暴力の発生率がきわめて高い地域に住んでいた。

ジムは、「ＵＩＴが青年グループのメンバーからのテレパシーである」と考えていたが、その根拠は、過去に起こった暴力と現在の恐怖に関係していた。彼は、「自分が予測した事件が起こらなかったのは、前もって知ることができたからだ。自分自身の行動を変えたり、家族の行動を変えさせたから、事件を回避できた」と信じていた。彼は、予想された脅威を回避するために、一日中家にこもっていることがあった。そこで、「予想された脅威そのものが、なぜ自分自身の考えではないとわかるのか？」と訊ねた。するとジムは、「自分は家族を深く愛している。だから、家族について自分からそのようなことを考えるなんてあり得ない」と笑って答えた。そこで、侵入思考や妄想についての正常化情報を提供し、一般集団における侵入思考や妄想の発生頻度について教えた。このような情報によって、ジムが体験を違ったやり方で説明できるようにした。「テレパシーでメッセージが送られてくる」という非機能的な信念ではなく、「侵入思考が実際にはジム自身の思考であり、侵入思考を脅威であると誤って解釈した」という説明が提案された。ジムにとって侵入思考は受け入れられないものであり、彼の生活環境を考えると、安全性を心配する理由も十分にあったため、彼が誤った解釈をしたのも無理のないことだったのである。

「青年グループという脅威的存在」の侵入思考について、ジムが別の説明を検討できるように、一連の行動実験を実施し、宿題を出した。宿題では、家族や家族の友人に、ＵＩＴに関する調査を行なってもらった。そしてジムは、大抵の人が侵入思考を経験しているものの、それを無意味なものとして無視していることを発見した。また、思考抑制の程度を変化させてみた。そして、思考抑制の努力を増すと、ＵＩＴの頻度が増すことを発見した。ジムの発見は、侵入思考についての彼の理論と一致しなかった。だが、ジムは、「抵抗すれば青年たちは一層激しくメッセージを送ってくるだろう」とも言っていた。言語的再帰属法といくつかの行動実験を数セッションにわたって行なった結果、ジムは安心感が増し、脅威が予測される日でも、家族と出かけようとするようになった。ジムは今まで、家族の行動を変えさせようとしたり、「安全な」道順を歩いたり、逃げ道を確保しておくような安全行動を行なっていたが、このような安全行動を、すべて放棄するように薦められた。行動実験を行なって、ジムは自らの心配事がどの程度正確なものかを評価できるようになった。その結果、ＵＩＴ自体は正常なことだとわかった。そして、そのようなＵＩＴを、「自分に害を及ぼすためのテレパシーとして送られてきているもの」と間違って解釈していたと結論づけた。さらに、間違った解釈には、より安全な感覚をもたらすというメリットがあることも理解した。そしてそれも、彼と家族のそれまでの経験を考えると、無理もないことであるという結論に達した。問題の多い生活環境も、安全な感覚を求める一要因となっていた。そこでジムは、この悩みに対してより有効な解決法を考えた。彼は自己防衛術を学び、統合失調症という診断を有効に利用して、住宅援助リストの上位に入れてもらうことで家族とともに引っ越しすればよいと考えた。

ジムは、治療が終わりにさしかかった頃でも、対人状況と外出に対して不安を抱えていた。そこで、社会恐怖および広場恐怖を伴うパニック障害に対して行なわれる標準的な認知療法を実施した。その結果、良好な反応が得られ、彼は大学に復学することができた。再発予防としては、ＵＩＴが増えても、切迫した狂気や統合失調症の再発の徴候と解釈しないようにするために、ＵＩＴが正常であるという調査結果や、認知的評価が苦痛に及ぼす影響について学習したことを一定期間復習した。「ＵＩＴが狂気の徴候である」という解釈は、ストレスの増加を招く。そして、思考抑制や他の制御方略が用いられると、悪循環に陥る可能性があるからである。

結論

精神病的体験の発生と持続を理解するためには、ＵＩＴという現象を把握することが重要である。ＵＩＴ（妄想的信念など）に対して文化的に受け入れられないと評価することは、精神病的体験の原因となる。一方、幻覚は、ＵＩＴを誤って外的に帰属させたものであると考えられる。精神病患者や精神病のハイリスク者は、ＵＩＴの意味について無益な信念をもっている。同様に、精神病の持続には、ＵＩＴへの認知的評価と反応がかかわっている。ＵＩＴとＵＩＴに対する文化的に受け入れられないという評価が、認知反応、行動反応、感情反応、生理学的反応を引き起こしている。そして、このような反応が、精神病的体験による苦痛や障害を持続させると考えられる。[355] しかし、ＵＩＴが精神病の原因なのかどうかは、さらに多くの研究を実施して確認する必要がある。今のところ、ＵＩＴに対して文化的に受け入れられないという評価がなされるかどうかが、精神病的体験や苦痛に関係があると考えられている。しかし、因果関係については完全にはわかっていない。また、精神病に対する特異性や、ＵＩＴと他の精神病症状およびＵＩＴと精神病の経過との関連性について、完全な解明は依然なされていない。

今後、ＵＩＴへの理解が進めば、思考形式の障害のような他の精神病的現象の概念化に役立つかもしれない。支離滅裂な会話の内容は、しばしば侵入思考や個人的な情報が進行中の会話と混ざってしまった結果であることが観察されている。[213] したがって連合弛緩のような思考障害と、ＵＩＴや会話に関するメタ認知的信念との間には、関連があるのかもしれない。精神病の研究および治療の将来的な方向性としては、精神病的体験と思考抑制やメンタルコントロールなどの関係をより詳細に検討する必要がある。また、意思とは無関係な精神病的体験のいろいろな次元（制御性、侵入性、許容可能性など）について、徹底した分析を行なう必要がある。

第八章　性犯罪者の侵入思考・空想
その性質・持続性・治療

W・L・マーシャル
カルビン・M・ラングトン

性犯罪は、残念ながら、われわれが考えているよりもはるかに頻繁に地域社会で起きている。[172、325] 性犯罪が被害者とその家族にもたらす影響は、深刻なことが多く、医療制度にも負担を与える。[99、277] こうした犯罪者は、なぜ性的虐待行為を行なうのだろうか。また、治療によって、どのように性犯罪を再び繰り返させないようにすることができるのだろうか。これらの点を解明するためには、臨床的な問題を深く理解することが重要である。性犯罪者の意思とは無関係な侵入思考については、これまで本格的な研究があまり行なわれてこなかった（注目すべき例外として、ジョンストンらの研究[257]がある）。そのため本章では、性犯罪者における侵入思考について、治療者にとって解決の糸口となる主要な点を明らかにしていきたいと思う。

臨床患者や健常者における侵入思考については、さまざまな文献が発表されている。このなかで、「意思とは無関係な侵入思考」とは、受け入れがたく、個人的な苦痛を伴い、制御困難で、進行中の認知活動を中断させるような思考であり、個人が内的起源に帰属させる反復的な思考、イメージ、衝動を指す[9、84、436]。この定義には、内容的要素と過程的要素の双方が含まれている。意思とは無関係な侵入思考は、さまざまな臨床障害、たとえば強迫性障害[552]、外傷後ストレス障害[147]、うつ病[593]などの発生と持続に関連していると考えられている。さらに、研究の結果、健常者も臨床患者と似たような内容の、意思とは無関係な侵入思考を経験することが明らかとなっている[424]。しかし、そうした意思とは無関係な侵入思考に対する認知的評価は、患者と健常者で異なる。患者は誤った評価の仕方をする。この差が、侵入思考が臨床的強迫観念へと進展するか否かに関わると考えられている[389]。一方、性犯罪者の意思とは無関係な侵入思考について検討した研究は比較的少ない。しかし、犯罪を犯していない患者群[例：190]と健常群[例：66]での性的な侵入思考については注目が集まっている。本章では、性犯罪者の侵入思考について議論するために、より広範な文献を参考にする。

多くの性犯罪者は、自分の犯した犯罪に対して苦痛を感じない。おそらく性犯罪者は、刑罰を受ける場合以外は、苦痛を感じないだろう。このことは大きな問題である。性犯罪者は、正常を逸脱したような性的思考を体験しても、あまり苦しむことはない。性犯罪者は、自らの行為が被害者に害を及ぼしているという認識がないからである。これは一見すると非常にばかげた考えであるため、大抵の人は、それは犯罪者が「欲望のために他人に危害を加える人間である」という否定的なイメージでみられたくないからだと考えるだろう。これも真実かもしれない。しかし、原因ははっきりしないが、多くの性犯罪者は被害者への害を過小評価する。そのため、「他人に性的暴力を加える」という思考は苦痛を伴わない。たとえば、一部の児童性的虐待者は、子供全般（または少なくとも特定の相手）が大人との性交に興味をもっており、性的接触を楽しんでいると信じている[288、497]。また、女性は強姦されることを夢見ており、強姦してもらうために虐待を望んでいると信じている強姦者もいる[149、327、497]。さらに、露出症者は、自らの行為が無害なだけでなく、被害者にとって楽しいものだとすら考えている[17]。このため多くの性犯罪者は、少なくとも、「性犯罪を行なうまい」という動機がなければ、異常な性的思考を抱いても悩むとは考えにくい。せいぜい逮捕される可能性で悩むくらいである。

侵入思考は、最大限努力してもある程度しか制御できないが、一部の性犯罪者も、意思とは無関係に生じる侵入思考を経験しているかもしれない。この可能性について、文献調査、臨床経験、ディスカッションを通じて検討した結果、意思とは無関係な侵入思考が性犯罪につながり、治療が必要になる領域が三つあることがわかった。それは、㈠否定的な自己評価、㈡発覚することへの反芻、㈢異常な性的思考、である。これらを検討すれば、性犯罪者の侵入思考について理解が進むだろう。そして、性犯罪者への治療法が改善されることを我々は望んでいる。

否定的な自己評価

性犯罪者にはふたつの否定的な自己評価がみられる。それは、㈠一般的な自己侮辱思考と、㈡些細な失敗の後の特異的な否定的自己評価である。

一般的な自己評価

性犯罪に関するメディアの報道は非常に軽蔑的である。性犯罪に対しては、大抵の人が嫌悪感をもっている。また性犯罪者は、刑罰的に対応され、取り調べや裁判を経て、治療プログラムを受ける。そのプロセスは屈辱的な面があるので、性犯罪者の自尊感情はかなり低くなっているだろう。性犯罪者は、自分は不十分であるという感覚をもっている。また、こうした感覚と性犯罪者における他の非機能的特徴との間には関連がある。[300]

非犯罪者を対象とした著者らの研究では、[326、333] 以下のことがわかっている。自尊感情が高い被験者より も低い被験者のほうが、軽蔑的な自己陳述の回数がはるかに多い。また、特定の社会的相互作用のあとに、軽蔑的な自己陳述を行なう回数も多い。他の研究でも（詳細についてはバウマイスターの研究[26]を参照）同じ結果が得られている。著者らの臨床経験でも、性犯罪者には、極端な形ではなくとも、似たような否定的自己評価が特徴的にみられる。[322]

自尊感情得点が、正常平均値よりも一標準偏差以上低い性犯罪者は、性犯罪者全体の四〇〜五〇％である。自尊感情が低い性犯罪者は、一日の間にかなり高い頻度で否定的自己評価をもち、またストレスがかかると、否定的自己評価が顕著になる。否定的な自己陳述は、憂うつな気分や無力感をもたらす。性犯罪者は、否定的な気分状態のときに異常な性的空想に逃げ込みやすくなり、性犯罪を再び犯しやすくなるため、[211、412] これは問題である。[308、340、418] 否定的な気分をもたらす思考に対処できるように指導すれば、性犯罪者の治療に役立つだろう。また、生活ストレスを管理し、ストレスに適切に対処するための効果的な方法を指導することも必要である。この問題については、ウェンツラフ（本書の第三章を参照のこと）が有益な助言を提供している。性犯罪者は、自らを否定的に評価するとき、自身の行動の一部ではなく、自分という人間そのものを否定している。性犯罪者は自らを、価値も能力も魅力もない「化け物」として見ているのである。[322] これによって絶望感と無力感が生じ、その結果、治療を行なうことは非常に困難となる。

多くの性犯罪者は、一日の間で常に否定的自己評価をもっている。性犯罪者自身は、このような評価を、自発的で意思とは無関係だが、抵抗しがたい思考だと考えている。性犯罪者では、こうした思考が犯罪癖に関与しているため、否定的に自己評価する傾向をなくすことが必要である。また、持続的な否定的自己評価は、自己効力感を徐々になくしてしまう。治療がうまくいくためには、この自己効力感が不可欠である。[18] さらに、自尊感情を強化しなければ、治療の進展が遅くなり、治療後の再発率も高くなる（この研究については、マーシャルらのレビュー[330]を参照）。したがって、自尊感情を強化し、否定的な自己陳述を減らすことが、効果的な治療を行なううえで必要となるだろう。

思考中断法[615]は、意思とは無関係に起こる否定的な自己評価をブロックできないだろう。先行研究では、思考中断法によって、制御しようとした思考へのアクセス可能性が逆に増すことが示されている。[564] ジョンストンら[256]は、性犯罪者を対象に、思考抑制の実験研究を行ない、選好的児童性的虐待者、状況的児童性的虐待者、非性犯罪者の三群を設定した。児童性的虐待者は、性に関連した言葉についての思考を抑制できた。しかし、抑制後のテストでは、性または子供に関連した言葉へのアクセス可能性が、状況的児童性的虐待者や非性的犯罪者と比べて、選好的児童性的虐待者において増していた。こうした「リバウンド」効果は、強姦者にもみられるかもしれない[289]。以上の結果から、性犯罪者の侵入思考に対して、思考中断法を用いると、逆効果になると考えられる。しかし、否定的自己評価の抑制ではなく、肯定的な自己評価の強化に重点を置けば、性犯罪者の侵入思考は効果的に減らせるだろう。著者らの研究では、自尊感情の低い非犯罪者では、社会的相互作用や楽しめる活動の幅と頻度を増やすこと、またそのような活動により集中することで、自尊感情が著しく増すことがわかった[326、333]。彼らは自己に関する否定的な思考の頻度と強度が低下し、否定的思考に対する制御力も増した。加えて、肯定的な自己陳述をリストアップし、繰り返しリハーサルするという課題を行なった結果、自尊感情がさらに高まり、否定的な自己評価に対する制御力もさらに強まった[326]。そして、これらの方法を組み合わせてひとつの治療パッケージとし、性犯罪者に対して行なったところ、自己像が改善した。統計的に有意で、臨床的にも意味のある改善がみられたのである[332]。

社会的サポートを提供し、維持していけば、性犯罪者の侵入的な否定的自己評価や再犯への侵入的な自己評価（後述）の影響を低減できるかもしれない。社会的サポートが侵入思考に及ぼす影響は、性犯罪者以外を対象に検討されており、有望な結果が得られている。ルイスら[302]は、乳癌の生存者を対象に、社会的サポートを提供した。その結果、癌に関する侵入思考と生活の質（ＱＯＬ）の相関が低下した。また、レプールら[298]は、子供を亡くした母親を対象に研究を実施した。対人関係に緊張を覚え、他人に自分の考えや感情について話すことを不自然に感じる母親は、社会的場面を窮屈に感じている。研究の結果、社会的場面を窮屈に感じる母親では、初回面接時の侵入思考とその後の抑うつ症状との間に正の関係がみられた。一方、社会的場面で窮屈を感じない母親では、逆の結果が得られた。性犯罪者も、社会的場面で窮屈さを確実に感じているだろう。その結果、受容とサポートを提供してくれる非犯罪者との接触が限られてしまう。異なる自己評価の仕方を指導して、特定の人々との接触の機会を提供しなければ、侵入的な思考や衝動は処理できないだろう。そして、性犯罪者は自らの思考や衝動を隠そうとするだろう。(375)

些細な失敗に関連した自己評価

これまで、性犯罪者の再発予防アプローチでは、(413) いわゆる破禁自棄効果（abstinence violation effect：ＡＶＥ）が重視されていた。ＡＶＥの最もわかりやすい例は、禁煙である。喫煙者が禁煙を決意し、四週間ほどタバコを控えたにもかかわらず、あるパーティで誘惑に負けて一服してしまったとする（些細な失敗）。すると当人は、「自分は駄目な人間だ」という考えを自動的に抱く。そしてものごとを破局視して、無力感や絶望感が生じる。こうした感覚のために、禁煙前と同等量の喫煙を再開しやすくなる（再発）。性犯罪者の場合も、数ヵ月間効果的な機能が維持できた後で異常な性的思考をうっかり抱いてしまうと、同様のＡＶＥが引き起こされる。そして、犯罪を犯す確率が増加する。[413] このような直接的で自動的な連鎖反応は、常に起こるとは限らない。[294、556] しかし、一部の性犯罪者では、ＡＶＥが確実に生じている。[319、555] ＡＶＥが生じた場合、性犯罪者は自らの失敗を、自分では変えられない安定した内的要因に帰属させる。このような帰属のさせ方により、失敗に注意が向き、否定的な自己スキーマが強化されてしまうと考えられている。[288]

強迫性障害の研究では、思考 - 行動の融合（thought-action fusion：ＴＡＦ）が、病的な強迫観念の原因と持続に深く関わる認知バイアスだと考えられている。ＴＡＦとは、侵入思考が、意思とは無関係な行為と同じであるとみなす評価のしかたである。[437、502] 侵入思考の重要性を過大評価してしまうと、思考に対する責任感が増大し、苦痛も増す。そして、侵入思考を抑制しようという願望も強くなる。侵入思考を抑制しようとすれば、侵入が意識にのぼる程度と頻度は増すと考えられる。強迫性障害患者では、ＴＡＦと思考抑制の傾向が、確かに心理的障害の重症度と相関している。[446] 大学生を対象に構造方程式モデリング（共分散構造分析）を用いて行なわれた研究でも、ＴＡＦが引き金となって思考の抑制が始まり、強迫症状が促進される可能性が示された。[447] 大学生では、性的な侵入思考が最も激しい動揺をもたらす。性的な侵入思考の制御可能性は、ＴＡＦの起こりやすさ（思考、イメージ、衝動が現実の生活のなかで本当に起こる可能性がどの程度あると思っているか）と性的覚醒度に関する評価結果によって予測できた。また、性的な侵入思考の制御可能性とTAFの評価結果が高得点であった場合、実際に思考は制御困難になっていた(86)。

TAFは認知メカニズムとして妥当と思われる。性犯罪者の場合には、このメカニズムのなかでAVEも作用していると考えられる。幅広い分野の先行研究の知見を性犯罪のモデルに組み込めば、介入法にも示唆が得られるだろう。強迫性障害患者や不安障害患者に対する認知行動療法(446)や、大学生に対する心理教育的介入(626)の研究の結果、TAFと思考抑制の傾向は変化しやすいことが示されている。

性犯罪者の場合、些細な失敗によるAVEを変化させるためには、以下の三つが主な目標となる。ひとつ目は、失敗が予想される出来事であるという事実を理解させることである。これは、条件づけられた反応を消去した際の「自発的回復」と同様である。ふたつ目は、認知的再構成化を行なって、失敗の帰属のさせ方を変えることである。三つ目は、全般的に自尊心を高めることである。現在のところ、性犯罪者に対してこのような方法が有効かどうかについてのエビデンスは得られていない。しかし、これらの方法は理にかなっていると思われる。また、他の研究領域では十分に実証されている。禁煙に成功した元喫煙者では、認知的再構成化のほうが思考抑制よりも広く用いられていた。このような傾向は、喫煙を再開してしまった元喫煙者にはみられなかった(199)。また、著者らのクライエントも、この三つの方法(失敗の予想、認知的再構成化、自尊心の向上)によって肯定的な変化を報告している。ただし、クライエントは、自分がもはやリスクを有さないことを主張するのが常である。そのため、彼らの自己報告は確実なデータとは言えないだろう。

発覚することについての反芻

臨床研究によれば、性犯罪者は自分が虐待者だと発覚することを恐れているようだが、この点についての実証研究はほとんどあるいはまったく発表されていない。このため本章では、臨床的経験によって得られた知見についてだけ記述する。性犯罪が発覚することについての反芻は、犯罪の前に生じる。また、刑務所から釈放されたり、治療施設から退院したりした後、地域の人々に知られてしまうことについても反芻が起こることがある。

報告されたり、人に知られたり、起訴されたり、逮捕されたりすることについての心配は、性犯罪者が犯行を始めた初期に最も強く現れる。こうした心配、ならびに発見されたときの破局的な結果についての反芻は、犯行を繰り返すうちに徐々に薄れていく。これは、否定的な結果が起こらないまま脱感作が生じるためと考えられる。犯行を繰り返し、発見されることを回避するというプロセスは、恐怖を薄れさせ、反芻を減少させるばかりでなく、性犯罪者の行動をより大胆にすると思われる。こうした変化を説明するために、ある事例の要約を紹介する。

【事例 エディ】

我々の地域クリニックを初めて訪れたとき、エディは三二歳だった。エディは、長期にわたる露出症の治療のために我々のクリニックを紹介されてきた。彼は、最初の数回は、住んでいる都市から三〇マイルほど離れた町の公園で露出行為を行なったと話した。そうした行動を始めた理由についての説明はなかった。エディは、はじめ、近くの町まで車で行き、車を停めて公園までしばらく歩いたと話した。これは、発見されるのを避けるための戦略であった。被害者が被害届を出したとしても、露出行為を行なった町の住民でなければ、警察が彼を犯人として特定したり、犯行後に被害者に偶然見かけられたりする確率は低いというわけである。このことから、犯行を始めた当初、エディが明らかに発見されることを恐れて、これを避けようとしていたことがうかがえる。

エディは、初めて犯行を行なった直後、何らかの方法で見つかってしまうという考えが頭から離れなかったと言った。この可能性について考えずにはいられず、捕まった場合の結末について破局的な思考が繰り返し生じた。こうした思考が生じると、動揺を覚え、覚醒亢進状態となった。この状態は、パニック反応にきわめて近いもので、これはエディにとって非常に苦痛であった。やめようと努力しても、これらの考えを止めることはできなかった。思考の内容は、「妻と子供の目の前で逮捕される」「逮捕した警察官に屈辱的な話し方をされる」「性犯罪以外の犯罪で捕まった人々と一緒の拘置所に入れられて暴行される」「性犯罪者として地域の新聞に載る」「職を失う」「家族や友人から拒絶される」「長期の服役を言い渡される」といったことであった。苦痛を伴う思考の中心的なテーマは、恥と屈辱のほか、地位、安全、家族を失うことなどであった。エディの報告によれば、こうした思考は、最初の露出行為の後三〜四週間ほど続き、はじめのうちは目覚めている間ほぼ絶え間なく生じていた。まだ、それらは非常に激しく、きわめて苦痛な、制御不能なものとして体験されていた。露出行為を繰り返すうちに、これら侵入思考の強度、ことに持続性は低下したものの、思考が完全になくなることはなかったとエディは話した。

エディが話したのと似たような経験を、著者らのクライエント（児童性的虐待者、強姦者など）の多くが報告する。彼らもやはり、初めての犯行後に、最も持続的で激しい、意思とは無関係に生じる思考として、発覚したときの結末を破局視するパターンを示す。犯行が習慣として定着すると、こうした苦痛をもたらす思考の激しさは弱まる。場合によっては、あまりに些細なレベルになるため、もはやこれについて悩むことすらなくなる。しかし、多くの性犯罪者において、意思とは無関係に生じるこうした破局的な思考は、程度は弱まるものの、なくなりはしない。このためクライエントは、こうした思考を問題と感じる。発覚することを性犯罪者が非常に嫌がるのは当然と思われる。発覚した場合、確かに不快な経験をすることになるからである。性犯罪者は、社会が性犯罪を嫌悪すべきものとしてみていることを敏感に自覚している。より正確に言うと、社会が、性犯罪だけでなく性犯罪者そのものを嫌悪していることに、彼らは気づいているのである。発覚した場合の結末について反芻しているとき、逮捕される可能性についても思考が生起される。しかし、それよりも重要な内容は、恥をかくことや地位を失うことである。性犯罪者は、地位、友人、家族、同僚を失うことを恐れている。そのため、発覚した場合の結末に関する思考に動揺を覚える。さらに、こうした思考は、善良な人間という彼らの自己像を脅かすものでもある。性犯罪者は、自らの犯罪が嫌悪すべきものとみなされていることを自覚しているにもかかわらず、善良な人間という自己像を持ち続けようとするのである。

性犯罪者は、少なくとも犯行のたびに苦しんでいる。このことを知れば、多くの人が安心するだろう。それゆえ、大半の人は、こうした反芻が問題であるとは考えないだろう。こうした破局的な考えが、治療的介入を必要とするような問題ではないという気持ちは確かにわかる。しかし、こうした思考は、意思とは無関係に生じ、侵入的で、本人にとって苦痛であるという基準を満たす。性犯罪者は通常、こうした思考が自発的に生じ、それらを制御したり消去したりするのは困難で、相当の苦痛を感じると報告する。

意思とは無関係に生じる破局的な思考は、犯行行為にほとんど影響を及ぼさない。このことは、意外に思われる。しかし、非常に快い性的感覚をもたらす性的行動は、強力に強化されており、これらの一連の行動に続いて罰となる出来事が起こっても、罰の効果は著しく減少するか、消えてしまう。このことを示す一連のエビデンスが得られている。[117] 性犯罪者の場合は、破局的な結末を繰り返し頭のなかで展開することが罰になるが、罰が効果を発揮するには、㈠罰が当の行為と時間的に非常に接近していること、㈡完了行動（この場合、実際に性的暴行を働くこと）に至る一連の過程の初期に生じていること、なおかつ㈢罰が十分に激しいものであることが条件となる。[21] 犯行後に性犯罪者が抱く破局的な思考は、十分に激しいものではある。しかし、罰が効果を発揮するための残りふたつの基準を満たさない。したがって、否定的な気分と異常な性的空想との関連性、[418] ならびに否定的な気分、異常な性的思考、および再犯行との関連性[211]が実証されていることからみれば、こうした思考が犯罪行為を起こりにくくすることがほとんどないというのも、驚くべきことではない。さらに、性犯罪者はそのような思考から注意をそらそうとするため、こうした思考は意識の外に追いやられる。犯行直後は破局的な思考を効果的に抑制できないし、また、不快な出来事が立て続けに起こったときは認知的負荷が過剰になるが、そのような場合を除き、性犯罪者は、破局的な思考を意識の外へとうまく追いやることができるようである。もしそうであれば、破局的思考が犯行行為を少しも妨害しないのも当然と言えるだろう。

他のほとんどの性犯罪者と同様、エディも最初の犯行後数週間は露出行為を行なわなかったと言った。犯行直後に生じた破局的な思考が大きく影響していたためである。実際、エディは二度と犯行を繰り返すまいと思っていた。残念なことに、数週間という時が経過するうちに、反復的に喚起された破局的思考の影響力は弱まっていった。これは、「フラッディング」[334]や「脱感作」[329]と呼ばれるプロセスに近いものであり、パーキンソンら[397]が指摘した侵入思考の馴化（ハビチュエーション）という現象と同じである。このプロセスの結果、発覚することに対するエディの恐怖は薄れてしまった。そして、再び犯行を意図・計画し、実行するようになった。結末を破局視する反応がまったくなくなってしまうことはなかったが、破局的な反芻の持続性は、三〇回ほど犯行を繰り返すうちに次第に低下していった。そして、逮捕されたときには、破局的思考はせいぜい一～二日間しか持続しないようになっており、激しさも弱まっていた。ただし、苦痛な思考がなくなることは一度もなかった。この点に注目すべきである。

エディは、クリニックでまだ三回しか面接を受けていないというのに、来院しなくなった。その一八ヵ月後、彼は再び逮捕され、クリニックを訪れた。このとき彼は、犯行直後はいまだに破局的な思考が生じるが、大抵の場合は短時間のうちに消えると報告した。興味深いことに、エディはこうした思考が状況によって変化すると言った。彼の説明によると、別の問題で苦痛を感じているときに犯行に及ぶと、犯行後の破局的思考は、元気なときと比べてはるかに激しく、はるかに長時間続いたのである。肯定的な気分のときに犯行に及ぶ性犯罪者もいるが、(554) エディを含む多くの性犯罪者が、否定的な気分のときに犯行を犯すことが多いと報告している。(412)

犯行が発覚した場合の不愉快な結末に関するこれらの思考は、性犯罪者に特徴的にみられる。このような破局的思考は、意思と無関係に生じ、侵入的で、苦痛を伴うことは明らかだろう。侵入思考が強迫的になるのは、思考が脅威を表すものであり、その脅威に対し、当人が個人的に責任を感じている場合に限られる。(482) 性犯罪者が犯行後に抱く破局的な思考は、明らかにこの基準を満たす。しかし、強迫観念と異なる点は、㈠持続時間が限られていること、㈡必ずと言っていいほど、非常に特異的な出来事によって引き起こされること、さらに、㈢発覚した場合の結末に関する反芻は、若干大げさではあるが、大半の強迫観念と違って現実的なことである。意思とは無関係に生じる思考は、抑制しようとするとかえって持続するようになる。(564) この現象は、性犯罪者が、発覚することへの恐怖を頭から締め出そうとするときの結果と一致している。

性犯罪者がこうした意思とは無関係な思考を抱いているからといって、そうした思考の強度と頻度を弱める治療的介入を行なうことはない。実際の治療では、まったく逆の効果を利用する。性犯罪者の治療にあたるセラピストは、クライエントに犯行をやめた場合と続けた場合の詳細な損益分析を行なわせる。そして、結果を文書にまとめて提出するようクライエントに指示を与える。この狙いは、犯行を続ければ否定的な結果を招くことになるという考えを定着させ、犯行を犯さずに生活した場合の利点を強調することである。つまり、性犯罪者の治療では、クライエントが再度犯行を企図したとき、不快な思考がより頻繁に、より激しく際立ったものとして経験されるようにすることをひとつの目標とする。これは、本書の他の章を読むと明らかなように、性犯罪者以外の大半のクライエントに用いられるアプローチと大きく異なっている。性犯罪者を治療するセラピストは、上記のような方法により、発覚した場合の結末に関する考えを再度破局的なものにしようと試みるのである。この試みは、実際に発覚し、起訴されたものの、想像していたような屈辱的な経験やその他の破滅的な結果が起こらなかった場合に特に重要となる。

言うまでもなく、治療提供者は、性犯罪者の破局的な思考を軽減するのに手を貸したりはしない。しかし、治療が効果的に行なわれれば（治療は大抵の場合有効である(212)）、破局的な思考は必然的に解決する。ただし、これが可能となるのは、性犯罪者が自らの犯行をすべて認め、その報いを受けた場合に限られる。そうでなければ、発覚していない過去の犯行が後に発覚するのではないかという考えに繰り返し悩まされる可能性がある。このため、治療の際には、犯行をすべて告白するよう性犯罪者を説得する。説得が功を奏し、犯行を認めた場合、クライエントは非常に楽になることがある。しかし、すべてではなく一部の犯行のみが発覚し、起訴された場合、破局的な思考はおそらく再び生じると思われる。

釈放後の反芻

侵入思考のもうひとつのパターンは、「社会に戻ったとき、誰かが自分に性犯罪歴があることを発見してしまうかもしれない」というものである。米国の多くの都市では、性犯罪者の情報が自動的に地域に開示されるような制度がとられている。そのような状況では、こうした恐怖や情報が漏れたときの結果に関する反芻は、確かに現実的である。またこの場合、人々が次々と気づいていくという絶え間ない恐怖をいつまでも味わうことになる。最初に発覚するまでの破局的な思考と異なり、こうした恐怖、および犯行が広く知れ渡った場合の影響についての意思とは無関係な反芻は、犯行を犯すまいという性犯罪者の治療後の決意を揺るがすことがある。

先述したように、性犯罪者には、犯行の直前に否定的な気分が頻繁に生じている。そしてこれが、おそらく犯行の引き金になっていることが示されている。こうした否定的な気分は、性犯罪者として社会にさらされることへの恐怖によって引き起こされることもあるだろう。(211、412) したがって、性犯罪者として社会にさらされるのではないかという侵入思考は問題であり、治療の際に対処しておく必要がある。性犯罪者には、犯罪歴のことをなるべく人に知られないよう、さまざまな工夫をさせることができる。たとえば、どうしても知らせる必要のある人で、秘密を守ってくれる人にだけ事実を知らせる、過去を問われそうもない職場、寝泊りの場所、レジャー活動を探す、普段から目立たないようにする、などである。しかし、過去が人に知られ、否定的な反応が返ってくる状況は大いに考えられることである。さらに言えば、このような状況はおそらく避けられない。性犯罪者はこの点を受け入れ、こういった現実に適切に反応できるようになる必要がある。性犯罪者に対する治療では、こうした問題についての話し合いも取り入れるべきであり、大抵のプログラムでは、そのための取り組みが実施されている。性犯罪者の自尊心を高め、他人の否定的な反応に対して脱感作を図る特別の介入を行なうことも有益だろう。

異常な性的思考

性的思考の発生を制御するうえでは、以下のことが問題になる。それは、性的思考が、内容が異常であろうと正常であろうと関係なく、行動に移さずとも（自慰をしたり性的接触をもったりせずとも）

快い感覚をもたらすことである。性的空想は非常に強い快感情を伴うため、制御することは困難である。[508] 性的思考は一般的に、後に苦痛を引き起こすとしても、少なくとも一時的には陽性感情をもたらすと考えられている。[109, 625] 性的思考と快楽とのこうした関係は、条件づけに必要な過程を再現するものであることから、似たような思考が生起する確率も高くなると予想される。そして、性的な思考および空想は、その性質ゆえに、制御困難であると考えられる。非犯罪者も異常な性的空想を報告するが、[104] 幸いなことに、ほとんどの人は意思とは無関係に生じる侵入的な性的思考を、持続的で、苦痛な、あるいは制御不能なものとしては経験しない。[66] ここで言う性的思考には、正常を逸脱していると思われるような性的思考も含まれる。

しかし例外的に、強迫性障害（ＯＣＤ）者は、苦痛に感じられる性的侵入思考を頻繁に報告する（クラークとオコナーによる本書の第六章を参照）。ＯＣＤのクライエントの場合、性的思考を楽しんでいない事実を認識させることが治療の最初のステップとなる。一方、性犯罪者の場合、異常な性的思考に対する考え方を変えさせ、それらを許容不可能なものとして認識させることが治療の最初のステップとなる。性的な侵入思考に対する反応は、ＯＣＤのクライエントと性犯罪者では異なり、ＯＣＤのクライエントがこうした思考を破局視するのに対して、性犯罪者はこれを楽しむのである。性犯罪者は通常、何らかの方法でこうした思考を正当化する。彼らは、「異常な性的思考を抱いたとしても、それが犯行につながることはない」「空想を抱くだけでも満足できるのだから、犯罪を犯そうという欲求は減るだろう」と自分自身に言い聞かせる。被害者が虐待を楽しんでいるかのように感じるために、異常な性的空想の内容を変える者もいる。残念ながら、一部のかなり危険な性犯罪者は逆のことをする。それは、空想の内容に屈辱的な要素を加えたり、苦しむ被害者を空想のなかで思い描くのである。この後者の犯罪者は通常、異常な性的思考を抱かないようにするという考えに抵抗を示す。

異常な性的思考を抱く犯罪者および非犯罪者のなかには、性的思考を一切コントロールしようとしない者もいれば、逆にやめようと努力する者もいる。治療が最も難航するのは、異常な性的思考について何ら不安を示さない性犯罪者の場合である。幸い、一部の性犯罪者は、少なくとも犯罪行為が発覚し、起訴された後では、異常な性的空想にいつまでもふけっていたら危険であると自覚する。そうでない者も、動機づけ法によって、大抵の場合は、異常な性的思考を減らすための治療に容易に参加意欲を示すようになる。しかしすでに述べた通り、異常な性的思考を抱かないよう説得すると抵抗を示す者もいる。

ハドソンら(242)が観察したように、自らの犯罪を肯定的に考える性犯罪者もいる。こうした性犯罪者は、自分が被害者に危害を加えたという可能性を否定していたり、社会がそうしたことを禁止するのは不適切であると考えていたり、単純に自分の満足と快楽のみを追求していたりする。彼らにとって、異常な性的思考は侵入的でもなければ、それが意思と無関係に生じるということもない。彼らは意図的に異常な性的思考を想起し、それを楽しむのである。一方で、異常な性的思考に明らかに悩まされている性犯罪者もいる。こうした性犯罪者の一部は、空想を止めようと必死に努力するが、失敗しているのである。これらの思考および空想には、特定の出来事または状態に対する反応として一過性に生じるものもあれば、自然に発生して持続するものもある。

特異的なきっかけ

一部の性犯罪者では、意思とは無関係に生じる異常な性的思考が、潜在的被害者との不意の遭遇やメディア（映画、テレビ、新聞、広告、サイバーセックスサイトなど）が映し出した予期せぬシーンによって想起されることがある。しかし多くの場合、異常な性的思考は、動揺するような出来事や苦痛な気分、または自ら引き起こした変性意識（酩酊状態など）がきっかけとなって生じる。

異常な性的思考が予期せぬ出会いやシーンによって引き起こされる場合、そうした思考は通常、犯罪を始めた初期の頃にのみ、意思とは無関係なものとして認識される。たとえば、子供が水着に着替えるところを思いがけず目撃し、その子供に対して性的な感情や思考を抱いた男性は、自分の感情に驚き、嫌悪感を抱くであろう。近親相姦は、家族関係に影響を与えるような状況の変化によって、我が子の行動に対する父親の見方に変化が生じたものであると推測される。また、風呂に入れるなどの通常の育児活動によって不意に誘発された、意思とは無関係な性的思考も、少なくとも最初のうちは苦痛になると思われる。このような人々は結果として、異常な性的思考を抑制しようとする。抑制に成功する者もいるが、思考をコントロールできないと感じる者もいるだろう。異常な性的思考をコントロールできない人のなかには、潜在的被害者との接触（あるいは潜在的被害者のイメージ）に対する反応としてのみ、異常な性的思考を抱くようになる人もいる。しかし、これは短期間のことに過ぎない。ほとんどの場合は、異常な性的思考は持続的に、あらゆる場面で生じるようになる。思考をコントロールできない人々については、後で詳しく述べることとする。

多くの性犯罪者は、自分が酩酊状態にあるときにのみ異常な性的思考を抱いたり、逸脱した行動をとると主張する。[544] 無論、これは単なる責任回避のための口実かもしれない。しかし、酩酊が変性意識状態をもたらし、さまざまな異常行動を引き起こし得ることも事実である。アルコール酩酊が（おそらく「正常」と推定される）健常男子大学生の性反応に及ぼす影響を検討した研究では、不安になるような結果が得られている。バーバレーら[19]は、同意に基づく性交に対して高度の性的覚醒を示し、強姦に対しては低度の性的覚醒しか示さなかった被験者を対象として研究を行なった。研究では、アルコール飲料を飲ませて、血中アルコール濃度を運転可能とされる法的上限まで上昇させた群と、ソーダ飲料を飲ませた群を設定した。いずれの群においても、群内の被験者の半数には飲料がアルコールであると教示し、残りの半数には飲料がソーダであると教示した。その結果、アルコール飲料を飲んだ被験者では、教示の内容にかかわらず、強姦に対する性的覚醒度が著しく増し、同意に基づく性交に対する性的覚醒度が若干低下した。この研究において、プラセボ効果はみられなかった。アルコール酩酊により、酩酊していないときには何ら反応を誘発しなかった異常な刺激に対し、性的反応が生じやすくなっていた。したがって、酩酊状態にあることで異常な反応が起こりやすくなるという性犯罪者の主張も、ある程度は真実なのかもしれない。しかしながら、酩酊状態に陥る選択をするのは彼ら自身である。また、飲酒によってどのような作用が生じるかも彼らは明らかに自覚している。そのため、こうした主張によって責任が免除されることはない。

このような結果は治療にも関係してくる。性犯罪者に対して、アルコールなどの摂取について指導を行なう必要がある。また、このような結果は、ここでの論点にも関係している。ほとんどの男性が、酩酊状態にあるとき、異常な性的思考を抱くわけではないことは確かである。しかし、異常な性的思考を抱く男性がいることも明らかである。問題は「異常な性的思考を抱く男性は、酩酊状態にあるとき、異常な傾向をコントロールできないのか」ということである。バーバレーらの研究に参加した大学生は、異常とみられることを嫌がっていた。また、自分の反応に驚いたと報告した者もいた。このことから、自分の反応や思考に対する制御能力が低下していたのかもしれない。犯行の原因の一部を酩酊状態に帰属させる犯罪者が、酩酊していないときよりも酩酊状態において思考を制御することに大きな困難を示すかどうかを検討した研究は行なわれていない。ただし、ウォーミスら(617)は、性犯罪者が酩酊状態にあるとき、強姦と児童性的虐待に対して、さらに異常な反応を示すという観察結果を得ている。このことから、非犯罪者男性と同様、性犯罪者においても、異常な傾向に対する制御能力が、酩酊状態において低下すると考えられる。いずれにせよ、酩酊状態になることがなくなるよう働きかけることは有益である。そして、大抵のプログラムではこういった取り組みが実施されている(331)。

ゼリンら(624)は、精神科患者を対象に研究を行ない、空想と陰性感情との間には強い関連があると報告した。患者らは、空想を始めると気分がよくなり、欲求不満も減少したと報告したのである。ウィルソンら(613)は、空想を抱きやすい成人が、孤独で不幸な子供時代を送っており、この時期に空想が孤立感を和らげることを知ったのだと述べている。マーシャルら(328)も、性犯罪の根本原因に関する報告のなかでひとつのエビデンスを提供している。そのエビデンスによれば、性犯罪者は子供の頃、孤独感、虐待、ネグレクトに対する対処法として、性的空想や自慰行為を用いていた。また性犯罪者は、問題を抱えているときや否定的な気分のとき、異常な性的思考をより多く経験し、それらを抵抗不可能に感じることが明らかになっている。この問題を直接検討した研究はいくつかあり、一貫した結果が得られている。

イェイツら[618]は、アルコール酩酊の影響に関する研究と似たような研究を実施した。そして、女性が原因で引き起こされた怒りが、強姦に対する正常男性の性的覚醒を驚くほど強めることを明らかにした。このことから、気分状態によっては、正常を逸脱した反応が助長される可能性が考えられる。実際、他の研究者もまさにこれと一致する所見を得ている。たとえばウィルソンら[611]は、非犯罪者男性で、加虐的空想や被虐的空想の頻度・強度が、人間関係に不満がある時期に増すことを明らかにした。マクギベンら[340]は、性犯罪者に個人的な「空想報告」を書かせ、性的な思考（正常を逸脱したものおよび正常範囲のもの）とそれに伴う自慰行為について二ヵ月間、一日おきに記録させた。このほかに、対人葛藤や感情状態についても記録させた。その結果、葛藤や否定的な気分（孤独感、自分が不十分であるという感覚、屈辱感、および怒り）を体験すると、異常な内容の、圧倒的で抵抗不可能な性的空想が生起され、そしてその空想に伴って自慰行為が行なわれることがわかった。葛藤または気分状態と正常範囲の空想との間に何ら関連性は認められなかった。プルールら[418]は、より大規模な被験者サンプルを対象にこの研究のフォローアップ調査を実施し、基本的に一致する結果を得ている。プルールらは、葛藤と否定的な気分によって、適切な性的空想とこれに伴う自慰行為の頻度・強度が低下することを見出した。しかし、プルールらの研究で得られた最も重要な所見は、葛藤と否定的な気分によって引き起こされた、正常を逸脱した空想が、圧倒的に激しかったというものであろう。つまり、性犯罪者は、正常を逸脱した空想を抵抗不可能なものとして経験したのである。

ルーマン[308、309]が報告した二件の研究でも、異常な性的空想と、孤独感、自分が不十分であるという感覚、屈辱感、および拒絶されたという感覚との間には、同様の関連性がみられた。ルーマン[308]の研究に参加した児童性的虐待者は、子供との性交について空想を抱いているときに、恐怖と罪悪感を覚えていた。一方、彼らは、大人との性交について空想を抱いているときには、安心と満足を感じていた。

ルーマンによる研究と、プルールとマクギベンによる研究は、以下のことを示している。それは、㈠多くの性犯罪者が、性的活動によって苦痛な感情や問題から逃避しようとすること、そして、㈡その性的活動が、通常は正常を逸脱したものであること、である。コートニとマーシャル[100]は、性犯罪者が性的活動（空想、自慰、または正規の性行為）を行なう確率が、問題（人間関係の困難、失望するような出来事、利用されたという感覚、脅かされているという感覚）が生じたときに著しく増加すると報告している。この変化は、ルーマン、プルール、マクギベンの研究結果と異なり、正常範囲のものと正常を逸脱したもの双方の増加を含むものであった。しかしいずれの研究でも、性犯罪者は、ストレスに対する反応として性的活動を行なっていた。性的活動は快楽をもたらす。つまり、正の強化を受ける。これによって条件づけが生じ、その後に呈示されるあらゆる性的テーマに対し、性的覚醒度は増すだろう。[3、339] さらに、嫌悪状態からの逃避として性的行動がとられると、こうした行動は負の強化も受けることになる。正の強化と負の強化を同時に受けた行動は、頻度や強度が増し、時の経過とともに長時間持続するようになると予想される。[292] したがって、ストレスに対する性犯罪者の反応は、逸脱度を増してゆくと考えられる。これは明らかに深刻な問題である。正常を逸脱した思考が自発的に生じ、意思とは無関係なものとして体験される場合はなおさらである。というのも、こうした思考を抑制しようと意図的に試みた場合、通常、これらの思考は増加してしまうからである。

以上の研究結果から、一部の性犯罪者では、否定的な気分や人間関係の葛藤を経験することによって、意思とは無関係に生じる、抵抗不可能な、正常を逸脱した性的思考が引き起こされることが示唆される。たとえばルーマンの研究に参加した児童性的虐待者のうち六一％に、否定的な気分や葛藤によって、侵入的な性的思考や空想が生じていた。こうした空想を抱くと、苦痛が増し、思考をコントロールできているという感覚が薄れていくだろう。したがって、包括的な治療プログラムでは、この問題に優先的に取り組む必要がある。性犯罪者は、対人関係スキルが乏しく孤独感が強いこと、[321、557] 感情調節に問題があることが、[554] 研究から一貫して示されている。これらを考慮すると、こうした問題に対する治療的取り組みは特に重要と言えるだろう。

異常な性的空想の発生に対処するために行なわれている標準的な治療アプローチは、行動療法もしくは薬物療法である。抗男性ホルモン剤(54)や選択的セロトニン再取り込み阻害剤(193)は、異常な性的空想を効果的に減少させる。これらの薬剤は通常、心理療法と併用される。そのため、正確な効果を推測することは難しい。異常な性的空想と性的覚醒を変化させるためには、潜在感作法をはじめとするいくつかの技法が有効と報告されているが(315)、大半の行動療法の有効性については、満足のいくエビデンスは得られていない(293、432)。自己報告される異常な性的思考の数が、行動療法や薬物療法により効果的に減ったとしても、人間関係の問題、孤独、拒絶、否定的気分といった誘発因子の問題は未対処のまま残る。しかし幸いなことに、気分や孤独感を緩和し、対人関係スキルを向上させる有効な治療法が存在する(331)。また、問題となるライフイベントに対して、性犯罪者の対処能力を強化する有効な方法もある。一方、ソーシャルスキル訓練を行なうだけでは、性犯罪者による異常な性的思考の自己報告頻度は減らないことが示されている(265)。この結果から、介入にあたっては、誘発因子にも焦点を当てる必要がある。さらに、異常な性的思考そのものに対する認知的（再）評価法と対処法に直接取り組む必要がある。

あらゆる場面で生じる異常な性的思考

比較的まれではあるが、意思とは無関係に生じる、侵入的で、異常な性的思考を一日中繰り返し抱くという性犯罪者もいる。こうした思考の内容は通常、精緻で詳細な性的空想である。ジョーンズら(259)

は、非犯罪者男性のうち、性的活動の活発度が高かった男性（あからさまな性行為が多く、自慰の頻度も高い）では、性的空想の発生頻度も高かったことを示している。また、ジアンブラら[186]は、性的空想の発生頻度が、性衝動の激しさとともに変化すると報告している。このことから、逸脱した内容の持続的な空想を報告する性犯罪者は、性衝動も強く、そのため再犯行の可能性も増すと考えられる。ウォードら[554]は、性的自己調節の問題と、性犯罪者が犯行を繰り返すことの間には関連があると指摘しており、ハンソンら[211]は、このことを実証している。異常な性的空想が支障をきたすほど高頻度に生じ、苦痛に感じると報告する性犯罪者は、こうした思考から逃れようと繰り返し試みる。しかし、彼らは思考から逃れることに失敗する。残念ながら、性的思考・空想による苦痛と、空想を抑制しようという試み、そして抑制の失敗は、思考を減少させるどころか逆に増加させてしまうのである[256、257]。

性犯罪者を釈放するかどうかを決めるとき、異常な性的空想が高頻度に生じていて、制御不能な場合には、警戒せざるを得ない。そのような場合は、論理的に言って、再度犯行に及ぶ危険性が高いと考えられる。この見解は、ジョーンズら[259]や、ジアンブラら[186]による研究結果と一致している。また、別のふたつの研究では、高頻度に生じる異常な性的空想と、性犯罪を繰り返すこととの関連性が示されている。ひとつ目の研究では、非常に重大な性犯罪者からなる小規模なサンプルを調査した。その結果、異常な性的空想を自己報告した被験者の割合は、一件の殺人を犯した性的殺人犯のグループよりも、性的連続殺人犯（三件以上の殺人）のグループにおいて有意に高かった[417]。一方、ハンソンら[211]は、大規模な性犯罪者サンプルを対象に調査を行なった。そして、性犯罪常習犯になる者とそうでない者とを見分ける一連の動的要因を特定した。犯罪常習化の関連要素のうち、性的活動への没頭（例：買春、過剰な自慰行為、自己報告に基づく異常な性的空想・衝動）が、犯罪常習化と有意に関連していた。これらの結果から、異常な内容の持続的な性的思考を減少させ、その激しさを緩和する治療が必要だと言える。

ほかにも、性犯罪者と性的倒錯者の両方を対象に実施されている研究がほとんどだが、高頻度に生じる異常な内容の性的思考を報告する性犯罪者の割合を直接調べた研究がいくつかある。たとえばカフカ[263]は、性的倒錯者と「性倒錯障害」の基準を満たす者とを比較している。性倒錯障害者は、正常な性的行動を過剰な頻度で行なっており、また、そうせずにはいられないという感覚をもっている。研究に参加した性的倒錯者のなかには、犯罪を犯してない性的倒錯者（例：拝物愛者、服装倒錯者）のほかに、数名の性犯罪者（小児愛、窃視症、加虐性愛、または露出症の診断基準を満たした者）が含まれていた。調査の結果、対象者全体（性的倒錯者と性倒錯障害者）の約二三％が、複数形態の性的倒錯を抱えていた。そして、一日のうち二時間以上は性的活動に没頭しており、週に少なくとも十回は性的満足（オルガズム）を体験していた。そして、これら被験者のうち六八％が性犯罪者であった。

著者らは、この問題に関する予備研究を行ない、性欲亢進の徴候を示す性犯罪者（児童性的虐待者と強姦者）の割合を調査した。[320]性依存の指標を用いたところ、性犯罪者の四五％が性的願望過剰障害の基準を満たしていた。つまり、性犯罪者の四五％が、性的活動への没頭をコントロールできないと感じたことがあり、そして性的満足を得るための行為およびそれに伴うオルガズムを高頻度に（一日一回以上）経験していると報告したのである。

このように、少なくとも有意な数の性犯罪者が異常な内容の持続的な性的思考を抱いており、そしてそれを制御できないでいることを示すエビデンスは、わずかながら存在する。一方、性犯罪を犯した著者らのクライエントのうち、圧倒的な性衝動や異常な内容の制御不能な性的空想に対して介入を希望した者は、過去三四年間で五〜一〇％に過ぎない。支障をきたすほど性欲が亢進し、性的思考が発生する現象については、研究結果と臨床との間に差がみられるが、その理由は依然不明である。理由のひとつは、使用された用語と評価指標の違いによるものである可能性が高い。異常な内容の持続的な性的思考をもつ性犯罪者のうち、思考を意思とは無関係に生じる、侵入的で、自我異和的なものとして経験している（再犯行を避けたがっていると期待される）性犯罪者と、性的思考を積極的に抱き、肯定的で自我親和的とみなしている者を区別することが重要である。いずれにせよ、意思とは無関係に生じ、異常で、持続的な性的思考について訴える、問題を抱えた性犯罪者は確かに存在する。

不思議なことに、血漿テストステロン濃度は、こうした男性全員において異常高値を示すわけではない。それどころか、正常範囲内での高値にすら達しない場合がある。しかし、テストステロン（あるいは性欲を亢進させるその他の性ホルモン）が高値を示す場合には、抗男性ホルモン剤を投与すると、異常な性的思考の強度と頻度は低下し、持続時間が短縮するようである。そして、性的思考をコントロールできているというクライエントの感覚も増すと考えられる[55]。さらに、一部のクライエントに対しては、いくつかの行動療法が有効なことが立証されている[323、324]。

結論

性犯罪者は、いくつかの機能領域で、意思とは無関係に生じる、苦痛な侵入思考を経験している。性犯罪者の否定的な自己評価は、あらゆる場面で生じ、自己効力感を破壊し、治療の進行を妨げる。異常な性的思考、感情の強度、そして再犯行との間には関連があるため、再発の可能性ないし危機につながるような自己評価は、特に重要な治療標的である。発覚することについての反芻も、犯罪者として初めて発見される前に、意思とは無関係で侵入的なものとして体験される。しかし、これを治療の標的にはしないほうがよい。逆に、治療を受ける性犯罪者では、こうした反芻をより激しく、より発生しやすくするほうがよい。このような方法は、少なくとも自尊感情が十分に保持されている症例で有効だと考えられる。反芻を強化すると、将来投獄されたり、誰かに危害を加えたりしたくないという願いを強化するからである。また、自己モニタリングを強化するために、こうした思考の発生時期を、犯行後ではなく、犯行に至るまでの一連の過程の初期段階にシフトさせる必要がある。さらに、「自分が犯罪者であることが、刑務所からの釈放後もしくは退院後に地域の人々に知られてしまう」という意思とは無関係に生じる思考は、軽減すべきである。アメリカでは、積極的な地域通知制度が設けられている。しかしこの制度は、不適切かつ無知に基づくものであり、性犯罪者が社会にもたらす危険を減少させるどころか増大させている。

異常な性的思考や空想は、はるか以前から性的虐待行為の原因や持続に関与していると考えられてきた。今後はさらに研究を実施し、異常な性的思考が性犯罪者にとって好ましいのか、好ましくないのかを明らかにする必要がある。異常な性的思考が、性犯罪者にとって肯定的なのか否定的なのか、内部で発生するのか外的要因によって引き起こされるのか、また、どういったときにそうした違いが生じるのかを明らかにする必要もある。そうすれば、より洗練された介入法を考案し、治療標的に対して、より効果的に対処できるようになるだろう。意思とは無関係に起こる正常を逸脱した性的な思考・空想は、特異的な予期せぬ体験によって引き起こされたものであろうと、あらゆる場面で自発的に生じるものであろうと、いずれも問題である。異常な性的思考の頻度や強度を軽減させ、持続時間を短縮させる介入を行なう必要がある。

第九章　意思とは無関係な侵入思考

現状と将来の方向性

クリスティン・C・パードン

意思とは無関係に生じる侵入思考は、よくても不愉快なもの、最悪で精神的な苦痛となる。臨床障害における侵入思考は、必死に制御しようとするにもかかわらず持続し、また集中力や気分に影響し、ごく簡単な課題をこなすことも困難にする。長期間繰り返して生じる苦痛な思考を特徴とする臨床障害は、最も治療困難な障害（心配性、不眠症、強迫性障害［ＯＣＤ］、外傷後ストレス障害［ＰＴＳＤ］、統合失調症、性的倒錯）であったり、もしくは最も再発しやすいうつ病であったりする。患者もそうした悩みを抱えて治療に訪れる。患者らは、こう問う。「自分の意思に反して起こることを、どうしたら止められますか？」「私の心がこうした考えを生み出しているなら、私に何か問題があるということでしょうか？」「どうして考えをコントロールすることができないのですか？」「どうしたら考えるのをやめることができますか？」「こんなことを考え続けたら、いつか行動に移してしまうのではないでしょうか？」。

過去三〇年にわたり、意識に関する実験研究および種々の心理障害の臨床研究により、思考の性質について新しい洞察が得られた。実際、本書の執筆が可能となったのも、特定のタイプの思考、すなわち侵入思考についての基本的な知識が得られているからである。しかしながら、この認知現象に関する我々の理解は未だ初歩的な域を脱しておらず、侵入思考についてはさまざまな理論的見解が提唱されている。精神分析的見解によると、意思とは無関係に生じる思考は、無意識の葛藤が顕在化したものであり（例：精神的錯誤）、障害の根本原因となっている葛藤の性質を暗に示しているという点で、興味深い現象であると考えられている。科学的実証主義の支持者（スキナーなど）は、思考は行動と異なっており、研究者は思考にアクセスし、直接観察することができないため、思考を研究するという考えそのものを否定した。思考の研究に関しては、このほかにも反対意見があった。たとえば、ウェルズ（本書の第五章を参照）が自らの章の冒頭で指摘しているように、心配とは、一九八〇年代まで不安の認知成分に過ぎず、それ自体に重要性はないと考えられてきた。また、統合失調症における侵入思考（命令幻聴など）も、脳の機能異常がもたらした産物に過ぎないため、認知臨床心理学的な介入は効果がなく、研究をしても無駄であると考えられてきた。

　初期の行動学的見解は、こうした思考は嫌悪反応を引き起こす刺激であり、思考によって生じた反応は逆制止法[615]または暴露法[317]を通じて消去することができるというものであった。逆制止法とは、思考によって引き起こされた感情と相容れない反応（例：苦痛またはリラクセーション反応）を引き出すものである。これに対し、暴露法では、嫌悪反応が消去されるまで思考を抱かせる[317]。この行動学的モデルは（思考に関する主観的な報告が正確であると仮定すれば）実証可能であり、思考を直接標的とする介入法を支持する結果であった。しかし、なぜ思考が恐怖などの反応を引き起こすのか、体系的な研究が行なわれるようになったのは、ラックマンが強迫観念に対する認知的・感情的反応を研究してからである[433、434、436、442、443]。一九七〇年代後半には、ベックによるうつ病の認知モデルも登場した。このモデルでは、否定的な気分は、否定的な出来事そのものではなく、その出来事を否定的に評価したり、否定的な意味づけを行なうことによって引き起こされると考える[例：32]。

　思考、認知的評価、および感情に本格的に関心が向けられ始めたのもこの頃である。ボーコヴェックらは、不安における認知的評価の役割について検討し[例：49]、心配の構成概念を明確にし、その経過に影響を及ぼす各種要因について研究を始めた。[例：45、51] またフォアは、ＯＣＤの認知過程について草分け的な仕事をし[例：408]、感情の慣れのメカニズムに関するモデルを考案した。このモデルでは、思考と認知的評価が不安障害の持続において果たす役割を重要視している。[154] この頃、認知的評価が精神病理の発生・持続の鍵を握ることを示唆するモデルや、行動療法と同様にその理論を実証的に検証できるモデルが発表された。

その後、認知的評価に関する研究は爆発的に増え、これにより、精神病理を理解するためのより洗練されたモデルの開発が促進された。思考を研究するための手法も、認知を評価する間接的な方法（視覚的ドットプローブ課題、修正ストループ課題など）および直接的な方法（思考サンプリング法、自己報告法など）を含め、より厳密なものとなった。こうした努力の結果、精神障害（特にうつ病、より最近ではＯＣＤ）の治療法も改善され始めた。思考、気分、および行動の関係性に関する我々の理解は、いろいろな意味で進歩した。それでもなお、研究者および実践家は、患者と同じ疑問を抱き続けている。「臨床的に意味のある、意思とは無関係に生じる持続的な思考に悩む人々に対して、何をしたらよいのであろうか？」

認知的評価が果たす中心的役割

幸いにも、侵入思考の起源、持続性、および治療に関する基本的な疑問に対し、いくつかの答えが得られつつある。意思とは無関係に反復的に生じる思考について、新しい、刺激的かつ画期的な発見が本書の各章で紹介されており、こうした見解は、いずれも治療に直接関係している。これらの章を展望すれば、本質的に異なるタイプの思考に共通して、意思とは無関係な思考に対する認知的評価が中心的な役割を果たしていると結論づけることができるだろう。認知的評価は、苦痛および対処方略の背後で機能するが、こうした対処方略は、障害の持続の重大な要因となる。認知的評価のタイプには、いくつか重要なものがある。ひとつ目のタイプは、思考の内容に対する否定的な評価である。ふたつ目のタイプは、そもそもそうした思考が生じたことの意味に対する否定的評価である。三つ目のタイプは、思考とそれがもたらす否定的な感情をコントロールするために特定の対処方略を用いることの必要性と有用性、ならびにその戦略が失敗した場合に焦点を当てた評価である。

ウェルズ（本書の第五章）は、全般性不安障害（ＧＡＤ）のモデルを提唱し、このなかで、心配に対して肯定的信念（例：「心配することは対処するうえで役に立つ」「心配をしないなんて、あえて自分の運命を試すようなものだ」）をもっている場合、人は将来の脅威に対する対処方略として心配を選択するようになるとしている。しかし、心配は長引くとますます不快感を伴うようになり、制御不能なものとして認識される。このため、心配についての心配が引き起こされることになる（「心配するのをやめなければ、頭がおかしくなってしまう」「心配で死んでしまう」）。この結果不安が増大し、対処方法として再び心配が選択される。また心配に関する否定的信念は、心配のきっかけの回避および心配の抑制を引き起こす。心配の抑制は、心配に関連した手掛かりに対して過剰な警戒状態を作り出し、ひいては心配の頻度を増加させ、心配が制御不能であるという信念を強化してしまう。

クラークとオコナーは、強迫思考に関する章（本書の第六章）のなかで、いくつかのタイプの認知的評価がOCDの持続に寄与していると論じている。こうした認知的評価には、以下のようなものがある。すなわち、侵入が、㈠否定的な行動について重要な意味をもっている（例：「こんなことを考えていたら、本当にそのようなことが起きてしまう」）、㈡個人的な不道徳さや無責任さを表している（例：「〇〇をすることについて考えることは、それを実際にすることと同じくらい悪いことだ」「この考えがもたらす害を防ぐために何もしないということは、意図的に害を加えるのと同じことだ」）、㈢思考をコントロールしなければならないというサインである（例：「思考をコントロールすることは、自分をコントロールするということの重要な一要素だ」「このような考えをコントロールできないなんて、私は頭がおかしいに違いない」）、㈣自分が大切に思っている自己の一面や目標と矛盾するものである（例：「このような考えをもつということは、私は実は殺人鬼のような心の持ち主なのではないか？」「私は、実際には理性のほとんどない、常識を欠いた性格をしているのだろうか？」）、などという評価である。こうした評価は多大な苦痛をもたらすため、個人は起こり得る被害を中和するための戦略を用いようとする。さらに、非適応的な評価は、思考を抑制しようという反応を引き起こす。しかし、思考抑制という対処方略は、不安を軽減するが、自らの認知的評価が偏っていることを学習する機会を奪ってしまう。思考抑制はこのほか、意思とは無関係な思考の発生に対して過剰な警戒状態を作り出す。しかし思考は必然的に再び生じるため、思考を重要で潜在的に危険な内部刺激とみなす否定的な評価は、さらに促進されることになる。

モリソン（本書の第七章）は統合失調症モデルを考案し、精神病体験、特に声の幻聴が、意思とは無関係な侵入思考を外的な起源に帰属させた結果であると論じている。侵入思考を危険かつ否定的な結果を招くものと評価した場合、思考の抑制やその他の対処方略を用いるようになるが、こうした対処方略は、侵入思考の頻度と強度を増加させてしまう。また、精神病性障害に特徴的な特定の行動を有用と考える肯定的な信念（例：「妄想を抱いていれば害を避けられる」）も、そうした行動をとる動機となる。ファルセッティ、モニエー、およびレズニック（本書の第二章）は、包括的なレビューを行ない、ＰＴＳＤが発症するのは、外傷とその後遺症（例：外傷に関する侵入思考）が現在の脅威に関連すると考えたり（例：「こんなことが私の身に起きたということは、この世は危険な場所だということだから、私は一生警戒して生きていかなくてはならない」）、自分の否定的な側面に関係すると考えたり（例：「私の判断は信用できない」）、自分自身の不注意のせいだと考えたり（例：「もっと用心するべきだった」）する場合であると指摘している。侵入的な思考やイメージが反復的に生じる意味について誤った結論を下した場合（例：「このような思考を抱く私は狂人に違いない」）、思考がもたらす苦痛は増大し、症状も重症化してしまう。

ハーヴェイ（本書の第四章）は、「〝十分な〟睡眠をとらなければ、健康を損ね、パフォーマンスも低下してしまう」という非機能的な信念を（入眠を試みている間および睡眠が〝不十分〟であった日の翌日に）抱くことが、不眠症の持続に重要な役割を果たしていると示唆している。こうした信念や認知的評価は、夜間の睡眠を逆に妨げるような行動（日中の睡眠）につながるほか、睡眠不足感がパフォーマンスおよび健康に害を及ぼしているという徴候に対し過剰に敏感な状態を作り出す。このため、無害な出来事も睡眠不足が害を及ぼしている証拠として解釈されてしまう。ハーヴェイはまた、不眠症を否定的に評価した場合、人は睡眠を妨害する思考を抑制するようになり、これによって意思とは無関係な思考の頻度は逆に増してしまうと述べている。こうした評価が生じる原因の一部は、睡眠の必要性、不眠症の影響、および夜間連続した睡眠を維持し損ねた場合の影響について、誤った信念が存在することにあると考えられる。最後に、ハーヴェイは、不眠症患者の特徴として、就寝後に心配することの有用性について肯定的な信念を抱いていることを指摘している（例：「心配は、問題を解決したり、ものごとを頭のなかで整理するのに役立つ」）。このように、ウェルズが観察したGAD患者と同じく、不眠症患者も、現在の目標を妨げる障害物を取り除くための戦略として心配を選択しているのである。しかし皮肉なことに、心配という対処手段は目標の達成を妨げることになる。

ウェンツラフ（本書の第三章）は、思考抑制、不快気分、およびうつ病の再発に関する研究のなかで、うつ病の既往がある人の再発率が高まるのは、否定的な思考をうつ病の徴候として受け取り、思考を抑制しようとするときであると述べている。ウェンツラフはこのほか、うつ病患者は否定的な気分を緩和しようとして、抑うつ的な反芻を抑制すると論じている。しかし、思考の抑制は効果的とは言えない。というのも、気分が低迷しているときには、否定的な思考のほうがはるかにアクセスされやすく、それが抑制対象の思考から注意をそらす選択肢として利用されるからである。さらに、抑制努力は認知的負荷によって妨害されやすいため、否定的な思考の抑制中にストレスにさらされた場合、思考の抑制は失敗に終わる可能性が高い。その結果、抑うつ的な思考の頻度は増し、気分はさらに悪化し、他の抑うつ的認知のアクセス可能性も増すことになる。

マーシャルとラングトン（本章の第八章）は、性的倒錯者の侵入思考に関するレビューのなかで、性犯罪者の利己的な性行動の中心的問題が、性的な思考に対する否定的な評価の欠如（例：「こういった考えや行動は無害だ。社会が過剰反応しているだけだ」）、および思考によって生じる快楽にあると指摘している（そうした思考を抱きたくないと思っても、それらは性的興奮を生み、何らかの快い感覚をもたらす）。逸脱した性的空想は、性犯罪につながる最初のステップである。利己的な性行為に関する思考を楽しく無害なものとして評価する人は、思考をもとに空想を展開させたり、自慰をしたりすることが多く、後者の行為は、思考を抱くことの正の強化子となる。一方、思考に従って行動することや、逮捕されることへの心配、および利己的な性行動をとる人間になりたくないという意志は、逸脱した性的思考や空想を抑制する動機につながる。しかし、抑制しようという試みは、後にそうした思考のアクセス可能性を増し、性犯罪を犯す危険を増大させる。同時に、否定的な自己評価（「私は悪い、弱い人間だ」）も犯罪の常習化に関与している。性犯罪者は、否定的な気分のときに逸脱した空想を抱き、自分自身に対する否定的な感情を緩和しようとすることが多い。犯行後は通常、逮捕された場合の結末について破局的な思考が生じ、こうした思考が再犯行を防止する役割を果たす。しかし、徐々に恐怖への馴化が起こり、破局的な思考は抑止力として作用しなくなってしまう。

情報処理バイアス

種々の心理的障害にみられる歪んだ、ないしは「バランスを欠いた」認知的評価の原因は何であろうか。認知臨床心理学的見解は、心理的障害を抱えた人は自己、世界、および将来について否定的なスキーマをもっており、これによって情報がどのように注目され、保持され、検索されるかが決定すると仮定している。スキーマに一致する情報は優先的に処理され、すみやかに符号化される。一方、スキーマに一致しない情報は優先順位の低いものとして処理され（つまり認識されないことが多い）、無視されたり、考慮されなかったり、過小評価されたりする。本書の各章においても、情報処理バイアスは、意思とは無関係な認知の持続に関与するものとして言及されている。

ウェンツラフ（本書の第三章）は、うつ病患者の注意プロセスにネガティビティ・バイアスが存在することを示した研究をレビューしている。ネガティビティ・バイアスが存在する場合、自己、世界、および将来に関連した否定的な刺激が優先的に処理される。この情報処理バイアスは、否定的な気分を持続させ、悪化させる場合がある。またモリソン（本書の第七章）によると、精神病性障害を発症しやすい人は、脅威情報（被害妄想の場合）や侵入思考などの内的事象（幻聴の場合）に選択的に注意を向ける傾向がある。さらにハーヴェイ（本書の第四章）は、心配が生産的でないという事実にもかかわらず、不眠症患者が就寝後に心配することの有用性について肯定的な信念をもつ傾向にあると指摘している。ハーヴェイが示唆するところによれば、心配に関する情報の処理は心配の有用性に関連するスキーマによって誘導されるため、心配が生産的な結果をもたらしたときのことのほうが記憶に保持され、容易に検索されるようになる。これに対し、心配が非生産的であったときのことは、正確に符号化され、記憶に蓄積されることがない。

クラークとオコナー（本書の第六章）は、正常な侵入思考が強迫観念へと進展する重要な要因として、その思考を自己に関するスキーマと矛盾するものとして経験することを挙げている（例：愛情深い親が我が子を傷つけるという思考を抱いた場合など）。大半の人は、強迫思考を既存のスキーマによって同化するが（例：「私のような人間も、こんな考えを抱くことがある」）、強迫観念を抱きやすい人は、その思考を取り入れるため、逆にスキーマを修正する（「私は本当は殺人鬼のような心の持ち主なのかもしれない」）。自己スキーマが疑問視されたり修正されたりすると、そのスキーマに一致する情報が想起・精緻化され（「そういえば小学校で、友達を押して転ばせたことがあった」）、スキーマに一致しない情報は無視されることになる。これには、呼び起こされる否定的な自己スキーマを累積的に強化する効果がある。

クラークとオコナーは、ＯＣＤに関連するスキーマと一致する情報が選択的に処理されることのほかに、誤った推論過程を踏むことが情報処理バイアスの傾向をさらに強めているとも指摘している。ＯＣＤでは、誤った帰納的推論によって疑念の一次的推論が始まる。この帰納的推論は、事実に関する情報の選択的利用、カテゴリーエラー、および起こり得る出来事についての想像の連鎖反応を特徴とする。この逆の推論は、推論の混同という状態をもたらし、この状態では、疑念についての想像上のナラティブが現実と混同されてしまう。以上のように、情報処理がスキーマに影響されるということ、および誤った推論が行なわれるということから、ＯＣＤに関するこのモデルでは、情報処理バイアスが強迫思考の発生において重要な役割を果たしていると言える。

ファルセッティら（本書の第二章）は、ＰＴＳＤ患者が外傷に関する情報をより原始的な方法、すなわち「データ駆動型」で処理し、より高次の概念処理を行なわないことを示唆している。つまり、より抽象的な、概念的な処理を受けないまま、感覚情報および知覚情報のみが記憶に保存されるということである。これにより、出来事の意味を処理する能力が妨害され、不統合な記憶が生成される。記憶が断片的ないし不統合であることを否定的に評価した場合（例：「よく思い出せないなんて、私はどこかおかしいのではないか」）、ＰＴＳＤの症状は悪化してしまう。ファルセッティらは、このデータ駆動型処理が起こるのは、外傷的な出来事を概念的に処理するためのスキーマを個人が持ち合わせないためであるとしている。外傷的な出来事は、自己、世界、および将来に関する既存のスキーマとは全く異質のものであるため、当人は、自らの体験の表象と一致する形でその情報を処理することができない。PTSDを発症しやすい人は、スキーマを修正することによって外傷的な出来事の情報を取り込む（調節する）と考えられる（「この世は危険だ」「私の判断は信用できない」「私は悪い人間で、このような目に遭うのは当然だ」「もっと悪いことがいつ起こってもおかしくない」）。これにより、特定の出来事に対する認知的な評価にバイアスがかかるようになる。

他のタイプの情報処理バイアスも、侵入思考の持続と関連づけられている。ハーヴェイ（本書の第四章）は、不眠症の個人の場合、入眠までにかかる時間を過大評価し、睡眠できた時間を過小評価する傾向があると結論づけている。ハーヴェイはまた、時間の推定値が、処理される情報量とともに増加するとも指摘している。就寝後に心配する人は、相当量の情報を処理しているため、入眠までの時間を過大評価するというわけである。クラークとオコナーは、先述したように、誤った推論過程が強迫的な疑念の持続において果たす役割を強調している。OCD患者は、疑念が生じたとき、それを支持する情報が一切ない場合でも（例：少し前に手を丁寧に洗ったばかりで、それ以降何も汚い物に触っていないというのに）、それがまるで真実であるかのように振舞う（例：「私の手は汚いかもしれない」が「私の手は汚い」になる）。OCD者にとっての論理の前提は、「無実が証明されるまで有罪」

というものであるが、「無実」を証明し得る情報（深刻な感染症はないという証拠）は、気づかれないか、矮小に捉えられるか、もしくは考慮されないのである。

侵入思考を定義する

侵入思考とは何か。クラークとライノ（本書の第一章）は、意思とは無関係な侵入思考の性質を詳細に論じ、侵入思考が健常群と患者群の双方によく起こり、さまざまな心理的障害に特徴的にみられると結論している。侵入思考はすべて同様であろうか。共通する要素としては、侵入性（注意の優先順位で上位に割り込んできて、無視することが難しい）、意思とは無関係であること、および否定的な気分を伴うことが挙げられる。侵入思考はすべて、内的なきっかけによっても外的なきっかけによっても起こり得る。しかし、内容や過程が似ている侵入思考でも、重要な相違があるために、かなり異なる症状を引き起こす。ハーヴェイ（本書の第四章）は、心配、反芻、および侵入思考との間には重要な違いがあると述べている。この違いは、特に時間的方向性に現れる（例：反芻は過去の出来事に関する思考であり、心配は未来の出来事に関する思考である）。ハーヴェイは、こうした相違を明確にすれば、異なる臨床障害を理解するうえで役に立つと述べている。たとえば、抑うつ的な反芻は、過去の主観的な失敗に関する思考によって特徴づけられることが多く、こうした思考に対して抑制が試みられる寛解期を除き、積極的に想起される傾向がある（ウェンツラフ、本書の第三章）。

一方、ＧＡＤにおいて特徴的に生じる心配、および不眠症患者が報告する思考は、現在と将来の問題に関する懸念を反映する傾向がある。これらも、最初のうちは積極的に想起されるが、その害が利益を上回るという認識が生まれたとき、積極的な制御努力がなされるようになる。ウェルズ（本書の第五章）は、心配の内容が、強迫観念の内容よりも一般的であると指摘している。強迫観念は、心配よりも強い抵抗感を生み、個人が重要と考える自己像と矛盾するため、脅威とみなされる。ＰＴＳＤに特徴的な侵入思考は、過去に起きた実際の出来事に関する記憶、印象、または思考が関係している点で他とは異なる。また、こうした思考は例外なく激しい抵抗を生む。性犯罪者が経験する意思とは無関係な侵入は、行動に移したいという欲求はあるものの、逮捕され、社会から葬り去られてしまいかねない性的活動に関する思考である。こうした思考は積極的に想起されることもあれば（例：否定的な気分状態にあるとき）、抑制されることもある（例：そうした思考に従って行動したくないという強い願望があるとき）。強迫思考は、あまり意味をなさない奇異な思考で、（不快感を覚えさせるような強迫観念は特に）当人のパーソナリティ、道徳観、価値観、および目標とはまったく一致しない。強迫観念は強い抵抗を生み、これが積極的に想起されることは非常に稀である（思考が生じた際に衝動に「負けた」としても、通常はそうした思考が生じないように必死の努力が行なわれる）。

このように、意思とは無関係な侵入思考は、その内容および過程において異なる形をとる。内容のみで侵入思考をカテゴリー化する問題として、ある障害に特徴的な侵入が、別の障害にみられる侵入と若干類似した内容をもち得ることが挙げられる。たとえば、意思とは無関係に生じる、病気に関する思考は、ＯＣＤでもＧＡＤでも特徴的にみられる（これに関して言うと、健康不安も同様である）。モリソンが指摘したように、他者に危害を加えるという思考は、ＯＣＤでも精神病性障害でも生じる。利己的な性的行動をとるという思考は、ＯＣＤの特徴であると同時に性的倒錯の特徴でもある。意思とは無関係な侵入は、内的なきっかけによっても外的なきっかけによっても起こり、侵入のほとんどが、状況に応じて積極的に想起されたり抑制されたりする。このことを考えると、過程的特徴のみをもとに、各種障害にみられる侵入を区別できるとも限らない。いずれの心理的障害においても、意思とは無関係な侵入思考の性質を理解するには、思考の内容、過程的特徴ないし特性、認知的評価のパターン、およびその侵入思考に対する機能的反応を考慮に入れることが重要である。

自我異和性：意思とは無関係な侵入思考の定義的特徴

クラークとオコナー（本書第六章）、ウェンツラフ（本書第三章）、およびウェルズ（本書第五章）は、意思とは無関係な侵入思考を区別する重要な特徴が、その思考が個人の道徳観、価値観、目標、および好みと一致もしくは矛盾する程度にあると示唆している。たとえば、愛情深い親であることに価値を置いている人にとって、我が子に性的虐待を行なうという思考は、予想外かつ嫌悪感を抱かせるものであるため、警戒心が生まれる。この思考に対して激しい抵抗が生じるのは、その内容と、そうした思考を抱いているという事実が、心の平静を失わせるものだからである。この場合、侵入思考は本質的に強迫的と言える。精神病の発症脆弱性をもつ人は、こうした思考を自我と全く矛盾するものとして経験するが、これが外部から持ち込まれたものであると解釈することで、この不調和と折り合いをつける。侵入思考はこの場合、妄想となるわけである。しかし、子供に性的魅力を感じる個人の場合は、子供に性的虐待を行なうという考えに性的興奮を覚え、これを積極的に想起し、その内容をより詳細に思い描いていく。するとこうした思考は、小児性愛の重要な特徴となる。

別の例として、愛する人が事故で怪我をするかもしれない、という思考について検討してみよう。

愛する人の身の安全に関する心配は、自我親和的である。しかし、その思考が自我異和的な（すなわち、特定の状況で自分が抱くであろうと予想される思考範囲から外れる）ものとして認識された場合、人はそのような思考が生じた理由を探し始める。ひとつの解釈として、その思考が予言的な警告サインであった、というものが挙げられる。この場合、高度の不安と、思考によって強く示唆されたその危害を（その人についてよいことを考えるなどして）「打ち消さなければならない」という感覚が生じ、考えを再び抱かないよう試みることになる。一方で、その思考が自我親和的な（すなわち、その状況に鑑みて合理的で、自分が抱くと予想される範囲にある）ものとして認識された場合、思考が生じた理由を追求するかわりに、思考のなかの出来事に続いて生じる問題を解決しようとする。思考が自我異和的なものとして認識された前者のケースでは、OCD症状が生じる。これに対し、思考が自我親和的なものとして認識されたケースでは、GAD症状が生じることになる。同様に、ストレスの多い一日を過ごした人は、眠りにつこうとする間、その日に関する思考を完全に予想範囲内だと評価する。そして、その思考の起源をつきとめるよりも、そこで生じている現実の問題を解決しようとする。PTSDの場合には、なぜ恐ろしい出来事についての考えが繰り返し生じてくるのかが主な悩みとなる。その思考は過去の経験に関連したものであるが、そうした認知はまったく意思とは無関係な、受け入れがたいものとして認識される。この場合も、当人は説明を求め、自分の精神が「崩壊」しつつあるのではないかと考える。

自我異和性という構成概念は、同じ内容の思考が異なった病的反応を引き起こす理由を理解するうえで役に立つ。しかし、これはあまりにも複雑な問題である。パードンらは、自我異和性の構成概念を操作し、評価する試みを行なった。彼らは、自我異和的な思考を「自我の感覚ないしパーソナリティのなかで、文脈性をほとんどあるいはまったくもたないと認識される思考。つまり、個人の道徳観、態度、信念、好み、過去の行動、自分が抱くであろう思考の種類に関する期待といった文脈の外で生じたように認識される思考」と定義し[105]、自我異和性を計る評価尺度を現在開発している。この自己報告式尺度を用いた場合、心配に特徴的な思考と強迫観念に特徴的な思考とを区別することがある程度可能である[105]。この試みは始まりに過ぎないが、自我異和性を評価することには困難がいくつも存在する。第一に、はじめのうちは思いがけず生じた非理性的なものとして評価されていた思考も、時が経つにつれ、かなり筋の通った、想定内のものと認識されることがある。第二に、パードンとクラークの説が正しいと仮定すれば、人は自己像を修正することによってその思考を自分のなかに取り入れるようになるが、この場合、その思考はさほど自我異和的ではなくなる。第三に、あるひとつの思考が、意思とは無関係であるという意味で自我異和的でありながらも、自己の感覚と関連性を有するという意味で、同時に自我親和的であるということもあり得る（例：小児性愛者であることを嫌がっている小児性愛者)。第四に、ある障害の特定の時期には自我親和的であった思考(重度のうつ病を有する時期の希死念慮)が、回復期にはどちらかというと自我異和的に感じられたりすることもある(うつ病が寛解した後の希死念慮)。このように、自我異和性は時間および心理的問題の経過とともに変化する。

自我異和性が、実際には思考に対する認知的評価の様式であることは重要である。この指摘は、ある特定の障害に特徴的な意思とは無関係な侵入思考を、別の障害においてみられるものと区別する特徴が、思考の内容や過程ではなく、認知的評価のパターンにあるという考えに戻るものである。認知的評価は、意思とは無関係に生じる「正常な」侵入思考が、臨床的に重大な症状に進展するか否かだけでなく、どういった症状が発現するかをも決定するものと思われる。

意思とは無関係な認知の制御

思考抑制は思考の持続を招く中心的な要因であると、研究者たちの見解は一致している。いずれのケースにおいても、思考抑制の原因となるのはやはり、意識的な制御が必要であるという、思考に対する認知的評価である。意思とは無関係な侵入を持続させるうえで思考抑制が果たす役割は、ウェグナー(564)が発表した論文がきっかけとなり注目されるようになった。この論文は、思考を抑制すると、抑制努力をやめたときに思考の発生頻度が皮肉なことに増加することを示すものであった。これらの所見および思考抑制の皮肉な効果については、ウェンツラフ（本書の第三章）が詳細なレビューを行なっている。思考の抑制が、有効なようで実は有害であることには三つの理由がある。第一に、思考抑制は意思とは無関係な思考を逆に増加させる可能性がある。第二に、思考を呼び起こすきっかけに対して警戒し、標的思考が生じたらすぐに気をそらせるよう準備しようとするため、注意資源が奪われてしまう。このため、思考を抑制すると、他の関連する刺激に対して集中する能力が低下し、競合的な注意が要求されることで、抑制努力はすぐに中断されてしまう。第三に、気分と一致した思考は、一致しない思考よりもはるかに抑制しにくい。これは、制御に必要となる選択肢として、気分に一致したものが選ばれる確率のほうがはるかに高いためである。こうして、抑制対象の思考は逆に喚起されやすくなってしまう。

ウェンツラフ（本書の第三章）はまた、抑うつ的な反芻の抑制が及ぼす影響を検討した研究についても紹介している。ウェンツラフはまず、情報処理にネガティビティ・バイアスがみられることがうつ病の特徴であることを立証した。そのうえで、抑うつ的な気分が情報処理バイアスを生じさせ、否定的な記憶や思考のアクセス可能性を増加させることとなり、これによって否定的な気分がさらに悪化するとしている（連想ネットワーク理論）。うつ病患者は、気分をコントロールする方法として思考を抑制することが多い。しかし、うつ病患者は、抑制対象の思考と感情的に関連した選択肢を選ぶことが多いために、皮肉な作用をきわめて受けやすい。気分に一致した選択肢を選んでしまうというバイアスが生じるのは、否定的な気分とストレスが認知資源を奪ってしまうために、新たな選択肢を考え出せないためである。さらに、思考の制御は不可避的に失敗に終わるが、この失敗を個人的な力不足に帰属させることで、さらなる制御努力が開始される。このほかウェンツラフは、うつ病の既往者が、実際には否定的な思考をほぼ常時抑制しようとしていること、また、この抑制努力が競合的な注意要求によって容易に妨害されてしまうことを明らかにしている。これは、うつ病の再発がストレスの高い時期に起こる理由を説明するものである。ストレスが、抑制努力を妨害する「認知的負荷」なのである。

　思考抑制がもたらす皮肉な作用は一貫して再現されているわけではなく、思考の頻度に一切影響しなかったという結果も多く得られている。そのほか、ごく特定のタイプの思考にのみこの作用が一貫してみられたという報告もある（レビューについては、パードン[420、423]の研究を参照のこと）。ファルセッティら（本書の第二章）によれば、ＰＴＳＤにおける外傷関連思考の抑制について検討した研究では、外傷直後における外傷関連思考の抑制とその皮肉な作用によって、ＰＴＳＤが発症しやすくなるという結果が一貫して得られている。一方、患者サンプルにおける強迫思考、心配、または入眠時における認知的侵入の場合、抑制しても、侵入の発生頻度に対して皮肉な作用は生じない。しかし、パードンら(430)の報告によると、抑制努力をしているときの制御失敗は、思考の意味についてさらに否定的な評価がなされる原因となる。これが否定的な気分を招き、思考を制御しようというさらに激しい努力を引き起こす。この研究結果は、ウェンツラフが報告したものと一致する。このほか、ハーヴェイ（本書の第四章）は、入眠を試みている間に認知的侵入を抑制すると、意思とは無関係な侵入思考の数は増加しないものの、入眠までの時間が長引き、睡眠の質も低下すると報告している。意思とは無関係な思考の発生頻度を逆説的に増加させないとしても、抑制が思考に対する認知的評価および気分に有害な影響を及ぼすことは明らかである。

最後に、ある思考を意図的に抑制しようという行為には、その思考が危険ないし有害で、コントロールすべきものであるという前提がある。これは、障害を効果的に治療するためには克服しなければならない想定である。性犯罪者のように、思考そのものが（犯行につながる一連の行動の第一段階であるため）実際に危険である場合でさえ、抑制が有用な手段であるとは言いがたい。抑制は、思考の発生頻度を増加させるかもしれないからである（抑制が性犯罪者における性的思考の頻度に及ぼす影響については、実証的エビデンスが十分に得られていないため、結論を下すことができない）。さらに、思考を抑制してしまったら、性犯罪者は、その思考の危険性を適切に評価する機会を与えられないことになる。マーシャルとラングトン（本書の第八章）は、犯罪にいたる一連の行動をやめさせる最も効果的な方法が、その思考、その思考のなかで思い描かれる行為、および被害者への影響を完全に、偏りなく評価し、別の対処方略を考案することであると示唆している。

治療的示唆

本書は、持続的な、意思とは無関係に生じる否定的な思考を治療する臨床家にとって、情報源をより豊かなものしている。種々の障害に関するレビューから明らかなように、否定的な認知的評価に対処することに加え、問題となる対処方略（思考抑制、注意をそらすこと、心配など）の有効性に関する信念（認知的評価）を検証することも重要である。また、情報処理バイアスという問題もある。たとえば、実際に経過した時間ではなく、処理された情報量に基づいて入眠までの時間を推定したり、OCDにみられるように、誤った帰納的推論および逆の推論をしたりするといった問題である。思考および思考過程に関する信念についても評価を行ない、これを修正するための介入を実施してスキーマを変容させる必要がある。意思とは無関係に生じる否定的な侵入が、心理的障害の現象学において中心的な役割を果たしていることは、マインドフルネスに基づく認知療法といった「第三の波」と言われる認知療法をより魅力的なものにする。ハーヴェイ（本書の第四章）が指摘しているように、思考から距離を置いた意識をもつよう（行動に移したり、反応したりせずに、浮かんでくる思考を観察するよう）クライエントを誘導するような介入は、意思とは無関係な思考が持続する障害の治療に特に有効となる可能性がある。これは、種々の思考の意味に関する評価を修正するうえでも、否定的な思考に対してクライエントが用いている対処方略が必要ないこと（つまり、意思とは無関係な侵入思考が、放っておけば自ずと現れては消えてゆくということ）を示すうえでも、明らかな影響を及ぼすものである。

将来の方向性

本章で概観した各章は、意思とは無関係な侵入が主要な精神疾患の基本的特徴として重要であるという議論を展開している。しかし、依然解明されない点が多く存在する。意思とは無関係に生じるものの、正常な思考が臨床的に重大な症状に進展するメカニズムとはどういったものか。つまり、何が症状の形成に寄与する特定の認知的評価を引き起こすのか。種々の障害において、思考抑制が思考の発生頻度、認知的評価、および気分状態に及ぼす影響とはどういったものなのか。

意思とは無関係に生じる思考について検討する研究者は、多くの課題を抱えている。第一に、思考とは一体何なのか。ストーブを消しただろうか、という強迫的な疑念を例にみてみよう。典型的な連鎖的思考は次のようなものである。「ストーブを消したつもりだけれど、本当は消していなかったかもしれない。家に帰って確認したほうがいいだろう。でも、遅刻しているから確認しに戻るのは気が進まない。けれど、確認しないで本当にストーブがつけっぱなしだったら、紙切れが風で飛んでいって火がついて、火事になるかもしれないし、そうなったら私の責任だ。やっぱり戻って確認しよう」。これは、ひとつの思考であろうか、それとも五つの思考であろうか。このすべてが強迫的であろうか、それとも強迫観念と心配が入り混じったものであろうか。ハーヴェイとウェルズの双方が、通常は、意思とは無関係な侵入思考が心配のきっかけになると示唆している。そうだとすれば、最初の思考が強迫観念で、残りは心配と考えることもできる。

意思とは無関係な侵入思考に関する研究のうち、「思考の発生」の定義を試みたものはほとんどなく、大抵の場合は、特定のタイプの思考が生じたという報告は被験者にまかせられている。「意識の流れを言語化する」という方法を採用している研究もある。この場合、被験者は自らの思考を声に出して言い、これをテープレコーダーに録音する。この後、言語化された一連の思考を内容に応じて分類する（例：「対象の思考と直接的な関連あり」「対象の思考と間接的な関連あり」「対象の思考との関連性なし」）。ワグナーの仕事や、ローマーら(470)による研究が、この方法を使用した研究の例である。思考の頻度を評価するもうひとつの方法としては、特定の内容領域ないしテーマに費やされた時間の割合を調べるというものがある（D・A・クラーク、私信、二〇〇三年一二月）。

ある思考を「禁止」とした場合、思考の発生の記録法に応じて被験者が報告する認知事象の数が変化するというエビデンスがいくつか得られている。たとえば、アブラモヴィッツら(6)は、思考抑制に関する実験的研究のメタ分析を行ない、思考の生起について指導を行なった研究（標的の思考を積極的に思い浮かべるよう指導した研究）では、自由に考えるよう指導した研究（標的思考を含めて好きなことを考えるよう指示を与えた研究）よりもリバウンド効果が強く現れたことを発見した。また、思考の発生頻度をオバートな手段（例：意識の流れの報告、標的思考が生じたらベルを鳴らす、など）によって調査した研究では、カバートな手段（例：思考が生じたらキーを押す、など）を用いた研究よりもリバウンド効果が強く現れた。さらに、リバウンド効果は、被験者に特定の離散的な思考を抑制させた研究よりも、ある物語全体についての思考を抑制させた研究において強く現れた。

意思とは無関係な侵入思考に関する研究でもうひとつ問題となるのは、思考の発生頻度を調べる際、思考の持続時間が交絡することである(423、430)。たとえば、ある思考がどれほど頻繁に生じるか、特定の期間にわたって記録するよう被験者に指示を与えた場合、その思考が三回生じたと報告した被験者は、一回と報告した被験者よりも思考を制御できていないということになる。しかし、後者では一回生じた思考が次の思考が生じるまでの間ずっと続き、これに対して前者では思考がすぐに消えた可能性も考えられる。思考がより頻繁に発生したとしても、それらがすぐに消えるのであれば、主観的な苦痛は思考を消し去ることができない人よりもはるかに少ないと考えられる。

最後に、意思とは無関係な侵入思考を明確に定義することはきわめて重要と言える。たとえば、著者らはパイロット研究において、「正常な心配性者」（心配の診断的指標の得点が健常者の平均の二分の一標準偏差以内）が、指示を与えられるとある問題について「心配する」ことを発見した。しかし、重度の心配性者（心配の診断的指標の得点が臨床者の平均の二分の一標準偏差以内）と異なり、正常な心配性者の場合には、（否定的かつ破局的な空想上の問題ではなく）目下の問題に注意が向けられ、実際的な解決策が考え出され、かなり容易に問題が解決された。正常な心配性者の心配は、不安の軽減をもたらしたのである。こうした結果にもかかわらず、被験者はこのプロセスを「心配」と呼び、その過程をストレスフルなものとして認識していた。重度の心配性者の「心配」では、特徴的所見として、問題解決の際に生じる破局的思考の割合がはるかに多かった。「正常な」心配性者が報告する、「心配」に関する肯定的信念は、本当に現実的なのか。つまり、確かに彼らの心配は問題に対処するうえで役立ち、不安を軽減させるが、その代償は大きい（強度のストレス）。また、「正常な心配性者」と「臨床的心配性者」は、ある侵入思考のプロセスに対して同じ用語（心配）を用いているが、彼らが心配と呼ぶ現象の実際の特性や帰結はかなり異なっている。

健常群における強迫思考について調べようとするとき、被験者が最終的には心配（つまり、自我親和的な性質をもつ一般的な思考）について報告してくることは多い。この問題を解決しようと、さまざまなアプローチが試みられた。パードンとクラーク[424、426]は、健常者サンプル用の強迫思考の調査票（改訂強迫的侵入思考調査票［Revised Obsessional Intrusions Inventory：ＲＯＩＩ］）を考案した。ＲＯＩＩは、大規模な健常者サンプルを対象に行なわれた構造化面接をもとにしている。この構造化面接では、強迫思考は、精神疾患の分類と診断の手引・第三版の改訂版[8]（ＤＳＭ‐Ⅲ‐Ｒ）による強迫観念の基準に従って定義された。この調査票の利点は、項目が明らかに強迫的な内容のみに限られていることである。欠点は、強迫思考が人によって千差万別であるため、ＲＯＩＩの項目が個人特有の強迫的な悩みと一致していない可能性があることである。

強迫的認知ワーキンググループ[389、390]（Obsessive Compulsive Cognitions Working Group）は、強迫思考に対する認知的評価を調べるために侵入思考解釈調査票（Interpretations of Intrusions Inventory：ＩＩＩ）を考案した。この調査票では、侵入についての言葉による説明、一連の例、および調査対象ではない思考のタイプ（心配など）についての説明が被験者に提供される。それでもなお、著者らおよび他の研究室で行なわれた研究の結果、説明のなかで注意を促しているにもかかわらず、健常者がやはりOCDよりもむしろ心配に近いと思われる思考を報告する傾向にあることが明らかとなった（例：「ボーイフレンドに去られてしまうのではないかという考え」）。

ファルセッティらは、PTSDの場合も、外傷についての思考がさまざまな形をとり得ることを強調している。たとえば、外傷的出来事の侵入的記憶、外傷の不公平さや不当さに関する思考、その出来事が自己、世界、および将来について意味することに関する思考、外傷の後遺症に関する思考、などである。このため、PTSDにおける侵入について調べる際には、意思とは無関係な外傷性侵入のタイプと、それに伴う認知的評価を明らかにすることが重要と思われる。先述したように、外傷的出来事そのものに関する侵入的な記憶は、自我異和的と認識され、激しい抵抗を生むことがあるが、その出来事が自己、世界、および将来について意味することに関する思考は、全く自我親和的なものとして認識され、積極的に想起され、より詳細に検討されるのである。

本書の執筆に参加した各著者が、意思とは無関係に生じる侵入的な思考、イメージ、および衝動と種々の臨床障害の発症との関係について検討を行なった。こうした著者のそれぞれが、この認知現象をより明確なものとする見解を提供しており、こういった意味で、意思とは無関係な侵入思考の性質と治療に関する我々の知識は進歩したと言える。各章でレビューされた研究文献は、意思とは無関係な侵入的認知について、より有益な概念を構築するための基盤となるものである。しかしながら、苦痛を抱える人の持続的で、意思とは無関係な侵入思考をより効果的に軽減するためには、さらに多くのことを学ばなければならない。

文　献

1. Aardema, F., & O'Connor, K. (2003). White bears that are not there: inference processes in obsession. Journal of Cognitive Psychotherapy, 17, 23-37.
2. Aardema, F., O'Connor, K.P., & Pelissier, M.C. (2004). Quantifying doubt in OCD. Manuscript in preparation, Centre de recherche Fernand-Seguin, Universite de Montreal, Montreal, Quebec.
3. Abel, G.G., & Blanchard, E.B. (1974). The role of fantasy in the treatment of sexual deviation. Archives of General Psychology, 30, 467-475.
4. Abramowitz, J.S., & Foa, E.B. (1998). Worries and obsessions in individuals with obsessive-compulsive disorder with and without comorbid generalized anxiety disorder. Behaviour Research and Therapy, 36, 695-700.
5. Abramowitz, J.S., Schwartz, S.A., & Moore, K.M. (2004). Obsessional thoughts in postpartum females and their partners: Content, severity, and relationship with depression. Manuscript submitted for publication.
6. Abramowitz, J.S., Tolin, D.F., & Street, G.P. (2001). Paradoxical effects of thought suppression: A meta-analysis of controlled studies. Clinical Psychology Review, 21, 683-703.
7. Abramowitz, J.S., Whiteside, S., Kalsy, S.A., & Tolin, D.F. (2003). Thought control strategies in obsessive-compulsive disorder: A replication and extension. Behaviour Research and Therapy, 41, 529-540.
8. American Psychiatric Association. (1987). Diagnostic and statistical manual of mental disorders (3rd ed., rev.). Washington, DC: Author.
9. American Psychiatric Association. (1994). Diagnostic and statistical manual of mental disorder (4th ed.). Washington, DC: Author.
10. American Psychiatric Association. (2000). Diagnostic and statistical manual of mental disorders (4th ed., text rev.). Washington, DC: Author.
11. Amir, N., Cashman, L., & Foa, E.B. (1997). Strategies of thought control in obsessive-compulsive disorder. Behaviour Research and Therapy, 35, 775-777.
12. Ancoli-Israel, S., & Roth, T. (1999). Characteristics of insomnia in the United States: Results of the 1991 National Sleep Foundation Survey. I. Sleep, 22 (Suppl. 2), S347-S353.
13. Anderson, J.R., & Bower, G.H. (1973). Human associative memory. New York: Wiley.
14. Ansfield, M.E., Wegner, D.M., & Bowser, R. (1996). Ironic effects of sleep urgency. Behaviour Research and Therapy, 34, 523-531.
15. Bacon, S.J. (1974). Arousal and the range of cue utilization. Journal of Experimental Psychology, 102, 81-87.
16. Baker, C.A., & Morrison, A.P. (1998). Cognitive processes in auditory hallucinations: Attributional biases and metacognition. Psychological Medicine, 28, 1199-1208.
17. Ball, C.J., & Seghorn, T.K. (1999). Diagnosis and treatment of exhibitionism

and other sexual compulsive disorders. In B.K. Schwartz (Ed.), The sex offender: Theoretical advances, treating special populations, and legal developments (pp.28-1-28-16). Kingston, NJ: Civic Research Institute.

18. Bandura, A. (1977). Self-efficacy: Toward a unifying theory of behavior change. Psychological Review, 84, 191-215.
19. Barbaree, H.E., Marshall, W.L., Yates, E., & Lightfoot, L.O. (1983). Alcohol intoxication and deviant sexual arousal in male social drinkers. Behaviour Research and Therapy, 21, 365-373.
20. Bargh, J.A., & Tota, M.E. (1988). Context-dependent automatic processing in depression: Accessibility of negative constructs with regard to self and not others. Journal of Personality and Social Psychology, 54, 925-939.
21. Barker, L.M. (2001). Learning and behavior: Biological, psychological, and social perspectives (3rd ed.). Upper Saddle River, NJ: Prentice-Hall.
22. Barlow, D.H. (2002). Anxiety and its disorders: The nature and treatment of anxiety and panic (2nd ed.). New York: Guilford Press.
23. Barlow, D.H., & Craske, M.G. (1988). Mastery of your anxiety and panic manual. Albany, NY: Center for Stress and Anxiety Disorders.
24. Barrett, T.R., & Etheridge, J.B. (1992). Verbal hallucinations in normals: I. People who hear voices. Applied Cognitive Psychology, 6, 379-387.
25. Baum, A., Cohen, L., & Hall, M. (1993). Control and intrusive memories as possible determinants of chronic stress. Psychosomatic Medicine, 55, 274-286.
26. Baumeister, R.F. (1993). Self-esteem: The puzzle of low self-regard. New York: Plenum Press.
27. Beck, A.T. (1967). Depression: Clinical, experimental, and theoretical aspects. New York: Harper & Row.
28. Beck, A.T. (1976). Cognitive therapy and the emotional disorders. New York: Penguin.
29. Beck, A.T. (1987). Cognitive models of depression. Journal of Cognitive Psychotherapy: An International Quarterly, 1, 5-37.
30. Beck, A.T., & Beamesderfer, A. (1974). Assessment of depression: The depression inventory. In P. Pichot (Ed.), Psychological measurements in psychopharmacology: Modern problems in pharmacopsychiatry (Vol. 7, pp.151-169). Basel, Switzerland: Karger.
31. Beck, A.T., & Beck, R. (1972). Screening depressed patients in family practice: A rapid technique. Postgraduate Medicine, 52, 81-85.
32. Beck, A.T., Rush, A.J., Shaw, B.F., & Emery, G. (1979). Cognitive therapy of depression. New York: Guilford Press.
33. Beck, J.S. (1995). Cognitive therapy: Basics and beyond. New York: Guilford Press.
34. Beever, C.G., Wenzlaff, R.M., Haynes, A.M., & Scott, W.D. (1999). Depression and the ironic effects of thought suppression: Therapeutic strategies for improving mental control. Clinical Psychology: Science and Practice, 6, 133-148.
35. Bentall, R.P. (1990). The syndromes and symptoms of psychosis: Or why you can't play 20 questions with the concept of schizophrenia and hope to win. In R.P. Bentall (Ed.), Reconstructing schizophrenia (pp.23-60). London: Routledge.

36. Bentall, R.P., & Kaney, S. (1989). Content-specific information processing and persecutory delusions: An investigation using the emotional Stroop test. British Journal of Medical Psychology, 62, 355-364.
37. Bentall, R.P., Kinderman, P., & Kaney, S. (1994). The self, attributional processes and abnormal beliefs: Towards a model of persecutory delusions. Behaviour Research and Therapy, 32, 331-341.
38. Birchwood, M., Iqbal, Z., Chadwick, P., & Trower, P. (2000). Cognitive approach to depression and suicidal thinking in psychosis: 1. Ontogeny of post-psychotic depression. British Journal of Psychiatry, 177, 516-521.
39. Birchwood, M., Mason, R., MacMillan, F., & Healy, J. (1993). Depression, demoralization and control over psychotic illness: A comparison of depressed and non-depressed patients with a chronic psychosis. Psychological Medicine, 23, 387-395.
40. Blake, D.D., Weathers, F.W., Nagy, L.M., Kaloupek, D.G., Klaumizer, G., Charney, D., et al. (1990). A clinician rating scale for assessing current and lifetime PTSD: The CAPS-1. The Behavior Therapist, 13, 187-188.
41. Blaney, P.H. (1986). Affect and memory: A review. Psychological Bulletin, 99, 229-246.
42. Blatt, S.H.J., & Homan, E. (1992). Parent-child interaction in the etiology of dependent and self-critical depression. Clinical Psychology Review, 12, 47-91.
43. Blumberg, S.J. (2000). The White Bear Suppression Inventory: Revisiting its factor structure. Personality and Individual Differences, 29, 943-950.
44. Borkovec, T.D. (1982). Insomnia. Journal of Consulting and Clinical Psychology, 50, 880-895.
45. Borkovec, T.D. (1985). Worry: A potentially valuable concept. Behaviour Research and Therapy, 23, 481-482.
46. Borkovec, T.D., & Inz, J. (1990). The nature of worry in generalized anxiety disorder: A predominance of thought activity. Behaviour Research and Therapy, 28, 153-158.
47. Borkovec, T.D., & Lyonfields, J.D. (1993). Worry: Thought suppression of emotional processing. In H.W. Krohne (Ed.), Vigilance and avoidance (pp.101-118). Toronto: Mogrefe and Huber.
48. Borkovec, T.D., & Roemer, L. (1995). Perceived functions of worry among generalised anxiety subjects: Distraction from more emotionally distressing topics? Journal of Behavior Therapy and Experimental Psychiatry, 26, 25-30.
49. Borkovec, T.D., Grayson, J.B., & Hennings, B.L. (1979). Mitigation of false physical feedback effects on anxiety via cognitive appraisal. Cognitive Therapy and Research, 3, 381-387.
50. Borkovec, T.D., Ray, W.J., & Stober, J. (1998). Worry: A cognitive phenomenon intimately linked to affective, physiological, and interpersonal behavioral processes. Cognitive Therapy and Research, 22, 561-576.
51. Borkovec, T.D., Robinson, E., Prudinsky, T., & DePree, J.A. (1983). Preliminary investigation of worry: Some characteristics and processes. Behaviour Research and Therapy, 21, 9-16.
52. Borkovec, T.D., Shadick, R.N., & Hopkins, M. (1991). The nature of normal

and pathological worry. In R.M. Rapee & D.H. Barlow (Eds.), Chronic anxiety: Generalized anxiety disorder and mixed anxiety-depression (pp.29-51). New York: Guilford Press.
53. Bower, G.H. (1981). Mood and memory. American Psychologist, 36, 129-148.
54. Bradford, J.M.W. (1990). The antiandrogen and hormonal treatment of sex offenders. In W.L. Marahall, D.R. Laws, & H.E. Barbaree (Eds.), Handbook of sexual assault: Issues, theories, and treatment of the offender (pp.297-310). New York: Plenum Press.
55. Bradford, J.M.W. (1997). Medical interventions in sexual deviance. In D.R. Laws & W. O'Donohue (Eds.), Sexual deviance: Theory, assessment, and treatment (pp.449-464). New York: Guilford Press.
56. Brady, E.U., & Kendall, P.C. (1992). Comorbidity of anxiety and depression in children and adolescents. Psychological Bulletin, 111, 244-255.
57. Brewin, C.R., Christodoulides, J., & Hutchinson, G. (1996). Intrusive thoughts and intrusive memories in a nonclinical sample. Cognition and Emotion, 10, 107-112.
58. Brewin, C.R., Reynolds, M., & Tata, P. (1999). Autobiographical memory processes and the course of depression. Journal of Abnormal Psychology, 108, 511-517.
59. Broomfield, N.M., & Espie, C.A. (2003). Initial insomnia and paradoxical intention: An experimental investigation of putative mechanisms using subjective and actigraphic measurement of sleep. Behavioural and Cognitive Psychotherapy, 31, 313-324.
60. Brown, G.W., & Harris, T.O. (1989). Depression. In G.W. Brown & T.O. Harris (Eds.), Life events and illness (pp.49-93). New York: Guilford Press.
61. Brown, K.W., & Ryan, R.M. (2003). The benefits of being present: The role of mindfulness in psychological well-being. Journal of Personality and Social Psychology, 84, 822-848.
62. Bryant, R.A., & Harvey, A.G. (1996). Initial posttraumatic stress response following motor vehicle accidents. Journal of Traumatic Stress, 9, 223-234.
63. Burge, S.K. (1988). Post-traumatic stress disorder in victims of rape. Journal of Traumatic Stress, 1, 193-210.
64. Burns, D.D. (1989). The feeling good handbook. New York: Penguin Books.
65. Butler, G., Wells, A., & Dewick, H. (1995). Differential effects of worry and imagery after exposure to a stressful stimulus: A pilot study. Behavioural and Cognitive Psychotherapy, 23, 45-56.
66. Byers, E.S., Purdon, C., & Clark, D.A. (1998). Sexual intrusive thoughts of college students. Journal of Sex Research, 35, 359-369.
67. Calamari, J.E., & Janeck, A.S. (1997). Negative intrusive thoughts in obsessive-compulsive disorder: Appraisal and response differences. Poster presented at the National Convention of the Anxiety Disorders Association of America, New Orleans.
68. Calhoun, K.S., & Resick, P.A. (1993). Treatment of PTSD in rape victims. In D.A. Barlow (ed.), Clinical handbook of psychological disorders (pp.48-98). New York: Guilford Press.

69. Cantor, N.E., & Thomas, E.A.C. (1977). Control of attention in the processing of temporal and spatial information in complex visual patterns. Journal of Experimental Psychology and Human Perceptual Performance, 3, 243-250.
70. Cartwright-Hatton, S., & Wells, A. (1997). Beliefs about worry and intrusions: The Meta-Cognitions Questionnaire and its correlates. Journal of Anxiety Disorders, 11 (3), 279-296.
71. Chadwick, P., & Birchwood, M. (1994). The omnipotence of voices: A cognitive approach to auditory hallucinations. British Journal of Psychiatry, 164, 190-201.
72. Chadwick, P., Lees, S., & Birchwood, M. (2000). The revised Beliefs about Voices Questionnaire (BAVQ-R). British Journal of Psychiatry, 177, 229-232.
73. Chambless, D.L., Baker, M.J., Baucom, D.H., Beutler, L.E., Calhoun, K.S., Crits-Christoph, P., et al. (1998). Update on empirically validated therapies. II. The Clinical Psychologist, 51, 3-16.
74. Chemtob, C., Roitblat, H.L., Hamada, R.S., Carlson, J.G., & Twentyman, C.T. (1988). A cognitive action theory of post-traumatic stress disorder. Journal of Anxiety Disorders, 2, 253-275.
75. Chevalier, H., Los, F., Boichut, D., Bianchi, M., Nutt, D.J., Hajak, G., et al. (1999). Evaluation of severe insomnia in the general population: results of a European multinational survey. Journal of Psychopharmacology, 13 (Suppl. 1), S21-S24.
76. Chilcott, L.A., & Shapiro, C.M. (1996). The socioeconomic impact of insomnia: An overview. Psychoeconomics, 10 (Suppl. 1), 1-14.
77. Clark, D.A. (1992). Depressive, anxious and intrusive thoughts in psychiatric inpatients and outpatients. Behaviour Research and Therapy, 30, 93-102.
78. Clark, D.A. (2001). Unwanted mental intrusions in clinical disorders: An introduction. Journal of Cognitive Psychotherapy: An International Quarterly, 16, 161-178.
79. Clark, D.A. (2004). Cognitive-behavioral therapy for OCD. New York: Guilford Press.
80. Clark, D.A., & Beck, A.T. (1989). Cognitive and cognitive-behavioral treatments of anxiety and depression. In P. Kendall & D. Watson (Eds.), Anxiety and depression: Distinctions and overlapping features (pp.379-411). Orlando, FL: Academic Press.
81. Clark, D.A., & Claybourn, M. (1997). Process characteristics of worry and obsessive intrusive thoughts. Behaviour Research and Therapy, 35, 1139-1141.
82. Clark, D.A., & de Silva, P, (1985). The nature of depressive and anxious intrusive thoughts: Distinct or uniform phenomena? Behaviour Research and Therapy, 23, 383-393.
83. Clark, D.A., & Purdon, C.L. (1993). New perspectives for a cognitive theory of obsessions. Australian Psychologist, 28, 161-167.
84. Clark, D.A., & Purdon, C.L. (1995). The assessment of unwanted intrusive thoughts: A review and critique of the literature. Behaviour Research and Therapy, 33, 967-976.
85. Clark, D.A., Beck. A.T., & Alford, B.A. (1999). Scientific foundations of cogni-

tive theory and therapy of depression. New York: Wiley.
86. Clark, D.A., Purdon, C., & Byers, E.S. (2000). Appraisal and control of sexual and non-sexual intrusive thoughts in university students. Behaviour Research and Therapy, 38, 439-455.
87. Clark, D.A., Purdon, C., & Wang, A. (2003). The Meta-Cognitive Beliefs Questionnaire: Development of a measure of obsessional beliefs. Behaviour Research and Therapy, 41, 655-669.
88. Clark, D.A., Wang, A., Markowitz, L., & Purdon, C. (2002, November). A cognitive profile of mental control: Failure in non-clinical individuals. Poster presented at the annual meeting of the Association for the Advancement of Behavior Therapy, Reno, NV.
89. Clark, D.M. (1997). Panic disorder and social phobia. In D. M. Clark & C. G. Fairburn (Eds.), Science and practice of cognitive behaviour therapy (pp.119-154). Oxford, UK: Oxford University Press.
90. Clark, D.M. (1999). Anxiety disorders: Why they persist and how to treat them. Behaviour Research and Therapy, 37. S5-S27.
91. Coates, T.J., Killen, J.D., George, J., Marchini, E., Silverman, S., & Thoresen, C.E. (1982). Estimating sleep parameters: A multitrait-multimethod analysis. Journal of Consulting and Clinical Psychology, 50, 345-352.
92. Cole, D.A., Jacquez, F.M., & Maschman, T.L. (2001). Social origins of depressive cognitions: A longitudinal study of self-perceived competence in children. Cognitive Therapy and Research, 25, 377-396.
93. Collins, A.M., & Quillian, M.R. (1969). Retrieval time from semantic memory. Journal of Verbal Learning and Verbal Behavior, 8, 240-248.
94. Combs, A.W., & Taylor, C. (1952). The effect of the perception of mild degrees of threat on performance. Journal of Abnormal and Social Psychology, 47, 420-424.
95. Compas, B.E. (1987). Stress and life events during childhood and adolescence. Clinical Psychology Review, 7, 275-302.
96. Compas, B.E., Grant, K.E., & Ey, S. (1994). Psychosocial stress and child/adolescent depression: Can we be more specific? In W.M. Reynolds & H.F. Johnson (Eds.), Handbook of depression in children and adolescents (pp.509-523). New York: Plenum Press.
97. Conway, M., Howell, A., & Giannopoulos, C. (1991). Dysphoria and thought suppression. Cognitive Therapy and Research, 15, 153-166.
98. Constans, J.I., Foa, E.B., Franklin, M.E., & Mathews, A. (1995). Memory for actual and imagined events in OC checkers. Behaviouur Research and Therapy, 33, 665-671.
99. Conte, J.R. (1988). The effects of sexual abuse on children: Results of a research project. Annals of the New York Academy of Sciences, 528, 310-326.
100. Cortoni, F.A., & Marshall, W.L. (2001). Sex as a coping strategy and its relationship to juvenile sexual history and intimacy in sexual offenders. Sexual Abuse: A Journals of Research and Treatment, 13, 27-43.
101. Cosoff, S.J., & Hafner, R.J. (1998). The prevalence of comorbid anxiety in schizophrenia, schizoaffective disorder and bipolar disorder. Australian and

New Zealand Journal of Psychiatry, 32, 67-72.

102. Coyne, J.C., & Calarco, M.M. (1995). Effects of the experience of depression: Application of focus groups and survey methodologies. Psychiatry, 58, 149-163.
103. Craske, M.G., Rapee, R.M., Jackel, L., & Barlow, D.H. (1989). Qualitative dimensions of worry in DSM-III-R generalized anxiety disorder subjects and nonanxious controls. Behaviour Research and Therapy, 27, 397-402.
104. Crepault, C., & Couture, M. (1980). Men's erotic fantasies. Archives of Sexual Behavior, 9, 565-581.
105. Cripps, E. (2000). Ego-dystonicity: Assessment and relationship to thought control strategies. Unpublished master's thesis, University of Waterloo, Ontario, Canada.
106. Cutler, S.E., & Nolen-Hoeksema, S. (1991). Accounting for sex differences in depression through female victimization: Childhood sexual abuse. Sex Roles, 24, 425-438.
107. Dar, R., Rish, S., Hermesh, H., Taub, M., & Fux, M. (2000). Realism of confidence in obsessive-compulsive checkers. Journal of Abnormal Psychology, 109, 673-678.
108. Davey, G.C.L., Tallis, F., & Capuzzo, N. (1996). Beliefs about the consequences of worrying. Cognitive Therapy and Research, 20, 499-520.
109. Davidson, J.K., & Hoffman, L.E. (1986). Sexual fantasies and sexual satisfaction: An empirical analysis of erotic thought. Journal of Sex Research, 22, 184-205.
110. Davidson, L., & Baum, A. (1993). Predictors of chronic stress among Vietnam veterans: Stressor exposure and intrusive recall. Journal of Traumatic Stress, 6, 195-212.
111. De Bellis, M.D., Keshavan, M.S. Clark, D.B., Casey, C. B.J., Giedd, J.N., Boring, A.M., et al. (1999). Developmental traumatology Part II: Brain development. Biological Psychiatry, 45, 1271-1284.
112. Deci, E.L., & Ryan, R.M. (1985). Intrinsic motivation and self-determination in human behavior. New York: Plenum Press.
113. Dember, W.N., Galinsky, T.L., & Warm, J.S. (1992). The role of choice in vigilance performance. Bulletin of the Psychonomic Society, 30, 201-204.
114. de Silva, P., & Marks, M. (1998). Intrusive thinking in posttraumatic stress disorder. In W. Yule (Ed.), Post-traumatic stress disorder: Concepts and therapy (pp.161-175). New York: Wiley.
115. de Silva, P., & Marks, M. (1999). The role of traumatic experiences in the genesis of obsessive-compulsive disorder. Behaviour Research and Therapy, 37, 941-951.
116. Di Nardo, P.A., & Barlow, D.H. (1990). Syndrome and symptom co-occurrence in the anxiety disorders. In J.D. Maser & C.R. Cloninger (Eds.), Comorbidity of mood and anxiety disorders (pp.205-230). Washington, DC: American Psychiatric Press.
117. Domjan, M. (1998). The principles of learning and behavior (4th ed.). Pacific Grove, CA: Brooks/Cole.
118. Dougall, A.L., Craig, K.J., & Baum, A. (1999). Assessment of characteristics of intrusive thoughts and their impact on distress among victims of traumatic events. Psychosomatic Medicine, 61, 35-48.
119. Drury, V., Birchwood, M., Cochrane, R., & MacMillan, F. (1996). Cognitive

therapy and recovery from acute psychosis: I. Impact on psychotic symptoms. British Journal of Psychiatry, 169, 593-601.
120. Dudley, R.E.J., & Over, D.E. (2003). People with delusions jump to conclusions: A theoretical account of research findings on the reasoning of people with delusions. Clinical Psychology and Psychotherapy, 10, 263-274.
121. Dupuy, J.-B., Beaudoin, S., Rheaume, J., Ladouceur, R., & Dugas, M.J. (2001). Worry: Daily self-report in clinical and non-clinical populations. Behaviour Research and Therapy, 39, 1249-1255.
122. Durham, T.W., McCammon, S.L., & Allison, E.J. (1985). The psychological impact of disaster on rescue personnel. Annals of Emergency Medicine, 14, 664-668.
123. Dykman, B.M. (1997). A test of whether negative emotional priming facilitates access to latent dysfunctional attitudes. Cognition and Emotion, 11, 197-222.
124. Easterbrook, J.A. (1959). The effect of emotion on cue utilization and the organization of behavior. Psychological Review, 56, 183-201.
125. Edinger, J.D., Wohlgemuth, W.K., Radtke, R.A., Marsh, G.R., & Quillian, R.E. (2001). Cognitive behavioral therapy for treatment of chronic primary insomnia: A randomized controlled trial. Journal of the American Medical Association, 285, 1856-64.
126. Edwards. S., & Dickerson, M. (1987). Intrusive unwanted thoughts: A two-stage model of control. British Journal of Medical Psychology, 60, 317-328.
127. Edwards, S., & Dickerson, M. (1987). On the similarity of positive and negative intrusions. Behaviour Research and Therapy, 25, 207-211.
128. Ehlers, A., & Clark, D.M. (2000). A cognitive model of posttraumatic stress disorder. Behaviour Research and Therapy, 38, 319-345.
139. Ehlers, A., & Steil, R. (1995). Maintenance of intrusive memories in post-traumatic stress disorder: A cognitive approach. Behavioural and Cognitive Psychotherapy, 23, 217-249.
130. Ehlers, A., Hackman, A., Steil, R., Clohessy, S., Wenninger, K., & Winter, H. (2002). The nature of intrusive memories after trauma: The warning signal hypothesis, Behaviour Research and Therapy, 40, 995-1002.
131. Elkin, I. (1994). The NIMH Treatment of Depression Collaborative Research Program: Where we began and where we are. In A.E. Bergin & S.L. Garfield (Eds.), Handbook of psychotherapy and behavior change (4th ed., pp.114-139). New York: Wiley.
132. Elliot, A.J., & Harackiewicz, J. (1996). Approach and avoidance achievement goals and intrinsic motivation: A mediational analysis. Journal of Personality and Social Psychology, 70, 461-475.
133. Elliot, A.J., & Sheldon, K.M. (1997). Avoidance achievement motivation: A personal goals analysis. Journal of Personality and Social Psychology, 73, 171-185.
134. Elliot, A.J., Sheldon, K.M., & Church, M.A. (1997). Avoidance personal goals and subjective well-being. Personality and Social Psychology Bulletin, 23, 915-927.
135. Ellis, A. (1962). Reason and emotion in psychotherapy. New York: Lyle Stuart.
136. Emmelkamp, P.M.G., & Aardema, A. (1999). Metacognition, specific obsessive-compulsive beliefs and obsessive-compulsive behaviour. Clinical Psychology

and Psychotherapy, 6, 139-145.

137. Engelhard, I.M., van den Hout, M.A., Arntz, A., & McNally, R.J. (2002). A longitudinal study of "intrusion-based reasoning" and posttraumatic stress disorder after exposure to a train disaster. Behavior Research and Therapy, 40, 1415-1424.
138. England, S.L., & Dickerson, M. (1988). Intrusive thoughts: unpleasantness not the major cause of uncontrollability. Behaviour Research and Therapy, 26, 279-282.
139. Ensum, I., & Morrison, A.P. (2003). The effects of focus of attention on attributional bias in patients experiencing auditory hallucinations. Behaviour Research and Therapy, 41, 895-907.
140. Espie, C.A. (1991). The psychological treatment of insomnia. London: Wiley.
141. Espie, C.A. (2002). Insomnia: Conceptual issues in the development, persistence, and treatment of sleep disorder in adults. Annual Review of Psychology, 53, 215-243.
142. Espie, C.A., Brooks, D.N., & Lindsay, W.R. (1989). An evaluation of tailored psychological treatment of insomnia. Journal of Behaviour Therapy and Experimental Psychiatry, 20, 143-153.
143. Falsetti, S.A., & Resnick, H.S. (1997). Treatment of PTSD with comorbid panic attacks. Clinical Quarterly, 7,(3), 46-48.
144. Falsetti, S.A., & Resnick, H.S. (2000). Cognitive-behavioral treatment of PTSD with comorbid panic attacks. Journal of Contemporary Psychology, 30, 163-179.
145. Falsetti, S.A., & Resnick, H.S. (2000). Treatment of PTSD using cognitive and cognitive behavioral therapies. Journal of Cognitive Psychotherapy, 14, 97-122.
146. Falsetti, S.A., Erwin, B.A., Resnick, H.S., & Davis, J.L. (2003). Multiple channel exposure therapy of PTSD: Impact of treatment on functioning and resources. Journal of Cognitive Psychotherapy, 17, 133-147.
147. Falsetti, S.A., Monnier, J., Davis, J.L., & Resnick, H.S. (2002). Intrusive thoughts in posttraumatic stress disorder. Journal of Cognitive Psychotherapy, 16, 193-208.
148. Falsetti, S.A., Resnick, H.S., & Gibbs, N.A. (2001). Treatment of PTSD with panic attacks combining cognitive processing therapy with panic control treatment techniques. Group Dynamics: Theory, Research and Practice, 5, 252-260.
149. Fernandez, Y.M., Anderson, D., & Marshall, W.L. (1999). The relationship among empathy, cognitive distortions, and self-esteem in sexual offenders. In B.K. Schwartz (Ed.), The sex offender: Theoretical advances, treating special populations, and legal developments (pp.4-1-4-12). Kingston, NJ: Civic Research Institute.
150. Fichten, C.S., Libman, E., Creti, L., Amsel, R., Tagalakis, V., & Brender, W. (1998). Thoughts during awake times in older good and poor sleepers—The self-statement test: 60+. Cognitive Therapy and Research, 22, 1-20.
151. Fins, A.I., Edinger, J.D., Sullivan, R.J., Marsh, G.R., Dailey, D., Hope, T.V., et al. (1996). Dysfunctional cognitions about sleep among older adults and their relationship to objective sleep findings. Sleep Research, 25, 242.
152. First, M.B., Spitzer, R.I., Gibbon, M., & Williams, J.B. (1995). Structured clinical interview for DSM-IV Axis I Disorders—Patient edition (SCID-I/P, Version 2). New York: Biometrics Research Department, New York State Psychiatric Institute.

153. Flavell, J.H. (1979). Metacognition and cognitive monitoring: A new area of cognitive developmental inquiry. American Psychologist, 34, 906-911.
154. Foa, E.B., & Kozak, M.J. (1986). Emotional processing of fear: Exposure to corrective information. Psychological Bulletin, 99, 20-35.
155. Foa E.B. & Rothbaum, B.O. (1998). Treating the trauma of rape. New York: Guilford Press.
156. Foa, E.B., Amir, N., Bogert, K.V.A., Molnar, C., & Przeworski, A. (2001). Inflated perception of responsibility for harm in obsessive-compulsive disorder. Journal of Anxiety Disorders, 15, 259-275.
157. Foa, E.B., Dancu, C.V., Hembree, E.A., Jaycox, L.H., Meadows, E.A., & Street, G.P. (1999). A comparison of exposure therapy, stress inoculation train-ing, and their combination for reducing posttraumatic stress disorder in female assault victims. Journal of Consulting and Clinical Psychology, 67, 194-200.
158. Foa, E.B., Ehlers, A., Clark, D.M., Tolin, D.F., & Orsillo, S.M. (1999). The posttraumatic cognitions inventory (PTCI): Development and validation. Psychological Assessment, 11, 303-314.
159. Foa, E.B., Molnar, C., & Cashman, L. (1995). Change in rape narratives during exposure therapy for posttraumatic stress disorder. Journal of Traumatic Stress, 8, 675-690.
160. Foa, E.B., Riggs, D.S., Dancu, C.V., & Rothbaum, B.O. (1993). Reliability and validity of a brief instrument for assessing posttraumatic stress disorder. Journal of Traumatic Stress, 6, 459-473.
161. Foa, E.B., Rothbaum, B.O., & Steketee, G.S. (1993). Treatment of rape victims. Journal of Interpersonal Violence, 8, 256-276.
162. Foa, E.B., Rothbaum, B.O., Riggs, D.S., & Murdock, T.B. (1991). Treatment of posttraumatic stress disorder in rape victims: A comparison between cognitive-behavioral procedures and counseling. Journal of Consulting and Clinical Psychology, 59, 715-723.
163. Foa, E.B., Steketee, G., & Olasov-Rothbaum, B. (1989). Behavioral/cognitive conceptualizations of posttraumatic stress disorder. Behavior Therapy, 20, 155-176.
164. Forrester, E., Wilson, C., & Salkovskis, P.M. (2002). The occurrence of intrusive thoughts transforms meaning in ambiguous situations: An experi-mental study. Behavioural and Cognitive Psychotherapy, 30, 143-152.
165. Frame, L., & Morrison, A.P. (2001). Causes of posttraumatic stress disorder in psychotic patients. Archives of General Psychiatry, 58, 305-306.
166. Freeman, D., & Garety, P.A. (1999). Worry, worry processes and dimensions of delusions: An exploratory investigation of a role for anxiety processes in the maintenance of delusional distress. Behavioural and Cognitive Psychotherapy, 27, 47-62.
167. Freeman, D., & Garety, P.A. (2000). Comments on the contents of persecutory delusions: Does the definition need clarification? British Journal of Clinical Psychology, 39, 407-414.
168. Freeman, D., & Garety, P.A. (2003). Connecting neurosis and psychosis: the direct influence of emotion on delusions and hallucinations. Behaviour Research and Therapy, 41, 923-947.

169. Freeman, D., Garety, P.A., & Kuipers, E. (2001). Persecutory delusions: developing the understanding of belief maintenance and emotional distress. Psychological Medicine, 31, 1293-1306.
170. Freeman, D., Garety, P.A., & Phillips, M.L. (2000). An examination of hypervigilance for external threat in individuals with generalized anxiety disorder and individuals with persecutory delusions using visual scan paths. Quarterly. Journal of Experimental Psychology, 53, 549-567.
171. Freeman, D., Garety, P.A., Kuipers. E., Fowler, D., & Bebbington, P.E. (2002). A cognitive model of persecutory delusions. British Journal of Clinical Psychology, 41(4), 331-347.
172. Freeman-Longo, R.W., & Blanchard, G.T. (1998). Sexual abuse in America: Epidemic of the 21st century. Brandon, VT: Safer Society Press.
173. Freeston, M.H., & Ladouceur, R. (1993). Appraisal of cognitive intrusions and response style: replication and extension. Behaviour Research and Therapy, 31, 181-191.
174. Freeston, M.H., & Ladouceur, R. (1997). The cognitive behavioral treatment of obsessions: A treatment manual. Unpublished manuscript, Ecole de psychologie, Universite Laval, Quebec, Canada.
175. Freeston, M.H., Dugas. M.J., & Ladouceur, R. (1996). Thoughts, images, worry and anxiety. Cognitive Therapy and Research, 20, 265-273.
176. Freeston, M.H., Ladouceur, R., Thibodeau, N., & Gagnon, F. (1991). Cognitive intrusions in a non-clinical population: I. Response style, subjective experience, and appraisal. Behaviour Research and Therapy, 29, 585-597.
177. Freeston, M.H., Ladouceur, R., Thibodeau, N., & Gagnon, F. (1992). Cognitive Intrusions in a non-clinical population: II. Association with depressive, anxious, and compulsive symptoms. Behaviour Research and Therapy, 30, 263-271.
178. Freeston, M.H., Leger, E., & Ladouceur, R. (2001). Cognitive therapy of obsessive thoughts. Cognitive and Behavioral Practice, 8, 61-78.
179. Freeston, M.H., Rheaume, J., & Ladouceur, R. (1996). Correcting faulty appraisals of obsessional thoughts. Behaviour Research and Therapy, 34, 433-446.
180. Fresco, D.M., Frankel, A.N., Mennin, D.S., Turk, C.L., & Heimberg, R.G. (2002). Distinct and overlapping features of rumination and worry: The relationship of cognitive production to negative affective states. Cognitive Therapy and Research, 26, 179-188.
181. Frost, R.O., & Steketee, G. (Eds.). (2002). Cognitive approaches to obsessions and compulsions: Theory, assessment, and treatment. Amsterdam: Elsevier Science.
182. Garcia-Montes, J.M., Perez-Alvarez, M., & Fidalgo, A.M. (2003). Influence of the suppression of self-discrepant thoughts on the vividness of perception of auditory illusions. Behavioural and Cognitive Psychotherapy, 31, 33-44.
183. Garety, P.A., & Hemsley, D.R, (1994). Delusions. London: Psychology Press.
184. Garety, P.A., Kuipers, E., Fowler, D., Freeman, D., & Bebbington, P.E. (2001). A cognitive model of the positive symptoms of psychosis. Psychological Medicine, 31, 189-195.
185. Garety, P.A., Kuipers, L., Fowler, D., Chamberlain, F., & Dunn, G. (1994).

Cognitive behavioural therapy for drug-resistant psychosis. British Journal of Medical Psychology, 67, 259-271.
186. Giambra, L.M., & Martin, C.E. (1977). Sexual daydreams and quantitive aspects of sexual activity: Some relations for males across adulthood. Archives of Sexual Behavior, 6, 497-505.
187. Gibb, B.E., Alloy, L.B., & Tierney, S. (2001). History of childhood maltreatment, negative cognitive styles, and episodes of depression in adult-hood. Cognitive Therapy and Research, 25, 425-446.
188. Goenjian, A.K., Yehuda, R., Pynoos, R.S., Steinberg, A.M., Tashjian, M., Yang, R.K., et al. (1996). Basal cortisol, dexamethasone suppression of cortisol, and MHPG in adolescents after the 1988 earthquake in Armenia. American Journal of Psychiatry, 153, 929-934.
189. Gold, D.B., & Wegner, D.M. (1995). The origins of ruminative thought: Trauma, incompleteness, nondisclosure, and suppression. Journal of Applied Social Psychology, 25, 1245-1261.
190. Gordon, W.M. (2002). Sexual obsessions and OCD. Sexual and Relationship Therapy, 17, 343-354.
191. Gotlib, I.H., & McCann, C.D. (1984). Construct accessibility and clinical depression: A longitudinal investigation. Journal of Abnormal Psychology, 96, 199-204.
192. Gould, R.A., Mueser, K.T., Bolton, E., Mays, V., & Goff, D. (2001). Cognitive therapy for psychosis in schizophrenia: an effect size analysis. Schizophrenia Research, 48, 335-342.
193. Greenberg, D.M., & Bradford, J.M.W. (1997). Treatment of the paraphilic disorder: A review of the role of the selective serotonin reuptake inhibitors. Sexual Abuse: A Journal of Research and Treatment, 9, 349-360.
194. Grimby, A. (1993). Bereavement among elderly people: Grief reactions, post-bereavement hallucinations and quality of life. Acta Psychiatrica Scandinavica, 87, 72-80.
195. Grimby, A. (1998). Hallucinations following the loss of a spouse: Common and normal events among the elderly. Journal of Clinical Geropsychology, 4, 65-74.
196. Gross, P.R., & Eifert, G.H. (1990). Components of generalized anxiety: The role of intrusive thoughts vs. worry. Behaviour Research and Therapy, 28, 421-428.
197. Gross, R.T., & Borkovec, T.D. (1982). The effects of a cognitive intrusion manipulation on the sleep onset latency of good sleepers. Behaviour Therapy, 13, 112-116.
198. Guidano, V.F., & Liotti, G. (1983). Cognitive processes and emotional disorders: A structural approach to psychotherapy. New York: Guilford Press.
199. Haaga, D.A.F., & Allison, M.L. (1994). Thought suppression and smoking relapse: A secondary analysis of Haaga (1989). British Journal of Clinical Psychology, 33, 327-331.
200. Haddock, G., McCarron, J., Tarrier, N., & Faragher, E.B. (1999). Scales to measure dimensions of hallucinations and delusions: The psychotic symptoms rating scales (PSYRATS). Psychological Medicine, 29, 879-889.
201. Haddock, G., Slade, P.D., Bentall, R.P., & Faragher, B.F. (1998). Cognitive-

behavioural treatment of auditory hallucinations: A comparison of the long-term effectiveness of two interventions. British Journal of Medical Psychology, 71, 339-349.

202. Hagstrom, R. (1995). The acute psychological impact on survivors following a train accident. Journal of Traumatic Stress, 8, 391-402.
203. Hall, M., Buysse, D.J., Nowell, P.D., Nofzinger, E.A., Houck, P., Reynolds, C.F., et al. (2000). Symptoms of stress and depression as correlated of sleep in primary insomnia. Psychosomatic Medicine, 62, 227-230.
204. Hall, M., Buysse, D.J., Reynolds, C.F., Kupfer, D.J., & Baum, A. (1996). Stress-related intrusive thoughts disrupt sleep-onset and continuity. Sleep Research, 25, 163.
205. Halligan, S.L., Clark. D.M., & Ehlers, A. (2002). Cognitive processing, memory, and the development of PTSD symptoms: Two experimental analogue studies. Journal of Behavior and Experimental Psychiatry, 33, 73-89.
206. Halligan, S.L., Michael, T., Clark, D.M., & Ehlers, A. (2003). Posttraumatic stress disorder following assault: Trauma, memory, and appraisals. Journal of Consulting and Clinical Psychology, 71, 419-431.
207. Hamilton, E.W., & Abramson, L.Y. (1983). Cognitive patterns and major depressive disorder: A longitudinal study in a hospital setting. Journal of Abnormal Psychology, 92, 173-184.
208. Hamilton, V. (1982). Cognition and stress: An information processing model. In L. Goldberger & S. Bresnitz (Eds.), Handbook of stress: Theoretical and clinical aspects (pp.105-120). New York: Free Press.
209. Hammen, C. (1991). Generation of stress in the course of unipolar depression. Journal of Abnormal Psychology, 100, 555-561.
210. Hanh, T.N. (1976). The miracle of mindfulness. Boston: Beacon Press.
211. Hanson, R.K., & Harris, A.J.R. (2000). Where should we intervene? Dynamic predictors of sexual offense recidivism. Criminal Justice and Behavior, 27, 6-35.
212. Hanson, R.K., Gordon, A., Harris, A.J.R., Marques, J.K., Murphy, W.D., Quinsey, V.L., et al. (2000). First report of the collaborative outcome project on the effectiveness of psychological treatment for sex offenders. Sexual Abuse: A Journal of Research and Treatment, 12, 169-194.
213. Harrow, M., & Prosen, M. (1979). Schizophrenic thought disorders: Bizarre associations and intermingling. American Journal of Psychiatry, 136, 293-296.
214. Hartlage, S., Alloy, L.B., Vasquez, C., & Dykman, B. (1993). Automatic and effortful processing in depression. Psychological Bulletin, 113, 247-278.
215. Harvey, A.G. (2000). Pre-sleep cognitive activity: A comparison of sleep-onset insomniacs and good sleepers. British Journal of Clinical Psychology, 39, 275-286.
216. Harvey, A.G. (2001). Insomnia: Symptom or diagnosis? Clinical Psychology Review, 21, 1037-1059.
217. Harvey, A.G. (2001). I can't sleep, my mind is racing! An investigation of strategies of thought control in insomnia. Behavioural and Cognitive Psychotherapy, 29, 3-12.
218. Harvey, A.G. (2002). A cognitive model of insomnia. Behaviour Research and

Therapy, 40, 869-893.
219. Harvey, A.G. (2002). Identifying safety behaviors in insomnia. Journal of Nervous and Mental Disease, 190, 16-21.
220. Harvey, A.G. (2003). Beliefs about the utility of pre-sleep worry: an investigation of individuals with insomnia and good sleepers. Cognitive Therapy and Research, 27, 403-414.
221. Harvey, A.G. (2003). The attempted suppression of pre-sleep cognitive activity in insomnia. Cognitive Therapy and Research, 27, 593-602.
222. Harvey, A.G., & Farrell, C. (2003). The efficacy of a Pennebaker-like writing intervention for poor sleepers. Behavioral Sleep Medicine, 1, 115-124.
223. Harvey, A.G., & Greenall, E. (2003). Catastrophic worry in insomnia. Journal of Behavior Therapy and Experimental Psychiatry, 34, 11-23.
224. Harvey, A.G., & Payne, S. (2002). The management of unwanted pre-sleep thoughts in insomnia: Distraction with imagery versus general distraction. Behaviour Research and Therapy, 40, 267-277.
225. Harvey, A.G., Bugg, A., & Tang, N.K.Y. (2003). Does emotional processing promote better sleep in chronic insomnia? Paper presented at the 37th annual convention of the American Association for Behavior Therapy, Boston, MA.
226. Harvey, A.G., Jones, C., & Schmidt, A.D. (2003). Sleep and Posttraumatic Stress Disorder: A review. Clinical Psychology Review, 23, 377-407.
227. Harvey, A.G., Watkins, E., Manseli, W., & Shafran, R. (2004). Cognitive behavioural processes across psychological disorders: A transdiagnostic approach to research and treatment. New York: Oxford University Press.
228. Hayes, S.C., Strosahl, K.D., & Wilson, K.G. (1999). Acceptance and commitment therapy: An experiential approach to behavior change. New York: Guilford Press.
229. Haynes, S.N., Adams. A., & Franzen, M. (1981). The effects of presleep stress on sleep-onset insomnia. Journal of Abnormal Psychology, 90, 601-606.
230. Hirsch, S.R., & Jolley, A.G. (1989). The dysphoric syndrome in schizophrenia and its implications for relapse. British Journal of Psychiatry, 5(Suppl.), 46-50.
231. Holeva, V., Tarrier, N., & Wells, A. (2001). Prevalence and predictors of acute stress disorder and PTSD following road traffic accidents: Thought control strategies and social support. Behavior Therapy, 32, 65-84.
232. Hollon, S.D. (1996). The efficacy and effectiveness of psychotherapy relative to medications. American Psychologist, 53, 1025-1030.
233. Hollon, S., & Beck, A.T. (1986). Research on cognitive therapies. In S.L. Garfield & A.E. Bergin (Eds.), Handbook of psychotherapy and behavior change (4th ed., pp.443-482). New York: Wiley.
234. Hollon, S.D., & Kendall, P.C. (1980). Cognitive self-statements in depression: Development of an automatic thoughts questionnaire. Cognitive Therapy and Research, 4, 383-395.
235. Hollon, S.D., Kendall. P.C., & Lumry, A. (1986). Specificity of depressotypic cognitions in clinical depression. Journal of Abnormal Psychology, 95, 52-59.
236. Holmes, M.R., & St. Lawrence, J.S. (1983). Treatment of rape-induced trauma: Proposed behavioral conceptualization and review of the literature. Clinical

Psychology Review, 3, 417-433.

237. Horowitz, M. (1969). Psychic trauma: Return of images after a stress film. Archives of General Psychiatry, 20, 552-559.
238. Horowitz, M.J. (1975). Intrusive and repetitive thoughts after experimental stress: A summary. Archives of General Psychiatry, 32, 1457-1463.
239. Horowitz, M.J. (2003). Treatment of stress response syndromes. Washington, DC: American Psychiatric Association Press.
240. Horowitz, M.J., Wilner, N., & Alvarez, W. (1979). Impact of Event Scale: A measure of subjective stress. Psychosomatic Medicine, 41, 209-218.
241. Howell, A. & Conway, M. (1992). Mood and the suppression of positive and negative self-referent thoughts. Cognitive Therapy and Research, 16, 535-555.
242. Hudson, S.M., Ward, T., & McCormack, J.C. (1999). Offense pathways in sexual offenders. Journal of Interpersonal Violence, 8, 779-798.
243. Ingram, R.E. (1984). Toward an information-processing analysis of depression. Cognitive Therapy and Research, 8, 443-478.
244. Ingram, R.E., Miranda, J., & Segal, Z.V. (1998). Cognitive vulnerability to depression. New York: Guilford Press.
245. Ironson, G., Wynings, C., Schneiderman, N., Baum, A., Rodriguez, M., Greenwood, D., et al. (1997). Posttraumatic stress symptoms, intrusive thoughts, loss, and immune function after Hurricane Andrew. Psychsomatic Medicine, 59, 128-141.
246. Isen, A. (1984). Toward understanding the role of affect in cognition. In R.S. Wyer & T.K. Srull (Eds.), Handbook of social cognition (Vol. 2, pp.179-236). Hillsdale, NJ: Erlbaum.
247. Jakes, I.C., & Hemsley, D.R. (1996). The characteristics of obsessive-compulsive experience. Clinical Psychology and Psychotherapy, 3, 93-102.
248. James, W. (1950). The principles of psychology (Vol. 1). New York: Dover. (Original work published 1890)
249. Janeck, A.S., & Calamari, J.E. (1999). Thought suppression in obsessive-compulsive disorder. Cognitive Therapy and Research, 23, 497-509.
250. Janeck, A.S., Calamari, J.E., Riemann, B.C., & Heffelfinger, S.K. (2003). Too much thinking about thinking?: Metacognitive differences in obsessive-compulsive disorder. Journal of Anxiety Disorders, 17, 181-195.
251. Janet, P. (1903). Les obsessions et la psychasthenie (Vols. 1, 3, 2nd ed.). Paris: Aican.
252. Jennings, K.D., Ross, S., Popper, S., & Elmore, M. (1999). Thoughts of harming infants in depressed and nondepressed mothers. Journal of Affective Disorders, 54, 21-28.
253. Jensen, C.F., Keller, T.W., Peskind, E.R., McFall, M.M., Veith, R.C., Martin, D., et al. (1997). Behavioral and neuroendocrine responses to sodium lactate infusion in subjects with posttraumatic stress disorder. American Journal of Psychiatry, 154, 266-268.
254. Johns, L.C., & van Os, J. (2001). The continuity of psychotic experiences in the general population. Clinical Psychology Review, 21(8), 1125-1141.
255. Johns, L.C., Nazroo, J.Y., Bebbington, P.E., & Kuipers, E. (1998). Occurrence

of hallucinations in a community sample. Schizophrenia Research, 29, 23.
256. Johnston, L., Hudson, S.M., & Ward, T. (1997). The suppressions of sexual thoughts by child molesters: A preliminary investigation. Sexual Abuse: A Journal of Research and Treatment, 9, 303-319.
257. Johnston, L., Ward, T., & Hudson, S.M. (1997). Suppressing sex: Mental control and the treatment of sexual offenders. Journal of Sex Research, 3, 121-130.
258. Jones, E.E., Rhodewalt, F., Berglas, S., & Skelton, J.A. (1981). Effects of strategic self-presentation on subsequent self-esteem. Journal of Personality and Social Psychology, 41, 407-421.
259. Jones, J.C., & Barlow, D.H. (1990). Self-reported frequency of sexual urges, fantasies and masturbatory fantasies in heterosexual males and females. Archives of Sexual Behavior, 19, 269-279.
260. Judd, L.L. (1997). The clinical course of unipolar major depressive disorders. Archives of General Psychiatry, 54, 989-991.
261. Julien, D., O'Connor, K.P., & Todorov, C. (2004). The relation between belief domains and OCD subtypes. Unpublished manuscript, Centre de recherche Fernand-Seguin, Montreal, Quebec.
262. Kabat-Zinn, J., Lipworth, L., & Burney, R. (1985). The clinical use of mindfulness meditation for the self-regulation of chronic pain. Journal of Behavioral Medicine, 149, 936-943.
263. Kafka, M.P. (2003). Sex offending and sexual appetite: The clinical and theoretical relevance of hypersexual desire. International Journal of Offender Therapy and Comparative Criminology, 47, 439-451.
264. Kelly, W.E. (2002). Worry and sleep length revisited: Worry, sleep length and sleep disturbance ascribed to worry. Journal of Genetic Psychology, 163, 296-304.
265. Kempf, J.L. (1994). The effects of a social skills intervention on the sexually intrusive thoughts of male adult child molesters. Unpublished doctoral dissertation, University of San Francisco.
266. Kessler, R.C. (1997). The effects of stressful life events on depression. Annual Review of Psychology, 48, 191-214.
267. Kilpatrick, D.G., Veronen, L.J., & Best, C.L. (1985). Factors predicting psychological distress among rape victims. In C.R. Figley (Ed.), Trauma and its wake: Vol. 1 The study and treatment of posttraumatic stress disorder (pp.113-141). New York: Brunner/Mazel.
268 Kilpatrick, D.G., Veronen, L.J., & Resick, P.A. (1982). Psychological sequelae to rape: Assessment and treatment strategies. In D.M. Dolays & R.L. Meredith (Eds.), Behavioral medicine: Assessment and treatment strategies (pp.473-497). New York: Plenum Press.
269. Kingdon, D.G., & Turkington, D. (1991). Preliminary report: The use of cognitive behaviour therapy and a normalizing rationale in schizophrenia. Journal of Nervous and Mental Disease, 179, 207-211.
270. Klein, G. (1996). The effects of acute stressors on decision making. In J.E. Driskell & E. Salas (Eds.), Stress and human performance (pp.49-88). Mahwah, NJ: Erlbaum.
271. Klinger, E. (1978). Modes of normal conscious flow. In K.S. Pope & J.L.

Singer (Eds.), The stream of consciousness. New York: Plenum Press.
272. Klinger, E. (1978-1979). Dimensions of thought and imagery in normal waking states. Journal of Altered States of Consciousness, 4, 97-113.
273. Klinger, E. (1996). The contents of thoughts: Interference as the downside of adaptive normal mechanisms in thought flow. In I.G. Sarason, G.R. Pierce, & B.R. Sarason (Eds.), Cognitive interference: Theories, methods, and findings (pp.3-23). Mahwah, NJ: Erlbaum.
274. Klinger, E. (1998). The search for meaning in evolutionary perspective and its clinical implications. In P.T. Wong & J.A. Fry (Eds.), The human quest for meaning: The handbook of psychological research. Mahwah, NJ: Erlbaum.
275. Klinger, E. (1999). Thought flow: Properties and mechanisms underlying shifts in content. In J. Singer & P. Salovey (Eds.), At play in the fields of consciousness: Essays in honor of Jerome Singer (pp.29-50). Mahwah, NJ: Erlbaum.
276. Klinger, E., & Cox, W.M. (1987-1988). Dimensions of thought flow in everyday life. Imagination, Cognition and Personality, 7, 105-128.
277. Koss, M.P., & Harvey, M.R. (1991). The rape victim: Clinical and community intervention. (2nd ed.). Newbury Park, CA: Sage.
278. Krakow, B., Johnston, L., Melendrez, D., Hollifield, M., Warner, T.D., Chavez-Kennedy, D., et al. (2001). An open-label trial of evidence-based cognitive behavior therapy for nightmares and insomnia in crime victims with PTSD. American Journal of Psychiatry, 158, 2043-2047.
279. Kuipers, E., Fowler, D., Garety, P., Chizholm, D., Freeman, D., Dunn, C., et al. (1998). London-East Anglia randomised controlled trial of cognitive-behavioural therapy for psychosis III: Follow-up and economic considerations. British Journal of Psychiatry, 173, 61-68.
280. Kuipers, E., Garety, P., Fowler, D., Dunn, G., Bebbington, P., Freeman, D., et al. (1997). The London-East Anglia randomised controlled trial of cognitive-behaviour therapy for psychosis I: Effects of the treatment phase. British Journal of Psychiatry, 1171, 319-327.
281. Kuisk, L.A., Bertelson, A.D., & Walsh, J.K. (1989). Presleep cognitive hyperarousal and affect as factors in objective and subjective insomnia. Perceptual and Motor Skills, 69, 1219-1225.
282. Ladouceur, R., Freeston, M.H., Rheaume, J., Dugas, M.J., Gagnon, F., Thibodeau, N., & Fournier, S. (2000). Strategies used with intrusive thoughts: A comparison of OCD patients with anxious and community controls. Journal of Abnormal Psychology, 109, 179-187.
283. Lane, J.D., & Wegner, D.M. (1995). The cognitive consequences of secrecy. Journal of Personality and Social Psychology, 69, 237-253.
284. Lang, P.J. (1977). Imagery in therapy: An information processing analysis of fear. Behavior Therapy, 8, 862-886.
285. Langlois, F., Freeston, M.H., & Ladouceur, R. (2000). Differences and similarities between obsessive intrusive thoughts and worry in a non-clinical population: Study 1. Behaviour Research and Therapy, 38, 157-173.
286. Langlois, F., Freeston, M.H., & Ladouceur, R. (2000). Differences and similarities between obsessive intrusive thoughts and worry in a non-clinical popula-

tion: Study 2. Behaviour Research and Therapy, 38, 175-189.
287. Langlois, F., Ladouceur, R., Patrick, G., & Freeston, M.H. (2004). Characteristics of illness intrusion in a non-clinical sample. Behaviour Research and Therapy, 42, 683-696.
288. Langton, C.M., & Marshall, W.L. (2000). The role of cognitive distortions in relapse prevention programs. In D.R. Laws, S.M. Hudson, & T. Ward (Eds.). Remarking relapse prevention with sex offenders: A sourcebook (pp.167-186). Thousand Oaks, CA: Sage.
289. Langton, C.M., & Marshall, W.L. (2001). Cognition in rapists: Theoretical patterns by typological breakdown. Aggression and Violent Behavior, 6, 499-518.
290. Launay, G., & Slade, P.D. (1981). The measurement of hallucinatory predisposition in male and female prisoners. Personality and Individual Differences, 2, 221-234.
291. Lawrence, J.W., Fauerbach, J.F., & Munster, A. (1996). Early avoidance of traumatic stimuli predicts chronicity of intrusive thoughts following burn injury. Behavior Research Therapy, 34, 643-646.
292. Laws, D.R., & Marshall, W.L. (1990). A conditioning theory of the etiology and maintenance of deviant sexual preference and behavior. In W.L. Marshall, D.R. Laws, & H.E. Barbaree (Eds.), Sexual assault: Issues, theories, and treatment of the offender (pp.209-229). New York: Plenum Press.
293. Laws, D.R., & Marshall, W.L. (1991). Masturbatory reconditioning with sexual deviates: An evaluative review. Advances in Behaviour Research and Therapy, 13, 13-25.
294. Laws, D.R., Hudson, S.M., & Ward, T. (Eds.). (2000). Remaking relapse prevention with sex offenders: A sourcebook. Thousand Oaks, CA: Sage.
295. Lee, H.-J., & Kwon, S.-M. (2003). Two different types of obsession: Autogenous obsessions and reactive obsessions. Behaviour Research and Therapy, 41, 11-29.
296. Lee, H.-J., Lee, S.-H., Kim, H.-S., Kwon, S.-M., & Telch, M.J. (2003). A comparison of autogenous/reactive obsessions and worry in a nonclinical population. Poster presented at the annual meeting of the Association for the Advancement of Behavior Therapy, Boston.
297. Lepore, S.J. (1997). Expressive writing moderates the relation between intrusive thoughts and depressive symptoms. Journal of Personality and Social Psychol-ogy, 73, 1030-1037.
298. Lepore, S.J., Silver, R.C., Wortman, C.B., & Wayment, H.A. (1996). Social constraints, intrusive thoughts, and depressive symptoms among bereaved mothers. Journal of Personality and Social Psychology, 70, 271-282.
299. Levey, A.B., Aldaz, J.A., Watts, F.N., & Coyle, K. (1991). Articulatory suppression and the treatment of insomnia. Behaviour Research and Therapy, 29, 85-89.
300. Lewinsohn, P.M., & Clarke, G.N. (1984). Group treatment of depressed individuals: The "coping with depression" course. Advances in Behavior Research and Therapy, 6, 99-114.
301. Lewinsohn, P.M., Solomon, A., Seeley, J.R., & Zeiss, A. (2000). Clinical implications of "subthreshold" depressive symptoms. Journal of Abnormal

Psychology, 109, 345-351.
302. Lewis, J.A., Manne, S.L., DuHamel, K.N., Vickburg, S.M.J., Bovbjerg, D.H., Currie, V., Winkel, G., et al. (2001). Social support, intrusive thoughts, and quality of life in breast cancer survivors. Journal of Behavioral Medicine, 24, 231-245.
303. Liberman, B.L. (1978). The role of mastery in psychotherapy: Maintenance of improvement and prescriptive change. In J.D. Frank, R. Hoehn-Saric, S.D. Imber, B.L. Liberman, & A.R. Stone (Eds.), Effective ingredients of successful psychotherapy (pp.35-72). New York: Brunner/Mazel.
304. Lichstein, K.L., & Fanning, J. (1990). Cognitive anxiety in insomnia: An analogue test. Stress Medicine, 6, 47-51.
305. Lichstein, K.L., & Morin, C.M. (2000). Treatment of late-life insomnia. Sage: California.
306. Lichstein, K.L., & Rosenthal, T.L. (1980). Insomniacs' perceptions of cognitive versus somatic determinants of sleep disturbance. Journal of Abnormal Psychology, 89, 105-107.
307. Lobban, F., Haddock, G., Kinderman, P., & Wells, A. (2002). The role of metacognitive beliefs in auditory hallucinations. Personality and Individual Differences, 32(8), 1351-1363.
308. Looman, J. (1995). Sexual fantasies of child molesters. Canadian Journal of Behavioural Science, 27, 321-332.
309. Looman, J., Serran, G., & Marshall, W.L. (2003). Mood, conflict and sexual fantasies: Comparisons between, sexual offenders and a nonoffender comparison group. Manuscript submitted for publication.
310. Lundh, L-G. (1998). Cognitive-behavioural analysis and treatment of insomnia. Scandinavian Journal of Behaviour Therapy, 27, 10-29.
311. Lundh, L-G., & Broman, J-E. (2000). Insomnia as an interaction between sleep-interfering and sleep-interpreting processes. Journal of Psychosomatic Research, 49, 299-310.
312. Lundh, L-G., & Hindmarsh, H. (2002). Can meta-cognitive observation be used in the treatment of insomnia? A pilot study of a cognitive-emotional self-observation task. Behavioural and Cognitive Psychotherapy, 30, 233-236.
313. MacFarlane, A.C. (1992). Stress and disaster. In S.E. Hobful & M. de Vries (Eds.), Extreme stress and communities: Impact and intervention (pp.247-265). Dordrecht, The Netherlands: Kluwer Academic.
314. MacLeod, A.K., Williams, J.M.G., & Bekerian, D.A. (1991). Worry is reasonable: The role of explorations in pessimism about future personal events. Journal of Abnormal Psychology, 100, 478-486.
315. Maletzky, B.M. (1991). Treating the sexual offender. Newbury Park, CA: Sage.
316. March, J.S., Frances, A., Carpenter, D., & Kahn, D.A. (1997). Expert consensus guideline for treatment of obsessive-compulsive disorder. Journal of Clinical Psychiatry Suppl. (4), 5-72.
317. Marks, I. (1987). Fears, phobias and rituals. Oxford, UK: Oxford University Press.
318. Marks, I., Lovell, K., Noshirvani, H., Livanou, M., & Thrasher, S. (1998). Treatment of posttraumatic stress disorder by exposure and/or cognitive

restructuring. Archives of General Psychiatry, 55, 317-325.
319. Marques, J.K., Nelson, C., Alarcon, J.M., & Day, D.M. (2000). Preventing relapse in sex offenders: What we learned from SOTEP's experimental treatment program. In D.R. Laws, S.M. Hudson, & T. Ward (Eds.), Remaking relapse prevention with sex offenders: A sourcebook (pp.321-340). Thousand Oaks, CA: Sage.
320. Marshall, L.E., & Marshall, W.L. (2001). Excessive sexual desire disorder among sexual offenders: The development of a research project. Sexual Addiction and Compulsivity: Journal of Treatment and Prevention, 8, 301-307.
321. Marshall, W.L. (1993). The role of attachment, intimacy, and loneliness in the etiology and maintenance of sexual offending. Sexual and Marital Therapy, 8, 109-121.
322. Marshall, W.L. (1996). The sexual offender: Monster, victim, or everyman? Sexual Abuse: A Journal of Research and Treatment, 8, 217-335.
323. Marshall, W.L. (in press). Olfactory aversion and directed masturbation in the modification of deviant preferences: A case study of a child molester. Clinical Case Studies.
324. Marshall, W.L. (in press). Ammonia aversion with an exhibitionist: A case study. Clinical Case Studies.
325. Marshall, W.L., & Barrett, S. (1990). Criminal neglect: Why sex offenders go free. Toronto: Doubleday.
326. Marshall, W.L., & Christie. M.M. (1982). The enhancement of social self-esteem. Canadian Counsellor, 16, 82-89.
327. Marshall, W.L., & Hambley, L.S. (1996). Intimacy and loneliness, and their relationship to rape myth acceptance and hostility toward women among rapists. Journal of Interpersonal Violence, 11, 586-592.
328. Marshall, W.L., & Marshall, L.E. (2000). The origins of sexual offending. Trauma. Violence, and Abuse: A Review Journal, 1, 250-263.
329. Marshall, W.L., & Segal, Z.V. (1988). Behavior therapy. In G.C. Last & M. Hersen (Eds.), Handbook of anxiety disorders (pp.338-361). New York: Pergamon Press.
330. Marshall, W.L., Anderson, D., & Champagne, F. (1997). Self-esteem and its relationship to sexual offending. Psychology Crime and Law, 3, 81-106.
331. Marshall, W.L., Anderson, D., & Fernandez, Y.M. (1999). Cognitive behavioural treatment of sexual offenders. Chichester, UIC: Wiley.
332. Marshall, W.L., Champagne, F., Sturgeon, C., & Bryce, P. (1997). Increasing the self esteem of child molesters Sexual Abuse: A Journal of Research and Treatment, 9, 321-333.
333. Marshall, W.L., Christie, M.M., Lanthier, R.D., & Cruchley, J. (1982). The nature of the reinforcer in the enhancement of social self-esteem. Canadian Counsellor, 16, 90-96.
334. Marshall, W.L., Gauthier, J., & Gordon, A. (1979). The current status of flooding therapy. In M. Hersen, R. Eisler, & P. Miller (Eds.), Progress in behavior modification (Vol. 7, pp.205-275). New York: Academic Press.
335. Mathews, G., & Wells, A. (2000). Attention, automaticity, and affective

disorder. Behavior Modification, 24, 69-93.

336. McCann, L., & Pearlman, L.A. (1990). Psychological trauma and the adult survivor: Theory, therapy & transformation. New York: Brunner/Mazel.
337. McCrae, C.S., & Lichstein, K.L. (2001). Secondary insomnia: Diagnostic challenges and intervention opportunities. Sleep Medicine Reviews, 5, 47-61.
338. McGorry, P.D., Chanen, A., McCarthy, E., van Riel, R., McKenzie, D. & Singh, B.S. (1991). Post traumatic stress disorder following recent onset psychosis. Journal of Nervous and Mental Disease, 179, 253-258.
339. McGuire, R.J., Carlisle, J.M., & Young, B.G. (1965). Sexual deviations as conditioned behavior: A hypothesis. Behaviour Research and Therapy, 2, 185-190.
340. McKibben, A., Proulx, J., & Lusignan, R. (1994). Relationships between conflict, affect and deviant sexual behaviours in rapists and pedophiles. Behaviour Research and Therapy, 32, 571-575.
341. McNally, R.J. (2001). Vulnerability to anxiety disorders in adulthood. In R.E. Ingram & J.M. Price (Eds.), Vulnerability to psychopathology: Risk across the lifespan (pp.304-321). New York: Guilford Press.
342. Means, M.L., Lichstein, K.L., Epperson, M.T., & Johnson, C.T. (2000). Relaxation therapy for insomnia: Nighttime and day time effects. Behaviour Research and Therapy, 38, 665-678.
343. Meichenbaum, D. (1993). Changing conceptions of cognitive behavior modification: retrospect and prospect. Journal of consulting and clinical psychology, 61, 202-204.
344. Merckelbach, H., Muris, P., Horselenberg, R., & Rassin, E. (1998). Traumatic intrusions as "worse case scenarios." Behaviour Research and Tberapy, 36, 1075- 1079.
345. Miller, J.J., Fletcher, K., & Kabat-Zinn, J. (1995). Three-year follow-up and clinical implications of a mindfulness meditation-based stress reduction intervention in the treatment of anxiety disorders. General Hospital Psychiatry, 17, 192-200.
346. Miller, L.J., O'Connor, E., & DiPasquale, T. (1993). Patients' attitudes to hallucinations. American Journal of Psychiatry, 150, 584-558.
347. Miranda, J., & Persons, J.B. (1988). Dysfunctional attitudes are mood-state dependent. Journal of Abnormal Psychology, 97, 76-79.
348. Miranda, J., Persons, J.B., & Byers, C.N. (1990). Endorsement of dysfunctional beliefs depends on current mood state. Journal of Abnormal Psychology, 99, 237-241.
349. Moller, P., & Husby, R. (2000). The initial prdpdrome in schizophrenia: searching for naturalistic core dimensions of experience and behaviour. Schizophrenia Bulletin, 26, 217-232.
350. Monroe, S.M., & Hadjiyannakis, K. (2002). The social environment and depression: Focusing on severe life stress. In I.H. Gotlib & C.L. Hammen, (Eds.), Handbook of depression (pp.314-340). New York: Guilford Press.
351. Morin, C.M. (1993). Insomnia: Psychological assessment and management. New York: Guilford Press.
352. Morin, C.M., Stone, J., Trinkle, D., Mercer, J., & Remsberg, S. (1993). Dysfunctional beliefs and attitudes about sleep among older adults with and

without insomnia complaints. Psychology and Aging, 8, 463-467.
353. Morrison, A.P. (1998). A cognitive analysis of the maintenance of auditory hallucinations: Are voices to schizophrenia what bodily sensations are to panic? Behavioural and Cognitive Psychotherapy, 26, 289-302.
354. Morrison, A.P. (1998). Cognitive behaviour therapy for psychotic symptoms of schizophrenia. In N. Tarrier, A. Wells, & G. Haddock (Eds.), Treating complex cases: The cognitive behavioural therapy approach (pp.195-216). London: Wiley.
355. Morrison, A.P. (2001). The interpretation of intrusions in psychosis: An integrative cognitive approach to hallucinations and delusions. Behavioural and Cognitive Psychotherapy, 29, 257-276.
356. Morrison, A.P., & Baker, C.A. (2000). Intrusive thoughts and auditory hallucinations: A comparative study of intrusions in psychosis. Behaviour Research and Therapy, 38, 1097-1106.
357. Morrison, A.P., & Haddock, G. (1997). Cognitive factors in source monitoring and auditory hallucinations. Psychological Medicine, 27, 669-679.
358. Morrison, A.P., & Haddock, G. (1997). Self-focused attention in schizophrenic patients with and without auditory hallucinations and normal subjects: A comparative study. Personality and Individual Differences, 23, 937-941.
359. Morrison, A.P., & Wells, A. (2000). Thought control strategies in schizophrenia: A comparison with non-patients. Behaviour Research and Therapy, 38, 1205-1209.
360. Morrison. A.P., & Wells, A. (2003). Metacognition across disorders: Comparisons of patients with hallucinations, delusions, and panic disorder with nonpatients. Behaviour Research and Therapy, 41, 251-256.
361. Morrison, A.P., Beck, A.T., Glentworth. D., Dunn, H., Reid, G., Larkin, W., et al. (2002). Imagery and Psychotic Symptoms: A Preliminary Investigation. Behaviour Research and Therapy, 40, 1063-1072.
362. Morrison, A.P., Bentall, R.P., French, P., Walford, L., Kilcommons, A., Knight, A., et al. (2002). A randomised controlled trial of early detection and cognitive therapy for preventing transition to psychosis in high risk individuals: Study design and interim analysis of transition rate and psychological risk factors. British Journal of Psychiatry, 181(Suppl. 43), 78-84.
363. Morrison, A.P., Gumley, A. I., Schwannauer, M., Campbell, M., Gleeson, A., Griffin, E., et al. (2003). The beliefs about paranoia scale: Preliminary validation of a metacognitive approach to conceptualising paranoia. Manuscript submitted for publication.
364. Morrison, A.P., Haddock, G., & Tarrier, N. (1995). Intrusive thoughts and auditory hallucinations: a cognitive approach. Behavioural and Cognitive Psychotherapy, 23, 265-280.
365. Morrison, A.P., Renton, J.C., Dunn, H., Williams, S., & Bentall, R.P. (2003). Cognitive Therapy for Psychosis: a Formulation-based Approach. London: Psychology Press.
366. Morrison, A.P., Wells, A., & Nothard, S. (2000). Cognitive factors in predisposition to auditory and visual hallucinations. British Journal of Clinical Psychology, 39, 67-78.
367. Morrison, A.P., Wells, A., & Nothard, S. (2002). Cognitive and emotional

factors as predictors of predisposition to hallucinations. British Journal of Clinical Psychology, 41, 259-270.
368. Muris, P., Merckelbach, H., & Horselenberg, R. (1996). Individual differences in thought suppression: The White Bear Suppression Inventory: Factor structure, reliability, validity and correlates. Behaviour Research and Therapy, 34, 501-513.
369. Nassif, Y. (1999). Predictors of pathological worry. Unpublished MPhil thesis, University of Manchester, UK.
370. Nayani, T.H., & David, A.S. (1996). The auditory hallucination: a phenomenological survey. Psychological Medicine, 26, 177-189.
371. Neese, R.M. (2000). Is depression an adaption? Archives of General Psychiatry, 57, 14-20.
372. Nelson, J., & Harvey, A.G. (2002). The differential functions of imagery and verbal thought in insomnia. Journal of Abnormal Psychology, 111, 665-669.
373. Nelson, J., & Harvey, A.G. (2003). Pre-sleep imagery under the microscope: A comparison of patients with insomnia and good sleepers. Behaviour Research and Therapy, 41, 273-284.
374. Newman, J.P., Wolff, W.T., & Hearst. E. (1980). The feature-positive effect in adult human subjects. Journal of Experimental Psychology: Human Learning and Memory, 6, 630-650.
375. Newth, S., & Rachman, S. (2001). The concealment of obsessions. Behaviour Research and Therapy, 39, 457-464.
376. Nicassio, P.M., Mendlowitz, D.R., Fussell, J.J., & Petras, L. (1985). The phenomenology of the pre-sleep state: The development of the Pre-Sleep Arousal Scale. Behaviour Research and Therapy, 23, 263-271.
377. Niler, E.R., & Beck, S. J. (1989). The relationship among guilt, dysphoria, anxiety and obsessions in a normal population. Behaviour Research and Therapy, 27, 213-220.
378. Nolen-Hoeksema, S. (1991). Responses to depression and their effects on the duration of depressive episodes. Journal of Abnormal Psychology, 100, 569-582.
379. Nolen-Hoeksema, S. (1996). Chewing the cud and other ruminations. In R.S. Wyer (Ed.), Advances in social cognition (Vol. 9, pp.135-144). Mahwah. NJ: Erlbaum.
380. Nolen-Hoeksoma, S. (2004). The response styles theory. In C. Papageorgiou & A. Wells (Eds.), Depressive rumination: Nature, theory and treatment (pp.107-123). Chichester, UK: Wiley.
381. Nothard, S., Morrison, A.P., & Wells, A. (2003). The role of safety behaviours in the maintenance of negative beliefs and distress associated with the experience of hearing voices. Manuscript submitted for publication.
382. O'Connor, K.P. (2001). Clinical and psychological features distinguishing obsessive-compulsive and chronic tic disorders. Clinical Psychology Review, 20, 1-30.
383. O'Connor, K.P. (2002). Intrusions and inferences in obsessive-compulsive disorder. Clinical Psychology and Psychotherapy, 9, 3846.
384. O'Connor, K.P. (2005). Comparing Tourette's syndrome and OCD. In J.S.

Abramowitz & A.C. Houts (Eds.), Handbook of controversial issues in obsessive compulsive disorder. New York: Kluwer Academic Press.
385. O'Connor, K.P., & Aardema, F. (2003). Fusion or confusion in obsessive-compulsive disorder? Psychological Reports, 93, 227-232.
386. O'Connor, K.P., & Robillard, S. (1995). Inference processes in obsessive-compulsive disorder: Some clinical observations. Behaviour Research and Therapy, 33, 887-896.
387. O'Connor, K.P., & Robillard, S. (1999). A cognitive approach to the treatment of primary inferences in obsessive-compulsive disorder. Journal of Cognitive Psychotherapy: An International Quarterly, 13, 359-375.
388. O'Neill, G.W. (1985). Is worry a valuable concept? Behaviour Research and Therapy, 23, 479-480.
389. Obsessive Compulsive Cognitions Working Group. (1997). Cognitive assessment of obsessive-compulsive disorder. Behaviour Research and Therapy, 35, 667-681.
390. Obsessive Compulsive Cognitions Working Group. (2001). Development and initial validation of the Obsessive Beliefs Questionnaire and the Interpretation of Intrusions Inventory. Behaviour Research and Therapy, 39, 987-1006.
391. Obsessive Compulsive Cognitions Working Group. (2003). Psychometric validation of the Obsessive Beliefs Questionnaire and the Interpretation of Intrusions Inventory: Part I. Behaviour Research and Therapy, 41, 863-878.
392. Oei, T.P.S., & Free, M.L. (1995). Do cognitive behaviour therapies validate cognitive models of mood disorders? A review of the empirical evidence. International Journal of Psychology, 30, 145-179.
393. Ohayon, M.M., Guilleminault, C., Paiva, T., Priest, R.G., Rapoport, D.M., Sagales, T., et al. (1997). An international study on sleep disorders in the general population: Methodological aspects of the use of the Sleep-EVAL system. Sleep, 20, 1086-1092.
394. Papageorgiou, C., & Wells, A. (1999) Process and meta-cognitive dimensions of depressive and anxious thoughts and relationships with emotional intensity [Special issue: Metacognition and cognitive behaviour therapy]. Clinical Psychology and Psychotherapy, 6, 156-162.
395. Papageorgiou, C., & Wells, A. (2003). An empirical test of a clinical metacognitive model of rumination and depression. Cognitive Therapy and Research, 27, 261-273.
396. Papageorgiou, C., & Wells, A. (2004). Nature, functions, and beliefs about depressive rumination. In C. Papageorgiou & A. Wells (Eds.), Depressive rumination: Nature, theory and treatment (pp.3-20). Chichester, UK: Wiley.
397. Parkinson, L., & Rachman. S. (1980). Are intrusive thoughts subject to habituation? Behaviour Research and Therapy, 18, 409-418.
398. Parkinson, L., & Rachman, S. (1981). Part II. The nature of intrusive thoughts. Advances in Behaviour Research and Therapy, 3, 101-110.
399. Parkinson, L., & Rachman, S.J. (1981b). Part III. Intrusive thoughts: The effects of an uncontrived stress. Advances in Behaviour Research and Therapy, 3, 111-118.

400. Pelissier, M.-C., & O'Connor, K.P. (2002). Deductive and inductive reasoning in obsessive-compulsive disorder. British Journal of Clinical Psychology, 41, 5-27.
401. Pelissier, M.-C., & O'Connor, K.P. (2003). Inductive reasoning in OCD. Paper presented at the annual meeting of the Association for the Advancement of Behavior Therapy, Boston.
402. Pennebaker, J.W. (1990). Opening up: The healing power of confiding in others. New York: Morrow.
403. Pennebaker, J.W. (1997). Writing about emotional experiences as a therapeutic process. Psychological Science, 8, 162-166.
404. Pennebaker, J.W., Colder, M., & Sharp, L.K. (1990). Accelerating the coping process. Journal of Personality and Social Psychology, 58, 528-537.
405. Pennebaker, J.W., Mehl, M.R., & Niederhoffer, K. (2003). Psychological aspects of natural language use: Our words, our selves. Annual Review of Psychology, 54, 547-577.
406. Perlis, M.L., Giles, D.E., Mendelson, W.B., Bootzin, R.R., & Wyatt, J.K. (1997). Psychophysiological insomnia: The behavioural model and a neurocogni-tive perspective. Journal of Sleep Research, 6, 179-188.
407. Persons, J. (1986). The advantages of studying psychological phenomena rather than psychiatric diagnoses. American Psychologist, 41, 1252-1260.
408. Persons, J.B., & Foa. E.B. (1984). Processing of fearful and neutral information by obsessive compulsives. Behaviour Research and Therapy, 22, 259-265.
409. Peters, E.R., Joseph, S.A., & Garety, P.A. (1999). Measurement of delusional ideation in the normal population: Introducing the PDI (Peters et al. Delusions Inventory). Schizophrenia Bulletin, 25, 553-576.
410. Pierce, G.R., Henderson, C.A., Yost, J.H., & Loffredo, C.M. (1996). Cognitive interference and personality: Theoretical and methodological issues. In I.G. Sarason, G.R. Pierce, & B.R. Sarason (Eds.), Cognitive interference: Theories, methods and findings (pp.285-296). Mahwah, NJ: Erlbaum.
411. Pilling, S., Bebbington, P.E., Kuipers, E., Garety, P.A., Geddes, J., Orbach, G., et al. (2002). Psychological treatments in schizophrenia: I. Meta-analysis of family intervention and cognitive behaviour therapy. Psychological Medicine, 32, 763-782.
412. Pithers, W.D., Beal, L.S., Armstrong, J., & Petty, J. (1989). Identification of risk factors through clinical interviews and analysis of records. In D.R. Laws (Ed.), Relapse prevention with sex offenders (pp.6372). New York: Guilford Press.
413. Pithers, W.D., Marques, J.K., Gibat, C.C., & Marlatt, G.A. (1983). Relapse prevention with sexual aggressors: A self-control model of treatment and maintenance change. In J.G. Greer & I.R. Stuart (Eds.), The sexual aggressor: Current perspectives on treatment (pp.214-239). New York: Van Nostrand Reinhold.
414. Pope, K.S., & Singer, J.L. (Eds.). (1978). The stream of consciousness: Scientific investigations into the flow of human experience. New York: Plenum Press.
415. Posey, T.B., & Losch, M.E. (1983). Auditory hallucinations of hearing voices in 375 normal subjects. Imagination, Cognition and Personality, 2, 99-113.
416. Posner, M.I., & Snyder, C.R.R. (1975). Attention and cognitive control. In R.L.

Solso (Ed.), Information processing and cognition: The Loyola symposium (pp.55-85). Hillsdale, NJ: Erlbaum.
417. Prentky, R.A., Burgess, A.W., Rokous, F., Lee, A., Hartman, C., Ressler, R., et al. (1989). The presumptive role of fantasy in serial sexual homicide. American Journal of Psychiatry, 146, 887-891.
418. Proulx, J., McKibben, A., & Lusignan, R. (1996). Relationships between affective components and sexual behaviors in sexual aggressors. Sexual Abuse: A Journal of Research and Treatment, 8, 279-290.
419. Purdon, C. (1997). The role of thought suppression and meta-cognitive beliefs in the persistence of obsession-like intrusive thoughts. Unpublished doctoral dissertation, University of New Brunswick, Canada.
420. Purdon, C. (1999). Thought suppression and psychopathology. Behaviour Research and Therapy, 37, 1029-1054.
421. Purdon, C. (2000, July). Metacognition and the persistence of worry. Paper presented at the annual conference of the British Association of Behavioural and Cognitive Psychotherapy, Institute of Education, London.
422. Purdon, C. (2001). Appraisal of obsessional thought recurrences: impact on anxiety and mood state. Behavior Therapy, 32, 47-64.
423. Purdon, C. (2004). Empirical investigations of thought suppression in OCD. Journal of Behaviour Therapy and Experimental Psychiatry, 35, 121-136.
424. Purdon, C., & Clark, D.A. (1993). Obsessive intrusive thoughts in nonclinicai subjects. Part I. Content and relation with depressive, anxious and obsessional symptoms. Behaviour Research and Therapy, 31, 713-720.
425. Purdon, C.L., & Clark, D.A. (1994). Obsessive intrusive thoughts in non-clinical subjects. Part II. Cognitive appraisal, emotional response and thought control strategies. Behaviour Research and Therapy, 32, 403-410.
426. Purdon, C., & Clark, D.A. (1994). Perceived control and appraisal of obsessional intrusive thoughts: A replication and extension. Behavioural and Cognitive Psychotherapy, 22, 269-285.
427. Purdon, C.L., & Clark, D.A. (1999). Metacognition and obsessions. Clinical Psychology and Psychotherapy, 6, 102-110.
428. Purdon, C., & Clark, D.A. (2001). Suppression of obsession-like thoughts in non-clinical individuals: Impact on thought frequency, appraisal and mood state. Behaviour Research and Therapy, 39, 1163-1181.
429. Purdon, C., Faull, M., Cripps, E., & Rowa, K. (2004). Development of a measure of ego dystonicity. Manuscript in preparation.
430. Purdon, C., Rowa. K., & Antony, M.M. (in press). Thought suppression and its effects on thought frequency, appraisal and mood state in individuals with obsessive-compulsive disorder. Behaviour Research and Therapy.
431. Pyszczynski, T., & Greenberg, J. (1987). Self-regulatory perseveration and the depressive self-focusing style: A self-awareness theory of reactive depression. Psychological Bulletin, 102, 122-138.
432. Quinsey, V.L., & Earls, C.M. (1990). The modification of sexual preferences. In W.L. Marshall, D.R. Laws, & H.E. Barbaree (Eds.), Handbook of sexual assault: Issues, theories, and treatment of the offender (pp.279-295). New

York: Plenum Press.
433. Rachman, S. (1971). Obsessional ruminations. Behaviour Research and Therapy, 9, 229-235.
434. Rachman, S. (1976). The modification of obsessions: A new formulation. Behaviour Research and Therapy, 14, 437-443.
435. Rachman, S. (1978). An anatomy of obsessions. Behavioural Analysis and Modification, 2, 235-278.
436. Rachman, S. (1981). Part 1. Unwanted intrusive cognitions. Advances in Behaviour Research and Therapy, 3, 89-99.
437. Rachman, S. (1993). Obsessions, responsibility and guilt. Behaviour Research and Therapy, 31, 149-154.
438. Rachman, S.J. (1994). Pollution of the mind. Behaviour Research and Therapy, 32, 311-314.
439. Rachman, S.J. (1997). A cognitive theory of obsessions. Behaviour Research and Therapy, 35, 793-802.
440. Rachman, S.J. (1998). A cognitive theory of obsessions: Elaborations. Behaviour Research and Therapy, 36, 385-401.
441. Rachman, S.J. (2003). The treatment of obsessions. Oxford, UK: Oxford University Press.
442. Rachman, S.J., & de Silva, P. (1978). Abnormal and normal obsessions. Behaviour Research and Therapy, 16, 233-248.
443. Rachman, S.J., & Hodgson, R.J. (1980). Obsessions and compulsions. Englewood Cliffs, NJ: Prentice Hall.
444. Rainey, J.M., Aleem, A., Ortiz. A., Yerigani, V., Pohl, R., & Berchou, R. (1987). A laboratory procedure for the induction of flashbacks. American Journal of Psychiatry, 144, 1317-1319.
445. Rapee, R.M. (1991). Generalized anxiety disorder: A review and of clinical features and theoretical concepts. Clinical Psychology Review, 11, 419-440.
446. Rassin, E., Diepstraten, P., Merckelbach, H., & Muris, P. (2001). Thought-action fusion and thought suppression in obsessive-compulsive disorder. Behaviour Research and Therapy, 39, 757-764.
447. Rassin, E., Muris, P., Schmidt, H., & Menkelbach, H. (2000). Relationships between thought-action fusion, thought suppression and obsessive-compulsive symptoms: A structural equation modeling approach. Behaviour Research and Therapy, 38, 889-897.
448. Ree, M.J., & Harvey, A.G. (2004). Behavioural experimental in chronic insomnia. In J. Bennett-Levy, G. Butler, M.J.V. Fennell, A. Hackmann. M. Mueller, & D. Westbrook (Eds.), The Oxford handbook of behavioural experiments (pp.287-308). Oxford, UK: Oxford University Press.
449. Reese, W.D. (1971). The hallucinations of widowhood. British Medical Journal, 210, 37-41.
450. Renaud, J.M., & McConnell, A.R. (2002). Organization of the self-concept and the suppression of self-relevant thoughts. Journal of Experimental Social Psy-chology, 38, 79-86.
451. Resick, P.A. (1992). Cognitive treatment of crime-related post-traumatic stress

disorder. In R.D. Peters, R.J. McMahon, & V.L. Quinsey (Eds.), Aggression and violence throughout the life span (pp.171-191). Newbury Park. CA: Sage Publication.

452. Resick, P.A., & Jordan, C.G. (1988). Group stress inoculation training for victims of sexual assault: A therapist manual. In P.A. Keller & S.R. Heyman (Eds.), Innovations in clinical practice: A source book (Vol.7, pp.99-111). Sarasota, FL: Professional Resource Exchange..
453. Resick, P.A., & Schnicke, M.K. (1990). Treating symptoms in adult victims of sexual assault. Journal of Interpersonal Violence, 5, 488-506.
454. Resick, P.A., & Schnicke, M.K. (1992). Cognitive processing therapy for sexual assault victims. Journal of Consulting and Clinical Psychology, 60, 748-756.
455. Resick, P.A., & Schnicke, M.K. (1993). Cognitive processing therapy for rape victims: A treatment manual. Newbury Park, CA: Sage.
456. Resick, P.A., Falsetti, S.A., Resnick, H.S., & Kilpatrick, D.G. (1991). The Modified PTSD Symptom Scale—Self report. St. Louis, MO: University of Missouri and Crime Victims Treatment and Research Center, Medical University of South Carolina.
457. Resick, P.A., Nishith, P., Weaver, T.L., Astin, M.C., & Feuer, C., (2002). A comparison of cognitive-processing therapy with prolonged exposure and a waiting condition for the treatment of chronic posttraumatic stress disorder in female rape victims. Journal of Consulting and Clinical Psychology, 70, 867-879.
458. Resnick, H.S. (1997). Acute panic reactions among rape victims: Implications for prevention of postrape psychopathology. National Center for PTSD Clinical Quarterly, 7, 41-45.
459. Resnick, H.S., & Newton, T. (1992). Assessment and treatment of posttraumatic stress disorder in adult survivors of sexual assault. In D. Foy (Ed.), Treating PTSD (pp.99-126). New York: Guilford Press.
460. Resnick, H., Acierno, R., Holmes, M., Kilpatrick, D.G., & Jager, N. (1999). Prevention of post-rape psychopathology: Preliminary findings of a controlled acute rape treatment study. Journal of Anxiety Disorders, 13, 359-370.
461. Reynolds, M., & Brewin, C.R. (1999). Intrusive memories in depression and posttraumatic stress disorder. Behaviour Research & Therapy, 37, 201-215.
462. Reynolds, M., & Salkovskis, P.M. (1991). The relationship among guilt, dysphoria, anxiety and obsessions in a normal population—An attempted replica-tion. Behaviour Research and Therapy, 29, 259-265.
463. Reynolds, M., & Salkovskis, P.M. (1992). Comparison of positive and negative intrusive thoughts and experimental investigation of the differential effects of mood. Behaviour Research and Therapy, 30, 273-281.
464. Reynolds, M., & Tarrier, N. (1996). Monitoring of intrusions in post-traumatic stress order: A report of single case studies. British Journal of Medical Psychology, 69, 371-379.
465. Reynolds, M., & Wells, A. (1999). The thought control questionnaire: Psychometric properties in a clinical sample, and relationship with PTSD and depression. Psychological Medicine, 29, 1089-1099.
466. Rhodewalt, F., & Agustsdottir, S. (1986). Effects of self-presentation on the

phenomenal self. Journal of Personality and Social Psychology, 50, 47-55.
467. Roberts, J.E., & Kassel, J.D. (1996). Mood-state dependence in cognitive vulnerability to depression: The roles of positive and negative affect. Cognitive Therapy and Research, 20, 1-12.
468. Roediger, H.L. (1990). Implicit memory: Retention without remembering. American Psychologist, 45, 1043-1056.
469. Roemer, L., & Borkovec, T.D. (1993). Worry: Unwanted cognitive activity that controls unwanted somatic experience. In D.M. Wegner & J.W. Pennebaker (Eds.), Handbook of mental control (pp.220-238). Upper Saddle River, NJ: Prentice Hall.
470. Roemer, L., & Borkovec, T.D. (1994). Effects of suppressing thoughts about emotional material. Journal of Personality and Social Psychology, 103, 467-474.
471. Roney, C., & Sorrentino, R. (1995). Reducing self-discrepancies or maintaining self-congruence? Uncertainty orientation, self-regulation, and performance. Journal of Personality and Social Psychology, 68, 485-497.
472. Roth, T., & Ancoli-Israel, S. (1999). Daytime consequences and correlates of insomnia in the United States: Results of the 1991 National Sleep Foundation Survey. II. I. Sleep, 22 (Suppl. 2), S354-S358.
473. Rothbaum, B.O., & Mellman, T.A. (2001). Dreams and exposure therapy in PTSD. Journal of Traumatic Stress, 14, 481-490.
474. Rothbaum, B.O., Foa, E.B., Riggs, D.S., Murdock, T., & Walsh, W. (1992). A prospective examination of post-traumatic stress disorder in rape victims. Journal of Traumatic Stress, 5, 455-475.
475. Rude, S.S., Valdez, C.R., Odom, S., & Ebrahimi, A. (2003). Negative cognitive biases predict subsequent depression. Cognitive Therapy and Research, 27, 415-429.
476. Rude, S.S., Wenzlaff, R.M., Gibbs, B., Vane, J., Whitney, T. (2002). Negative interpretive biases predict subsequent depressive symptoms. Cognition and Emotion, 16, 423-440.
477. Ruscio, A.M., & Borkovec, T.D. (in press). Experience and appraisal of worry among high worriers with and without generalized anxiety disorder. Behaviour Research and Therapy.
478. Ruscio, A.M., Borkovec, T.D., & Ruscio, J. (2001). A taxometric investigation of the latent structure of worry. Journal of Abnormal Psychology, 110, 413-422.
479. Sacco, W.P., & Beck, A.T. (1995). Cognitive theory and therapy. In E.E. Beckham & W.R. Leber (Eds.), Handbook of depression (pp.329-351). New York: Guilford Press.
480. Salkovskis, P.M. (1985). Obsessional-compulsive problems: A cognitive-behavioural analysis. Behaviour Research and Therapy, 23, 571-583.
481. Salkovskis, P.M. (1988). Intrusive thoughts and obsessional disorders. In D. Glasgow & N. Eisenberg (Eds.), Current issues in clinical psychology (Vol. 4). London: Gower.
482. Salkovskis, P.M. (1989). Cognitive-behavioral factors and the persistence of intrusive thoughts in obsessional problems. Behaviour Research and Therapy, 27, 677-682.

483. Salkovskis, P.M. (1999). Understanding and treating obsessive-compulsive disorder. Behaviour Research and Therapy, 37, S29-S52.
484. Salkovskis, P.M., & Harrison, J. (1984). Abnormal and normal obsessions: A replication. Behaviour Research and Therapy, 22, 549-552.
485. Salkovskis, P.M., & Wahl, K. (2003). Treating obsessional problems using cognitive-behavioural therapy. In M. Reinecke & D.A. Clark (Eds.), Cognitive therapy across the lifespan: Theory, research and practice (pp.138-171). Cambridge, UK: Cambridge University Press.
486. Salkovskis, P.M., & Warwick, H.M.C. (1988). Cognitive therapy of obsessive-compulsive disorder. In C. Perris, I.M. Blackburn, & H. Perris (Eds.), Cognitive psychotherapy: Theory and practice (pp.376-395). Berlin: Springer-Verlag.
487. Salkovskis, P.M., Shafran, R., Rachman, S., & Freeston, M.H. (1999). Multiple pathway to inflated responsibility beliefs in obsessional problems: possible origins and implications for therapy and research. Behaviour Research and Therapy, 37, 1055-1072.
488. Salkovskis, P.M., Wroe, A.L., Gledhill, A., Morrison, N., Forrester, E., Richards, C., et al. (2000). Responsibility attitudes and interpretations are characteristic of obsessive compulsive disorder. Behaviour Research and Therapy, 38, 347-372.
489. Sanavio, E. (1988). Pre-sleep cognitive intrusions and treatment of onset-insomnia. Behaviour Research and Therapy, 26, 451-459.
490. Sanders, G.S. (1981). Driven by distraction: An integrative review of social facilitation theory and research. Journal of Experimental Social Psychology, 17, 227-251.
491. Sarason, I.G. (1984). Test anxiety, stress, and social support. Journal of Personality, 49, 101-114.
492. Sarason, I.G., Pierce, G.R., & Sarason, B.R. (1996). Domains of cognitive interference. In I.G. Sarason, G.R. Pierce, & B.R. Sarason (Eds.), Cognitive interferences: Theories, methods and findings (pp.139-152). Mahwah, NJ: Erlbaim.
493. Sarason, I.G., Pierce, G.R., & Sarason, B.R. (Eds.). (1996). Cognitive interference: Theories, methods, and findings. Mahwah, NJ: Erlbaum.
494. Schooler, T.Y., Liegey Dougall, A., & Baum, A. (1999). Cues, frequency, and the disturbing nature of intrusive thoughts: Patterns seen in rescue workers after the crash of flight 427. Journal of Traumatic Stress, 12, 571-585.
495. Schreuder, B.J.N., Kleijn, W.C., Rooijamns, H.G.M. (2000). Nocturnal re-experiencing more than forty years after war trauma. Journal of Traumatic Stress, 13, 453-463.
496. Schut, A.J., Castonguay, L.G., & Borkovec, T.D. (2001). Compulsive checking behaviors in generalized anxiety disorder. Journal of Clinical Psychology, 57, 705-715.
497. Segal, Z.V., & Stermac, L.E. (1990). The role of cognition in sexual assault. In W.L. Marshall, D.R. Laws, & H.E. Barbaree (Eds.), Handbook of sexual assault: Issues, theories, and treatment of the offender (pp.161-174). New York: Plenum Press.
498. Segal, Z.V., Williams, J.M.G., & Teasdale, J.D. (2002). Mindfulness-based cognitive therapy for depression: A new approach to preventing relapse. New York:

Guilford Press.
499. Segerstrom, S.C., Tsao, J.C.I., Alden, L.E., & Craske, M.G. (2000). Worry and rumination: Repetitive thought as a concomitant and predictor of negative mood. Cognitive Therapy and Research, 24, 671-688.
500. Sensky, T., Turkington, D., Kingdon, D., Scott, J.L., Scott, J., Siddle, R., et al. (2000). A randomized controlled trial of cognitive-behavioral therapy for persistent symptoms in schizophrenia resistant to meditation. Archives of General Psychiatry, 57, 165-172.
501. Serran, G.A. (2003). Changes in coping with treatment of sexual offenders. Unpublished doctoral thesis, University of Ottawa, Canada.
502. Shafran, R., Thordson, D.S., & Rachman, S. (1996). Thought-action fusion in obsessive compulsive disorder. Journal of Anxiety Disorders, 10, 379-391.
503. Shiffrin, R.M., & Schneider, W. (1977). Controlled and automatic human information processing: II. Perceptual learning, automatic attending, and a general theory. Psychological Review, 84, 127-190.
504. Shipherd, J.C., & Beck, J.G. (1998). The effects of suppressing trauma-related thoughts on women with rape-related posttraumatic stress disorder. Behaviour Research and Therapy, 37, 99-12.
505. Sica, C., Coradeschi, D., Sanavio, E., Dorz, S., Manchisi, D., & Novara, C. (2004). A study of the psychometric properties of the Obsessive Beliefs Inventory and Interpretations of Intrusions Inventory on clinical Italian individuals. Journal of Anxiety Disorders, 18, 291-307.
506. Simons, A.D., Garfield, S., & Murphy, D. (1984). The process of change in cognitive therapy and pharmacotherapy for depression. Archives of General Psychiatry, 41, 45-51.
507. Simons, A.D., Lustman, P.J., Wetzel, R.D., & Murphy, G.E. (1985). Predicting response to cognitive therapy of depression: The role of learned resourcefulness. Cognitive Therapy and Research, 9, 79-89.
508. Singer, J.L. (1975). The inner world of daydreaming. New York: Harper & Row.
509. Singer, J. (1998). Daydreams, the stream of consciousness, and self-representations. In R. Bornstein & L. Masling (Eds.), Empirical perspectives on the psychoanalytic unconscious. Empirical studies of psychoanalytic theories (Vol. 7, pp.141-186). Washington, DC: American Psychological Association.
510. Slade, P. D. (1972). The effects of systematic desensitization on auditory hallucinations. Behaviour. Research and Therapy, 10, 85-91.
511. Smari, J., Stefansson, S., & Thorgilsson, H. (1994). Paranoia, self-consciousness and social cognition in schizophrenics. Cognitive Therapy and Research, 18, 387-399.
512. Smyth, J.M. (1998). Written emotional expression: Effect sizes, outcome types, and moderating variables. Journal of Consulting and Clinical Psychology, 63, 174-184.
513. Solomon, S.D. & Johnson, D.M. (2002). Psychosocial treatment of post-traumatic stress disorder: a practice-friendly review of outcome research. Journal of clinical psychology, 58, 947-959.
514. Sookman, D., Pinard, G., & Beck, A.T. (2001). Vulnerability schemas in obsessive-

compulsive disorder. Journal of Cognitive Psychotherapy: An International Quarterly, 15, 109-130.
515. Southwick, S.M., Krystal, J.H., Morgan, C.A., Johnson, D., Nagy, L.M., Nicolaou, A., et al. (1993). Abnormal noradrenergic function in posttraumatic stress disorder. Archives of General Psychiatry, 50, 266-274.
516. Spielman, A.J., & Glovinsky, P.B. (1997). Diagnostic interview and differential diagnosis for complaints of insomnia. In M.R. Pressman & W.C. Orr. Understanding sleep: The evaluation and treatment of sleep disorders (pp.125-160). Washington DC: American Psychological Association.
517. Spinhoven, P., & van der Does, A.J.W. (1999). Thought suppression, dissociation and psychopathology. Personality and Individual Differences, 27, 877-886.
518. Steil, R., & Ehlers, A. (2000). Dysfunctional meaning of posttraumatic intrusions in chronic PTSD. Behaviour Research and Therapy, 38, 537-558.
519. Steinglass, P., & Gerrity, E. (1990). Natural disasters and post-traumatic stress disorder: Short-term versus long-term recovery in two disaster affected communities. Journal of Applied Social Psychology, 20, 1746-1765.
520. Steketee, G.S., Frost, R.O., & Cohen, I. (1998). Beliefs in obsessive-compulsive disorder. Journal of Anxiety Disorders, 12, 525-537.
521. Stopa, L., & Clark, D.M. (2001). Social phobia: Comments on the viability and validity of an analogue research and British norms for the Fear of Negative Evaluation Questionnaire. Behavioural and cognitive Psychotherapy, 29, 423-430.
522. Suedfeld, P., Ballard, E.J., Baker-Brown, G., & Borrie, R.A. (1985-1986). Flow of consciousness in restricted environmental stimulation. Imagination. Cognition and Personality, 5, 219-230.
523. Sutherland, G., Newman, B., & Rachman, S. (1982). Experimental investigations of the relations between mood and intrusive unwanted cognitions. British Journal of Medical Psychology, 55, 127-138.
524. Swann, W.B.,Jr., & Pittman, T.S. (1977). Initiating play activity of children: The moderating influences of verbal cues on intrinsic motivation. Child Development, 48, 1128-1132.
525. Sweeney, P.D., Anderson, K., & Bailey, S. (1986). Attributional style in depression: A meta-analytic review. Journal of Personality and Social Psychology, 50, 974-991.
526. Tallis, F., & de Silva, P. (1992). Worry and obsessional symptoms: A correlational analysis. Behaviour Research and Therapy, 30, 103-105.
527. Tallis, F., Eysenck, M., & Mathews, A. (1992). A questionnaire for the measurement of nonp athological worry. Personality and Individual Differences, 13, 161-168.
528. Tang, N.K.Y., & Harvey, A. (2004). Correcting distorted perception of sleep in insomnia: A novel behavioural experiment? Behaviour Research and Therapy, 42, 27-39.
529. Tang, N., & Harvey, A.G. (2004). Effects of cognitive arousal and physiological arousal on sleep perception. Sleep, 27, 69-78.
530. Tarrier, N., & Turpin, G. (1992). Psychosocial factors, arousal and schizophrenic relapse: The physiological data. British Journal of Psychiatry, 161, 3-11.
531. Tarrier, N., Beckett, R., Harwood, S., Baker, A., Yusupoff, L., & Ugarteburu, I.

(1993) A trial of two cognitive-behavioural methods of treating drug-resistant residual psychotic symptoms in schizophrenic patients: I: Outcome. British Journal of Psychiatry, 162, 524-532.
532. Tarrier, N., Yusupoff, L., Kinner, C., McCarthy, E., Gladhill, A., Haddock. G., et al. (1998). A randomized controlled trial of intense cognitive behaviour therapy for chronic schizophrenia. British Medical Journal, 317, 303-307.
533. Tata, P. (1989). Stress-induced intrusive thoughts and cognitive bias. Paper presented at the World Congress of Cognitive Therapy, Oxford. UK.
534. Teasdale, J.D. (1996). Clinically relevant theory: Integrating clinical insight with cognitive science. In P.M. Salkovskis (Ed.), Frontiers of cognitive therapy (pp.26-47). New York: Guilford Press.
535. Teasdale, J.D., & Barnard, P.J. (1993). Affect, cognition, and change: Re-modeling depressive thought. Hillsdale. NJ: Erlbaum.
536. Teasdale, J.D., Segal, Z., & Williams, M.G. (1995). How does cognitive therapy prevent depressive relapse and why should attentional control (mindfulness) training help? Behavior Research and Therapy, 33, 25-39.
537. Thera, N. (1962). The heart of Buddhist meditation. New York: Weiser.
538. Tien, A.Y. (1991). Distribution of hallucinations in the population. Social Psychiatry and Psychiatric Epidemiology, 26, 287-292.
539. Tolin, D.F., Abramowitz, J.S., Hamlin, C., & Synodi, D.S. (2002). Attributions for thought suppression failure in obsessive-compulsive disorder, Cognitive Therapy and Research, 26, 505-517.
540. Tocne, B.K., Cooke, E., & Lader, M.H. (1981). Electrodermal activity in the affective disorders and schizophrenia. Psychological Medicine, 11, 497-508.
541. Trinder, H & Salkovskis, P.M. (1994). Personally relevant intrusions outside the laboratory: long-term suppression increases intrusion. Behaviour Research and Therapy, 32, 833-842.
542. Turkington, D., Kingdon, D., & Turner, T. (2002). Effectiveness of a brief cognitive-behavioural therapy intervention in the treatment of schizophrenia. British Journal of Psychiatry, 180, 523-527.
543. Turner, S.M., Beidel, D.C., & Stanley, M.A. (1992). Are obsessional thoughts and worry different cognitive phenomena ? Clinical Psychology Review, 12, 257-270.
544. Valliere, V.N. (1997). Relationships between alcohol use, alcohol expectancies, and sexual offenses in convicted offenders. In B.K. Schwartz & H.R. Cellini (Eds.), The sex offender: New insights, treatment innovations, and legal developments (pp.3-1-3-14). Kingston, NJ: Civic Research Institute.
545. van den Hout, M., Merckelbach, H., & Pool, K. (1996). Dissociation, reality monitoring trauma, and thought suppression. Behavioural and Cognitive Psychotherapy, 24, 97-108.
546. Van Egeren, L., Haynes, T.W., Franzen, M. & Hamilton, J. (1983). Presleep cognitions and attributions in sleep-onset insomnia. Journal of Behavioural Medicine, 6, 217-232.
547. van Oppen, P., & Arntz, A. (1994). Cognitive therapy for obsessive-compulsive disorder. Behaviour Research and Therapy, 32, 79-87.
548. Vasey, M.W., & Borkovec, T.D. (1992). Catastrophising assessment of worri-

some thoughts. Cognitive Therapy and Research, 16, 505-519.
549. Verdoux, H., Maurice-Tison, S., Gay, B., Van Os, J., Salamon, R., & Bourgeois, M.L. (1998). A survey of delusional ideation in primary-care patients. Psychological Medicine, 28, 127-134.
550. Veronen, L.J., & Kilpatrick, D.G. (1983). Stress management for rape victims. In D. Meichenbaum & M.E. Jaremko (Eds.), Stress reduction and prevention (pp.341-374). New York: Plenum Press.
551. Vrana, S.R., Cuthbert, B.N., & Lang, P.J. (1986). Fear imagery and text processing. Psychophysiology, 23, 247-253.
552. Wang, A., & Clark, D.A. (2002). Haunting thoughts: The problem of obsessive mental intrusions. Journal of Cognitive Psychotherapy, 16, 193-208.
553. Wang, A., Clark, D.A., & Purdon, C. (2003). Frequency and effort of mental control over unwanted cognitions. Poster presented at the annual conference of the Association for Advancement of Behavior Therapy, Boston.
554. Ward, T., & Hudson, S.M. (2000). A self-regulation model of relapse prevention. In D.R. Laws, S.M. Hudson, & T. Ward (Eds.), Remaking relapse prevention with sex offenders: A sourcebook (pp.79-101). Thousand Oaks, CA: Sage.
555. Ward, T., Hudson, S.M., & Keenan, T. (1998). A self-regulation model of the sexual offense process. Sexual Abuse: A Journal of Research and Treatment, 10, 141-157.
556. Ward, T., Hudson, S.M., & Marshall, W.L. (1994). The abstinence violation effect in child molesters. Behaviour Research and Therapy, 32, 431-434.
557. Ward, T., Hudson, S.M., & McCormack, J. (1997). Attachment style, intimacy deficits, and sexual offending. In B.K. Schwartz & H.R. Cellini (Eds.), The sex offender: New insights, treatment innovations, and legal developments (pp.2-1-2-14). Kingston, NJ: Civic Research Institute.
558. Warda, G., & Bryant, R.A. (1998). Cognitive bias in acute stress disorder. Behaviour Research and Therapy, 36, 1177-1183.
559. Watson, D., & Clark, L.A. (1984). Negative affectivity: The disposition to experience aversive emotional states. Psychological Bulletin, 96, 465-490.
560. Watson, D., & Kendall, P.C. (1998). Common and differentiating features of anxiety and depression: Current findings and future directions. In P.C. Kendall & D. Watson (Eds.), Anxiety and depression: Distinctive and overlapping features (pp.493-508). San Diego, CA: Academic Press.
561. Watts, F.N., Coyle, K., & East, M.P. (1994). The contribution of worry to insomnia. British Journal of Clinical Psychology, 33, 211-220.
562. Wegner, D.M. (1989). White bears and other unwanted thoughts: Suppression, obsession and the psychology of mental control. New York: Viking.
563. Wegner, D.M. (1994). White bears and other unwanted thoughts: Suppression, obsession, and the psychology of mental control. New York: Guilford Press.
564. Wegner, D.M. (1994). Ironic processes of mental control. Psychological Review, 101, 34-52.
565. Wegner, D.M. (1997). When the antidote is the poison: Ironic mental control processes. Psychological Science, 8, 148-150.
566. Wegner, D.M., & Erber, R. (1992). The hyperaccessibility of suppressed

thoughts. Journal of Personality and Social Psychology, 63, 903-912.

567. Wegner, D.M., & Pennebaker, J.W. (Eds.). (1993). Handbook of mental control. Englewood Cliffs, NJ: Prentice Hall.
568. Wegner, D.M., & Smart, L. (1997). Deep cognitive activation: A new approach to the unconscious. Journal of Consulting and Clinical Psychology, 65, 984-995.
569. Wegner, D.M., & Wenzlaff, R.M. (1996). Mental Control. In E.T. Higgins & A.W. Kruglanski (Eds.), Social psychology: Handbook of basic principles. New York: Guilford.
570. Wegner, D.M., & Zanakos, S. (1994). Chronic thought suppression. Journal of Personality, 62, 615-640.
571. Wegner, D.M., Eich, E., & Bjork, R.A. (1994). Thought suppression. In D. Druckman & R.A. Bjork (Eds.), Learning, remembering, believing: Enhancing human performance (pp.277-293). Washington, DC: National Academy Press.
572. Wegner, D.M., Erber, R.E., & Zanakos, S. (1993). Ironic processes in the mental control of mood and mood-related thought. Journal of Personality and Social Psychology, 65, 1093-1104.
573. Wegner, D.M., Schneider, D.J., Carter, S., & White, T. (1987). Paradoxical effects of thought suppression. Journal of Personality and Social Psychology, 53, 5-13.
574. Weiss, D.S. & Marmar, C.R. (1997). The Impact of Event Scale–Revised. In I.P. Wilson & T.M. Keane (Eds.), Assessing psychological trauma and PTSD (pp.399-411). New York: Guilford Press.
575. Wells, A. (1994). Attention and the control of worry. In G.C.L. Davey & F. Tallis (Eds.), Worrying: Perspectives on theory, assessment and treatment (pp.91-114). Chichester, UK: Wiley.
576. Wells, A. (1995). Meta-cognition and worry: A cognitive model of generalised anxiety disorder. Behavioural and Cognitive Psychotherapy, 23, 301-320.
577. Wells, A. (1997). Cognitive therapy for anxiety disorders. London: Wiley.
578. Wells, A. (1999). A metacognitive model and therapy for generalized anxiety disorder. Clinical Psychology and Psychotherapy, 6, 86-95.
579. Wells, A. (2000). Emotional disorders and metacognition: Innovative cognitive therapy. New York: Wiley.
580. Wells, A. (in press). Assessment of meta-worry and relationship with DSM-IV GAD. Cognitive Therapy and Research.
581. Wells, A., & Carter, K. (1999). Preliminary tests of a cognitive model of GAD. Behaviour Research and Therapy, 37, 585-594.
582. Wells, A., & Carter, K. (2001). Further tests of a cognitive model of generalized anxiety disorder: Metacognitions and worry in GAD, panic disorder, social phobia, depression, and nonpatients. Behavior Therapy, 32, 85-102.
583. Wells, A., & Cartwright-Hatton, S. (2004). A short form of the metacognitions questionnaire: Properties of the MCQ-30. Behaviour Research and Therapy, 42, 385-396.
584. Wells, A., & Davies, M.I. (1994). The Thought Control Questionnaire: A measure of individual differences in the control of unwanted thoughts. Behaviour Research and Therapy, 32, 871-878.
585. Wells, A., & Matthews, G. (1994). Attention and emotion: A clinical perspective.

Hove, UK: Erlbaum.
586. Wells, A., & Morrison, A.P. (1994). Qualitative dimensions of normal worry and normal obsessions: A comparative study. Behaviour Research and Therapy, 32, 867-870.
587. Wells, A., & Papageorgiou, C. (1995). Worry and the incubation of intrusive images following stress. Behaviour Research and Therapy, 33, 579-583.
588. Wells, A., & Papageorgiou, C. (1998). Relationships between worry, obsessive-compulsive symptoms and meta-cognitive beliefs. Behaviour Research and Therapy, 36, 899-913.
589. Wells, A., & Papageorgiou, C. (2003). Metacognitive therapy for depressive rumination. In C. Papageorgiou & A. Wells (Eds.), Depressive rumination: nature theory and treatment (pp.259-273). Chichester, UK: Wiley.
590. Wells, A., & Sembi, S. (in press). Metacognitive therapy for PTSD: A core treatment manual. Cognitive and Behavioral Practice.
591. Wells, A., & Sembi, S. (in press). Metacognitive therapy for PTSD: A preliminary investigation of a new brief treatment. Journal of Behavior Therapy and Experimental Psychiatry.
592. Wenzlaff, R.M. (1993). The mental control of depression: Psychological obstacles to emotional well-being. In D.M. Wegner & J.W. Pennebaker (Eds.), Handbook of mental control (pp.238-257). Englewood Cliffs, NJ: Prentice Hall.
593. Wenzlaff, R.M. (2002). Intrusive thoughts in depression. Journal of Cognitive Psychotherapy, 16, 145-159.
594. Wenzlaff, R.M., & Bates, D.E. (1998). Unmasking a cognitive vulnerability to depression: How lapses in mental control reveal depressive thinking. Journal of Personality and Social Psychology, 75, 1559-1571.
595. Wenzlaff, R.M., & Bates, D.E. (2000). The relative efficacy of concentration and suppression strategies of mental control. Personality and Social Psychology Bulletin, 26, 1200-1212.
596. Wenzlaff, R.M., & Eisenberg, A.R. (2001). Mental control after dysphoria: Evidence of a suppressed, depressive bias. Behavior Therapy, 32, 27-45.
597. Wenzlaff, R.M., & Grozier, S.A. (1988). Depression and the magnification of failure. Journal of Abnormal Psychology, 97, 90-93.
598. Wenzlaff, R.M., & LePage, J.P. (2000). The emotional impact of chosen and imposed thoughts. Personality and Social Psychology Bulletin, 26, 1502-1514.
599. Wenzlaff, R.M., & Luxton, D.D. (2003). The role of thought suppression in depressive rumination. Cognitive Therapy and Research, 27, 293-308.
600. Wenzlaff, R.M., & Wegner, D.M. (2000). Thought suppression. Annual Review of Psychology, 51, 59-91.
601. Wenzlaff, R.M., Meier, J., & Salas, D.M. (2002). Thought suppression and memory biases during and after depressive moods. Cognition and Emotion, 16, 403-422.
602. Wenzlaff, R.M., Rude, S.S., & West, L.M. (2002). Cognitive vulnerability to depression: The role of thought suppression and attitude certainty. Cognition and Emotion, 16, 533-548.
603. Wenzlaff, R.M., Rude, S.S., Taylor, C.J., Stultz, C.H., & Sweatt, R.A. (2001).

Beneath the veil of thought suppression: Attentional bias and depression risk. Cognition and Emotion, 15, 235-252.

604. Wenzlaff, R.M., Wegner, D.M., & Klein, S.B. (1991). The role of thought suppression in the bonding of thought and mood. Journal of Personality and Social Psychology, 60, 500-508.
605. Wenzlaff, R.M., Wegner, D.M., & Roper, D.W. (1988). Depression and mental control: The resurgence of unwanted negative thoughts. Journal of Personality and Social Psychology, 55, 882-892.
606. Wessel, I., Merckelbach, H., & Dekkers, T. (2002). Autobiographical memory specificity, intrusive memory, and general memory skills in Dutch-Indonesian Survivors of World War II era. Journal of Traumatic Stress, 15, 227-234.
607. Whiteside, T.L., & Herberman, R.B. (1989). The role of natural killer cells in human disease. Clinical Immunology and Immunopathology, 53, 1-23.
608. Wicklow, A., & Espie, C.A. (2000). Intrusive thoughts and their relationship to actigraphic measurement of sleep: Towards a cognitive model of insomnia. Behaviour Research and Therapy, 38, 679-694.
609. Wicklund, R.A., & Brehm, J.W. (1976). Perspectives on cognitive dissonance. Hillsdale, NJ: Wiley.
610. Williams, J.M., & Nulty, D.D. (1986). Construct accessibility, depression and the emotional stroop task: Transient mood or stable structure? Personality and Individual Differences, 7, 485-491.
611. Wilson, G.D., & Lang, R.J. (1981). Sex differences in sexual fantasy patterns. Journal of Personality and Individual Differences, 2, 143-146.
612. Wilson, K.A., & Chambless, D.L. (1999). Inflated perceptions of responsibility and obsessive-compulsive symptoms. Behaviour Research and Therapy, 37, 325-335.
613. Wilson, S.C., & Barber, T.X. (1983). The fantasy-prone personality: Implications for understanding imagery, hypnosis, and parapsychological phenomena. In A.A. Sheikh (Ed.), Imagery: Current theory, research and application (pp.340-387). New York: Wiley.
614. Wine, J.D. (1971). Test anxiety and the direction of attention. Psychological Bulletin, 76, 92-104.
615. Wolpe, J. (1958). Psychotherapy by reciprocal inhibition. Stanford, CA: Stanford University Press.
616. Wolpe, J. (1973). The practice of behavior therapy (2nd ed.). Oxford, UK: Pergamon Press.
617. Wormith, J.S., Bradford, J.M.W., Pawlak, A., Borzecki, M., & Zohar, A. (1988). The assessment of deviant sexual arousal as a function of intelligence, instructional set and alcohol ingestion. Canadian Journal of Psychiatry, 33, 800-808.
618. Yates, E., Barbaree, H.E., & Marshall, W.L. (1984). Anger and deviant sexual arousal. Behavior Therapy, 15, 287-294.
619. Yee, P.L., & Vaughan, J. (1996). Integrating cognitive, personality, and social approaches to cognitive interference and distractibility. In I.G. Sarason, G.R. Pierce, & B.R. Sarason (Eds.), Cognitive interference: Theories, methods and findings (pp.77-97). Mahwah, NJ: Erlbaum.

620. Yehuda, R., Schmeidler, J., Siever, L.J., Binder-Brynes, K., & Elkin, A. (1997). Individual differences in posttraumatic stress disorder symptom profiles in holocaust survivors in concentration camps or in hiding. Journal of Traumatic Stress, 10, 453-463.
621. York, D., Borkovec, T.D., Vasey, M., & Stern, R. (1987). Effects of worry and somatic anxiety induction on thoughts, emotion and physiological activity. Behaviour Research and Therapy, 25, 523-526.
622. Yung, A., McGorry, P.D., McFarlane, C.A., Jackson, H., Patton, G.C., & Rakkar, A. (1996). Monitoring and care of young people at incipient risk of psychosis. Schizophrenia Bulletin, 22, 283-303.
623. Yung, A., Phillips, L.J., McGorry, P.D., McFarlane, C.A., Francey, S., Harrigan, S., et al. (1998). A step towards indicated prevention of schizophrenia. British Journal of Psychiatry, 172(Suppl. 33), 14-20.
624. Zelin, M.L., Bernstein, S.B., Heijin, C., Jampel, R.M., Myerson, P.G., Adler, G., et al. (1983). The Sustaining Fantasy Questionnaire: Measurement of sustaining functions of fantasies in psychiatric patients. Journal of Personality Assessment, 47, 427-439.
625. Zimmer, D., Borchardt, E., & Fischle, C. (1983). Sexual fantasies of sexually distressed and nondistressed men and women: An empirical comparison. Journal of Sex and Marital Therapy, 9, 38-50.
626. Zucker, B.G., Craske, M.G., Barrios, V., & Holguin, M. (2002). Thought-action fusion: Can it be corrected? Behaviour Research and Therapy, 40, 653-664.

◆ 侵入思考について日本語で読める文献

• W. ドライデン・R. レントゥル編，丹野義彦監訳『認知臨床心理学入門』東京大学出版会, 1996.
• 原田誠一編『強迫性障害治療ハンドブック』金剛出版, 2006.
• S.C. ヘイズ・V.M. フォレット・M.M. リネハン編著，春木豊監修，武藤崇・伊藤義徳・杉浦義典監訳『マインドフルネス&アクセプタンス』ブレーン出版, 2005.
• M. サルコフスキス編，坂野雄二・岩本隆茂監訳『認知行動療法：臨床と研究の発展』金子書房, 1998.
• 杉浦義典「不安の認知的アセスメント」精神科診断学, 9, 469-478, 1998.
• 杉浦義典「強迫性障害」下山晴彦・丹野義彦編『講座臨床心理学 3 異常心理学 I』東京大学出版会, 2002.
• 杉浦義典『ストレス対処から見た心配の認知的メカニズム』風間書房, 2003.
• 丹野義彦『エビデンス臨床心理学』日本評論社, 2001.
• 丹野義彦編『認知行動療法の臨床ワークショップ：サルコフスキスとバーチウッドの面接技法』金子書房, 2002.
• 丹野義彦『認知行動アプローチと臨床心理学』金剛出版, 2006.
• A. ウェルズ・G. マシューズ著，箱田裕司・津田彰・丹野義彦監訳『心理臨床の認知心理学』培風館, 2002.

訳者あとがき

本書は、デイビッド・A・クラークが編集した *Intrusive Thoughts in Clinical Disorders: Theory, Research, and Treatment* (Guilford Press, 2005) の全訳である。

侵入思考とは、日本語では「雑念」という語に近いだろう。侵入思考の研究は、日本ではまだなじみが薄いが、欧米の臨床心理学ではいろいろな精神病理を理解する鍵概念と考えられるようになっている。

訳者のひとり(丹野)が侵入思考の研究に初めて触れたのは、一九九一年に出版されたドライデンらの『認知臨床心理学入門』(のちに東京大学出版会より邦訳)を読んだときであった。この本のなかで、ゲイリー・ケントが、強迫観念と侵入思考の研究を紹介していた。侵入思考という考え方は実にリアルであると感じられたので、侵入思考の論文をずっと読んでいった。その起源は、ロンドン大学精神医学研究所のラックマンとデシルヴァが一九七八年に始めた強迫観念の研究にあった。この研究を発展させて、オクスフォード大学のサルコフスキス（現在ロンドン大学精神医学研究所）は、一九八五年に、侵入思考を強迫性障害の基本と位置づけ、認知行動モデルを提示した。サルコフスキスの研究が基本となって、強迫性障害の研究や治療は大きく前進した。こうした研究の流れについて、丹野は『エビデンス臨床心理学』（日本評論社刊）のなかにまとめて紹介した。丹野の研究室では、侵入思考をテーマとして卒業論文や修士論文を書いた学生は数人にのぼる。また、このテーマは、臨床研究と非臨床アナログ研究を結びつける点でも研究室に大きな影響を与えた。

訳者のひとりである杉浦は、卒業論文で侵入思考と自動思考の比較研究を行なった。本書でも、侵入思考と関連の症状（心配など）との異同が詳細に論じられている。これらを比較することで、精神症状の多くに共通するコントロールできなさに迫ることが期待できる。学位論文では、侵入思考のなかでも最も意図的な（にもかかわらず、コントロールできない）心配を取り上げた（風間書房から和文、英文で出版）。また、『講座臨床心理学』（東京大学出版会）や『精神科診断学』の特集論文で強迫性障害における侵入思考の役割について論じた。一貫して侵入思考に興味をもってきたため、二〇〇一年にバンクーバーで開かれた世界行動療法認知療法会議ＷＣＢＣＴでクラークと会えたことは大きな感激であった。

訳者のひとりである小堀は、二〇〇五年にギリシアで開かれたヨーロッパ認知行動療法学会（ＥＡＢＣＴＴ）で、クラークが主催したシンポジウムにシンポジストとして招かれた。強迫観念と意思とは無関係な侵入思考の文化差というテーマについて、四ヵ国の研究者が発表を行ない、ジャック・ラックマンが指定討論を務めた。

侵入思考はもともと強迫観念を理解する現象として取り上げられたが、のちには強迫観念だけでなく、不安障害一般（たとえば、全般性不安障害やＰＴＳＤなど）を理解するためにも用いられるようになった。最近では、精神病の幻覚や犯罪心理などを理解するためにも用いられるようになっている。本書は、各領域を代表する著名な研究者が、侵入思考の研究を手際よくまとめ、さらに今後の研究の展望を示している。

第三章を書いているリチャード・ウェンツラフは、思考抑制研究の第一人者、ダニエル・ウェグナーの共同研究者である。嫌な考えを追い出そうとするとかえって執拗に浮かぶようになる、という説得力のある一般理論をうつ病の臨床的理解に応用した優れた研究を行なってきた。本書が遺稿となったことは非常にショッキングであった。

第五章のエイドリアン・ウェルズは、不安障害の認知行動理論で世界的に知られる理論家・臨床家である。丹野は、二〇〇一年に、バンクーバーで開かれた世界行動療法認知療法会議で、ウェルズの全般性不安障害（GAD）の認知行動療法のワークショップを聞いた。これによって、臨床ワークショップの有効性に目覚めた（そのときの様子は『認知行動療法ワークショップ』（金子書房）にまとめた）。また、ウェルズとマシューズの『心理臨床の認知心理学』（培風館）の翻訳にも加わった。これは、侵入思考をはじめとして、精神病理の認知研究をまとめて紹介した本であり、英国心理学会の優秀出版賞を受けた力作であり、この分野の必読文献となっている。

第七章のアンソニー・モリソンは、統合失調症の認知行動理論で有名な若手の実力者である。訳者のひとりである山崎と丹野は、二〇〇三年にヨークで開かれたイギリス行動認知療法学会に参加し、そのときにモリソンのワークショップ「PTSDと精神病」を聞くことができた。当時、モリソンは、本書で書かれた侵入思考と統合失調症について取り組んでいたのである。本書に登場するホロヴィッツの研究からもわかるように、幻聴も侵入思考のひとつと考えることができる。山崎と丹野は、精神病の認知の問題を専門としており、こうした研究動向に強い関心をもっている。

ちなみに、不安障害の認知行動理論の研究で有名なデイビッド・クラークは二人いる。ひとりは本書を編集したカナダ人のデイビッド・A・クラークである。もうひとりは、イギリスの認知行動療法のパイオニアで、ロンドン大学精神医学研究所のデイビッド・M・クラークである。こちらは二〇〇六年に来日の予定である。二人に聞いてみると、お互いによく間違われるということだった。

二〇〇五年にワシントンDCで開かれたアメリカ心理学会の会場において、丹野は本書を見つけて、ぜひ訳したいと思い購入した。翻訳の過程では、まず、高瀬が全体を訳し、その後、丹野らが訳文を詳細に検討し、訳語の統一などを行なった。序文と第五章を丹野が担当し、杉浦が第一章～第四章、小堀が第六章と第九章、山崎が第七章と第八章を担当した。このような画期的な本の翻訳を実現していただいた星和書店の石澤雄司社長と編集の畑中直子さんに感謝したい。

二〇〇六年八月四日

丹野義彦

監訳者・訳者紹介

丹 野 義 彦 (たんの よしひこ)

1954 年生まれ
東京大学名誉教授　医学博士，公認心理師
主要著書に，『講座臨床心理学全６巻』（東京大学出版会，共編），『エビデンス臨床心理学』（日本評論社）など

杉 浦 義 典 (すぎうら よしのり)

1973 年生まれ
広島大学大学院人間社会科学研究科准教授　博士（教育学），公認心理師
おもな著書に，『ストレス対処から見た心配の認知的メカニズム』（風間書房），『Problem-Solving Model of Worrying』（風間書房）など

小 堀　修 (こぼり おさむ)

1977 年生まれ
国際医療福祉大学赤坂心理・医療福祉マネジメント学部心理学部准教授
博士（学術），公認心理師
おもな論文に「Self-Oriented Perfectionism and its relationship to positive and negative affect: The Mediation of Positive and Negative Perfectionism Cognitions」(Cognitive Therapy and Research, 29, 555-567)，「The Relationship of Temperament to Multidimensional Perfectionism Traits」(Personality and Individual Differences, 38, 203-211) など

山 崎 修 道 (やまさき しゅうどう)

1978 年生まれ
東京都医学総合研究所社会健康医学研究センター副参事研究員
博士（学術），公認心理師，精神保健福祉士
おもな論文に「幻覚や妄想に対する新しい考え方と研究」（心と社会，115, 52-57)，「大学生の妄想様観念と対処方略の関係—逃避型対処方略と計画型対処方略」（パーソナリティ研究，14, 254-265）など

高 瀬 千 尋 (たかせ ちひろ)

1977 年生まれ
スイス インターナショナル スクール Le Rosey 留学
リセ・フランコ・ジャポネ卒業　パリ第五大学生物学科中退
医薬翻訳会社 株式会社ベルシオン入社
現在はフリーランスの翻訳者として活躍中

編者について

デイビッド・A・クラーク博士

カナダ，ニューブランズウィック大学心理学教授
ロンドン大学精神医学研究所にてPh.D.を取得

認知理論やうつ病，強迫性障害の治療に関して数多くの論文を執筆しており，Cognitive Behavioural Therapy for OCD（A・T・ベック，B・A・アルフォードとの共著），Scientific Foundations of Cognitive Theory and Therapy of Depressionの著者でもある。

最近，ベックとともに強迫性症状の重症度を調べるためのClark-Beck Obsessive-Compulsive Inventoryを開発した。

情緒障害の認知的基盤を研究するための数多くの研究費を獲得しており，最近では，侵入思考のの意図的制御について研究するためにカナダ連邦からの研究費を得ている。

Academy of Cognitive Therapyの創立者のひとりであり，Cognitive Therapy and Research誌の編集委員を務めている。

侵入思考――雑念はどのように病理へと発展するのか――

2006年10月7日　初版第1刷発行
2021年6月10日　初版第2刷発行

編　　者　デイビッド・A・クラーク
監 訳 者　丹野義彦
訳　　者　丹野義彦　杉浦義典　小堀修　山崎修道　高瀬千尋
発 行 者　石　澤　雄　司
発 行 所　株式会社星　和　書　店
〒168-0074　東京都杉並区上高井戸1-2-5
電話　03(3329)0031（営業部）／(3329)0033（編集部）
FAX　03(5374)7186
URL　http://www.seiwa-pb.co.jp

ISBN978-4-7911-0610-3